Petra Pawletko

Hunde gesund und vital durch Homöopathie

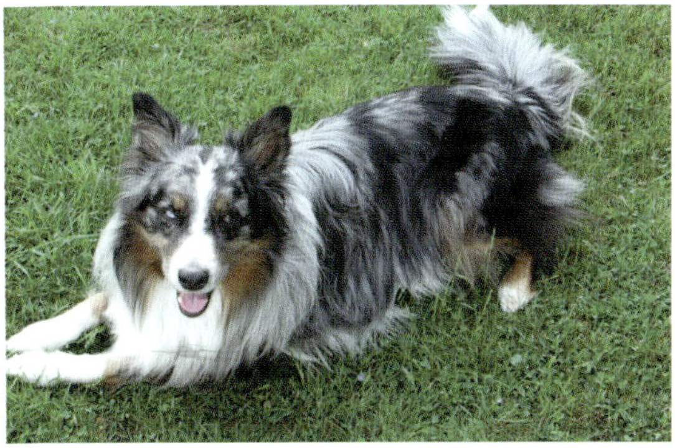

Petra Pawletko

HUNDE

gesund und vital durch Homöopathie

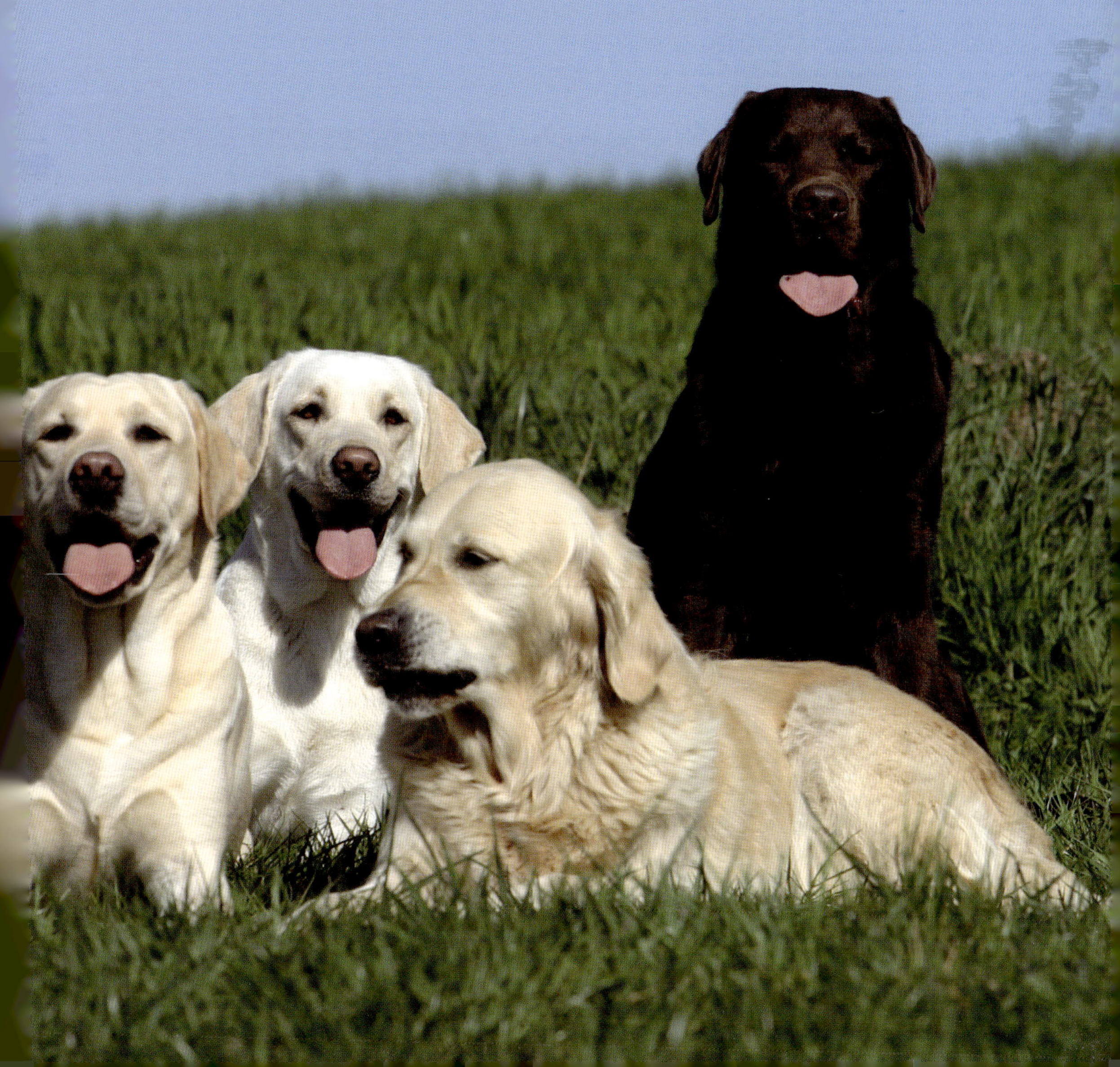

Einbandgestaltung: Petra Pawletko
Titelbild: Petra Pawletko, Yvonne Eckel-Fiedler (Retriever, Welpen)
Rückseite: kunstartnet © www.pixelio.de

Bildnachweis:
Matthias Balzer© www.pixelio.de (S. 79), Gerda B. © www.pixelio.de (S. 74), Dennis Behrendt © www.pixelio.de (S. 92), Bredehorn J. © www.pixelio.de (S. 116), Stephan Dietl © www.pixelio.de (S. 12), Ralf Dietermann © www.pixelio.de (S. 128), Domino © www.pixelio.de (S. 21, 24), Ivonne Eckel-Fiedler (S. 3, 6, 7, 9, 19,22, 24,29, 33, 36, 37, 39, 40, 44, 45, 47, 48, 49, 50, 54, 57, 58, 59, 60, 61, 64, 65, 66, 67, 68, 74, 75, 77, 83, 84, 85, 89, 90, 93, 94, 96, 98, 101, 102, 103, 104, 105, 106, 108, 109, 112, 113, 114,115, 119, 122, 123, 124, 126, 130, 134, 138,141, 142, 145, 146, 148), Gina © www.pixelio.de (S. 23), Birgit Gruber (S. 152), Firma Gudion (S. 26, 27, 28, 29, 30, 34, 35, 36, 40, 41, 43, 44, 45), Tracy Gutmanis © fotalia.de, (S. 21, 42), Harry Hautumm © www.pixelio.de (S. 25), Klaus Hornig (S. 10, 65), Walter Huber © www.pixelio.de (S. 34), Ibefisch © www.pixelio.de (S. 125), Karin © www.pixelio.de (S. 127), Regina Kaute © www.pixelio.de (S.30, 32, 35, 111), kunstartnet © www.pixelio.de (S. 9), Kurt © www.pixelio.de (S. 32), Claudia Lampl © www.pixelio.de (S. 60), Dr. Marcus Lueg (S. 25), Makrohelmut © www.fotalia.de (S. 26), Matz 82 © www.pixelio.de (S. 73), Birgit Meyke © www.pixelio.de (S. 80), micha © www.fotalia.de (S. 13, 17), Michael Muchow © www.pixelio.de (S. 132), mr © fotalia.de (S. 11), Jens meyer © www.pixelio.de (S. 34), Verena N.© www.pixelio.de (S. 52, 118), Horst Pawletko (S. 70), Petra Pawletko (S. 1, 5, 23, 31, 33, 37, 38, 42, 46, 53, 71, 72, 135, 159), Siegbert Pinger © www.pixelio.de, (S. 95), Jennifer Piepenbring © www.pixelio.de (S. 137), Ernst Rose © www.pixelio.de (S. 28), Jürgen Rosenbaum (S. 12), Karin Schumann © www.pixelio.de (S. 41, 76, 136), André Schultewolter © www.pixelio.de (S. 27), Jens Roth © www.pixelio.de (S. 46), Reiner Steier (S. 22), Dr. Wagner (S. 21, 38)

ISBN 978-3-275-01646-4

Postfach 103743, 70032 Stuttgart
Ein Unternehmen der Paul Pietsch Verlage Gmbh+Co
Lizenznehmer der Bucheli Verlags AG, Baarerstr. 43, CH-6304 Zug

1. Auflage 2008

Sie finden uns im Internet unter www.mueller-rueschlikon-verlag.de

Lektorat: Claudia König
Innengestaltung: Petra Pawletko
Druck und Bindung: BaltiComm, Riga
Printed in Lettland

INHALT

1 Die Grundlagen der Homöopathie

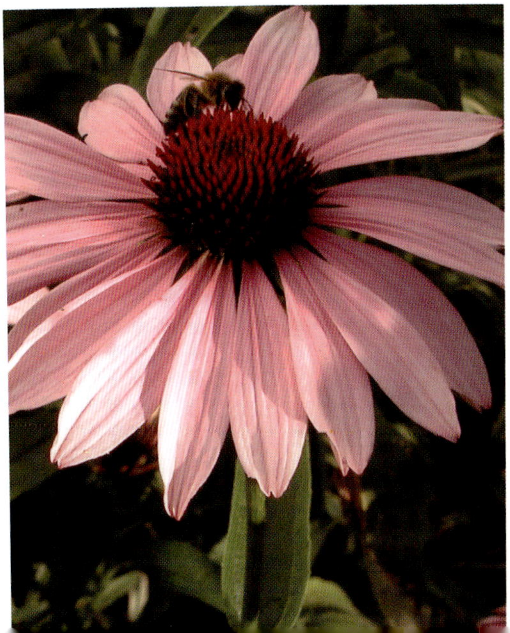

2 Wichtige homöopathische Arzneimittel

3 Homöopathische Anwendung bei Krankheiten

INHALT

INHALT

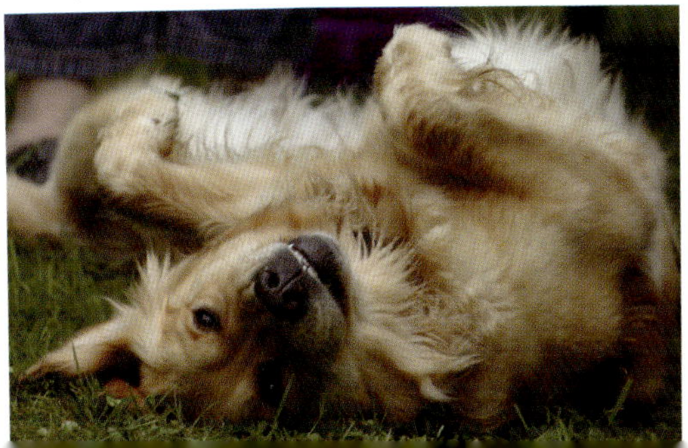

4 NOTFALLAPOTHEKE VON A – Z

ANHANG

Vorwort

»Die Treue eines Hundes ist ein kostbares Geschenk.«

Konrad Lorenz

Unsere Hunde geben uns mehr, als man jemals erwidern kann. Es ist unsere Pflicht, sorgsam und sensibel mit unseren treuen Weggefährten umzugehen, um ihnen ein glückliches, artgerechtes und möglichst beschwerdefreies Leben zu ermöglichen.

Eigenschaften wie Sensibilität, Beobachtungsgabe, Einfühlungsvermögen und Geduld sind nicht nur für die Hundehaltung elementar, sondern auch wichtige Grundvoraussetzungen in der Homöopathie. Bei der Arzneimittelwahl wird symptomenbezogen gearbeitet. Alle Symptome werden akribisch aufgezeichnet und oft gibt eine »Nebensächlichkeit« einen wichtigen Hinweis auf ein Arzneimittel.

Homöopathika fördern nachweislich auf sanfte und zuverlässige Weise Heilungsprozesse. Beachtliche Behandlungserfolge der nebenwirkungsfreien Heilmittel sind insbesonders bei Tieren nachweisbar. Sie nehmen unvoreingenommen und vorbehaltslos die verabreichten Homöopathika zu sich und reagieren nicht auf eine »Placebo-Wirkung«.
Es werden Regulationsmechanismen im Körper aktiviert und es findet ein Selbstheilungsprozess statt.
Das Argument von Homöopathiegegnern, dass die Homöopathie auf einem Placebo-Effekt* beruht, wird beim Tier widerlegt.
(* dem Patienten wird ein Scheinmedikament verabreicht, das nur Zucker oder Stärke enthält. Der ahnungslose Patient reagiert auf die »scheinbare« Wirkung des Medikaments, und es findet eine positive Reaktion auf den Heilungsverlauf statt, der sogenannte »Placebo-Effekt«).

Dieser Ratgeber ist so konzipiert, dass der Tierbesitzer ein Verständnis für die Grundlagen der Homöopathie erhält und bei leichteren Krankheitssymptomen gut selbst behandeln kann.

Die Tabelle von Seite 15 erleichtert dem Leser die Anwendung, Dosierung und Häufigkeit der Eingabe des Arzneimittels.

Zudem sind bei vielen Erkrankungen, Symptome und zusätzliche Maßnahmen aufgelistet, um mögliche Krankheitsbilder besser zu erkennen und zu verstehen.
Die Krankheitsdiagnose muss vom Tierarzt oder Tierheilpraktiker erstellt werden. Von ihnen wird die Krankheit dann auch therapiert.

Bei immer wiederkehrenden, langwierigen Erkrankungen ist eine homöopathische Anamnese (siehe Seite 18) von einem erfahrenen Therapeuten notwendig.

Meine Intention ist es, dass dieser Ratgeber dem Hundebesitzer einen Zugang zur Homöopathie schafft. Zudem soll er ein gerne gelesenes und wichtiges Nachschlagewerk sein.

Petra Pawletko
Tierheilpraktikerin

DIE GRUNDLAGEN DER HOMÖOPATHIE

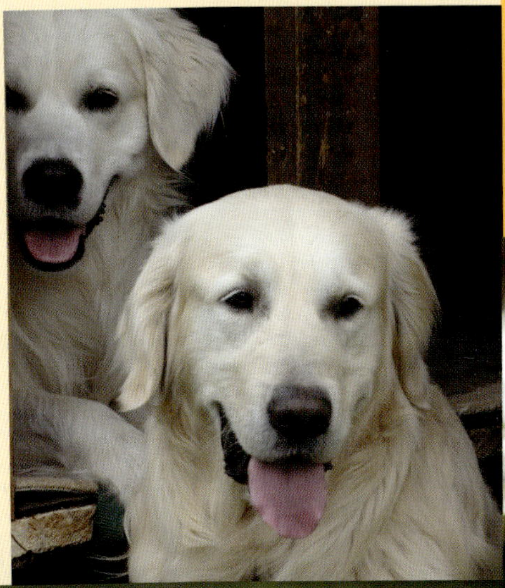

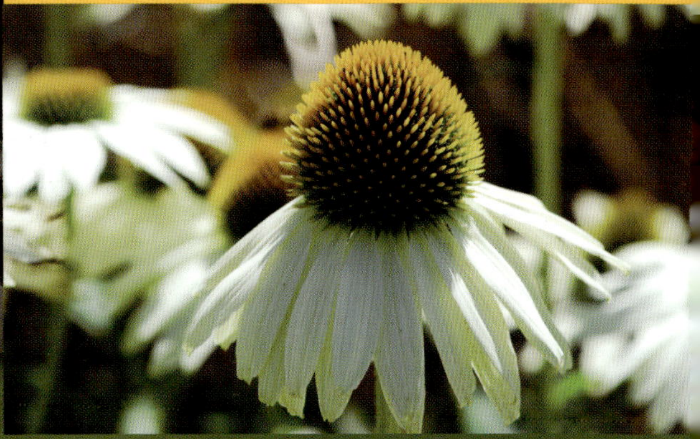

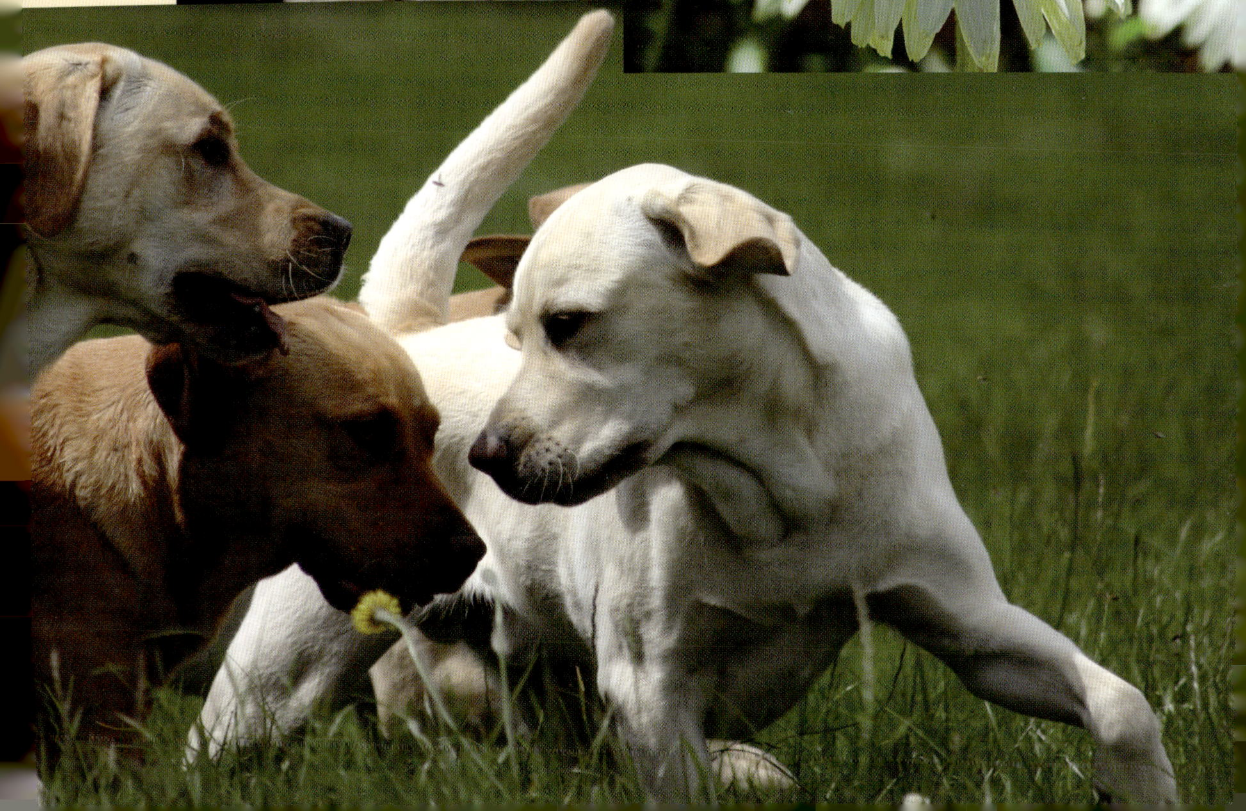

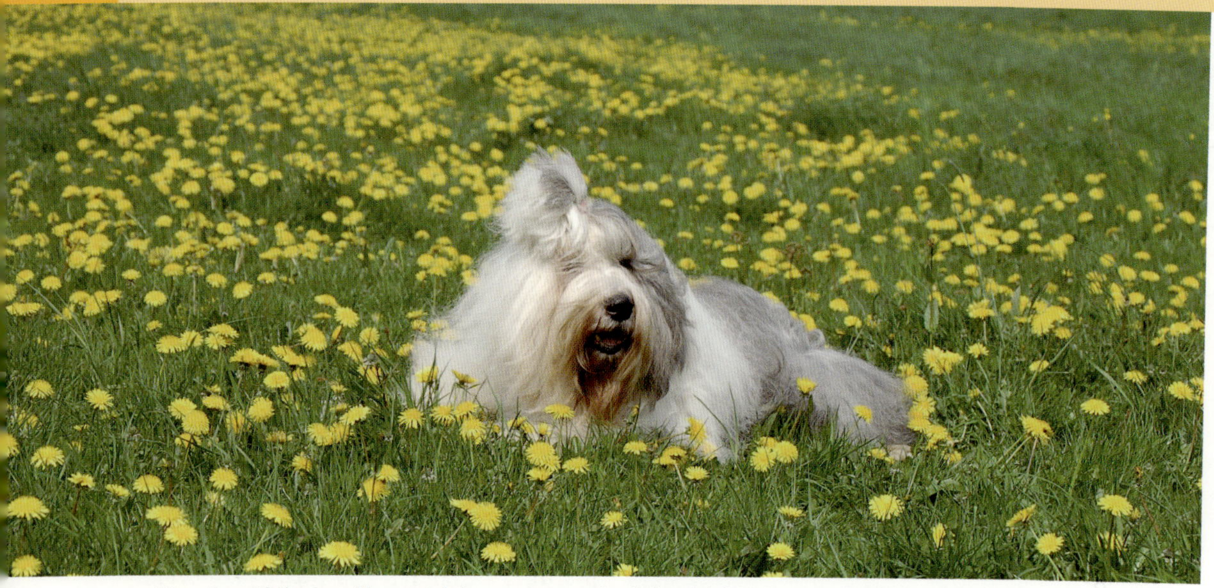

Homöopathika bewähren sich besonders und erfolgreich bei den vierbeinigen Patienten.

Die Homöopathie

Der Begriff Homöopathie stammt aus dem Griechischen (homois = ähnlich, pathos = leiden). Diese sanfte, ganzheitliche Heilmethode basiert auf dem Grundsatz »Heile mit Ähnlichem«.

Die Anfänge

Der Begründer der Homöopathie war der Arzt und Apotheker Samuel Hahnemann (1755–1843) mit seinem berühmten Selbstversuch (1790). Er nahm im gesunden Zustand eine kleine Dosis Chinarinde ein, sein gesunder Körper reagierte und es zeigten sich bei ihm Symptome wie beim Wechselfieber (Malaria).

Hahnemann kam zu der Schlussfolgerung: Wenn Chinarinde beim gesunden Menschen Wechselfieber erzeugt, dann kann man mit einer kleinen Dosis Chinarinde Wechselfieber heilen. Dies war die Geburtsstunde der Simileregel, dem wichtigsten Grundsatz in der Homöopathie.
Seit den Anfängen der Homöopathie haben sich die drei elementaren Grundsätze, das sind die Simileregel, die Arzneimittelprüfung und die Potenzierung, basierend auf Hahnemanns Heilkunde, nicht wesentlich verändert.

Die Simileregel

Similia similibus curentur – Ähnliches kann durch Ähnliches geheilt werden.

Ein Beispiel:
Der Hund schnappt nach einer Wespe und wird prompt direkt in die Maulschleimhaut gestochen.
Nach wenigen Sekunden kommt es zu einer schmerzhaften, ödematösen Schwellung mit Schluckbeschwerden.

Mit einer sofortigen Gabe von Apis mellifica D6 schafft man Abhilfe, die Schwellung geht zurück und der brennende Schmerz lässt nach. Ursache war ein Wespenstich, geheilt wird mit einem **ähnlichen** tierischen Stoff »der Honigbiene« in potenzierter Form. Durch die Einnahme von Apis werden Regulationsmechanismen im Körper auf sanfte und zuverlässige Weise aktiviert und die Selbstheilung findet statt. Der Körper muss etwas tun, um zu genesen.

Die Arzneimittelprüfung (AMP)

Eine kleine Dosis eines zu prüfenden Arzneimittels wird dem **gesunden** Menschen über einen längeren Zeitraum verabreicht. Um ein genaueres Bild über die Arzneimittelwirkung auf den Organismus zu erhalten, wird die Arznei von zahlreichen gesunden Testpersonen eingenommen und alle auftretenden Symptome werden akribisch aufgezeichnet, dokumentiert und ausgewertet. Die Zusammenfassung aller Symptomenreihen der jeweiligen Arznei ist das **Arzneimittelbild**.

Der Tierhomöopathie liegt die Arzneimittelprüfung am Menschen zugrunde. Typische menschliche Gemütseigenschaften werden nicht auf das Tier übertragen, sondern nur objektive und markante Symptome. Langjährige Erfahrung, permanentes Beobachten, anatomische und tierpsychologische Kenntnisse und Intuition machen es möglich, auch Tiere homöopathisch zu behandeln.

Die Modalitäten

Für die richtige Wahl des Arzneimittels spielen neben den Symptomen die Modalitäten eine wichtige Rolle. Die Modalitäten umfassen alle Umstände, Gegebenheiten und Einflüsse, die ein Krankheitsbild verschlechtern oder verbessern.

Es ist daher wichtig, seinen Hund genau zu beobachten, um festzustellen, wann und wie sich das Krankheitsbild des Tieres bei den verschiedenen Modalitäten ändert.

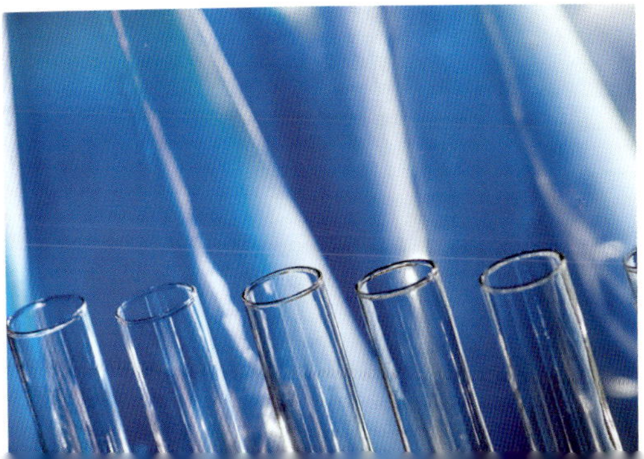

Um ein differenziertes Krankheitsbild zu erhalten, können folgende Fragen hilfreich sein:

Symptome:

Wo liegen die Hauptbeschwerden?
Gibt es einen besonderen Hinweis oder Nebenbeschwerden?
(z. B. Hund erbricht nach Fressen von Schnee)
Wann, wo und wie sind die Beschwerden entstanden? *(z. B. morgens, in der Küche, plötzliches Erbrechen)*
Wie ist das allgemeine Befinden, bzw. der Gesamteindruck des Tieres?
(gering-, mittel- oder hochgradige Störungen wie z. B. Husten, Erschöpfung)
Wie ist das Fress- und Trinkverhalten?
(z. B. Hund ist appetitlos, Hund ist durstig)
Wie sind Urin, Kot oder sonstige Sekrete beschaffen? *(trüb, schleimig, stinkend)*
Wie ist die Gemütsverfassung?
(z. B. ängstlich, schreckhaft, depressiv)
Verhält sich das Tier außergewöhnlich?
(z. B. distanziert, will seine Ruhe haben)
Welche seelischen Symptome sind auffallend? *(z. B. Heimweh, Aufregung)*
Welche Ursachen haben die Krankheit ausgelöst? *(z. B. Trennung, Wind, Regen)*

Modalitäten:

Wann verbessern oder verschlechtern sich die Beschwerden?
(z. B. Tag, Nacht, Uhrzeit)
Treten die Beschwerden in periodischen Abständen oder regelmäßig wieder auf?
(im Winter, monatlich)
Wie reagiert das Tier auf Wärme oder Kälte? *(z. B. warme Umschläge verbessern)*
Wie beeinflussen Wetterbedingungen wie Regen, Hitze, Sonne oder Gewitter den Krankheitsverlauf?
(z. B. schlechter bei Regen)
Wie reagiert das Tier auf Gerüche, Geräusche, Licht und Berührung? *(geruchs-, geräusch-, licht-, berührungsempfindlich)*
Bevorzugt der Hund eine bestimmte Seitenlage? *(Verbesserung bei Linkslage)*

Die Konstitution

beinhaltet die Gesamtheit eines Individuums von Körper, Geist und Seele mit Veranlagungen, die teils angeboren und teils von der Umwelt geprägt sind. Konstitution beinhaltet neben der Körperbeschaffenheit auch die Individualität und das Temperament eines Tieres und ebenso die Veranlagung (Diathese) für eine Krankheit, sei sie erblich, rassespezifisch oder anatomisch bedingt.

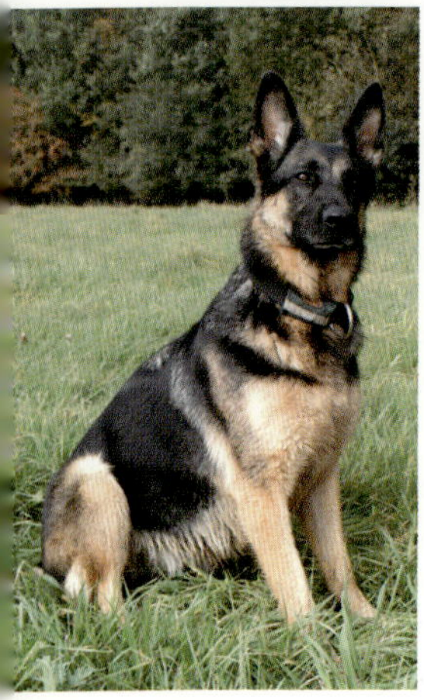

Beispielsweise haben Schäferhunde anatomisch und rassebedingt eine Veranlagung zu Hüftgelenksdysplasie. Die Gelenkerkrankung kann auch vererbbar sein.

Das Konstitutionsmittel

ist ein Mittel, das der Persönlichkeit des Hundes entspricht unter Berücksichtigung seines individuellen Befindens. Es stärkt die körperlichen und geistigen Kräfte des Tieres und bewährt sich bei langwierigen, chronischen Erkrankungen. Es bedarf einer gründlichen, fachmännischen Anamnese und Repertorisierung (siehe S.18) und es werden hohe Potenzen (ab D30) verabreicht. Die richtige Wahl des Konstitutionsmittels wird auch als »Königweg in der Homöopathie bezeichnet«.

Ihr Hund hat zum Beispiel eine chronische Erkältung. Wenn sein Konstitutionsmittel »Nux vomica« ist, so wird das Mittel heilen, obwohl es kein typisches Mittel für Katarrhe ist.

Die Konstitution beim Hund kann sich durch neue Lebensabschnitte oder große positive oder negative Ereignisse ändern, wie zum Beispiel einen Besitzerwechsel, einen Unfall, eine heftige Beißattacke eines Artgenossen. Eine Anpassung des Konstitutionsmittels ist deshalb im Laufe der Zeit immer erforderlich.

Die Herstellung

Die Ausgangsstoffe homöopathischer Arzneimittel sind pflanzliche, tierische und mineralische Substanzen. Die verwendeten Substanzen werden sorgfältigst geprüft und nach einem aufwendigen, komplizierten Verfahren zu einer Urtinktur verarbeitet.

Das Potenzieren

Die verdünnte Urtinktur wird minutenlang verschüttelt (potenziert). Durch diesen Verschüttelungsprozess wird die Information der Substanz weitergegeben. Wenn man einen Teil der Urtinktur mit 9 Teilen Alkohol vermischt und 10 mal kräftig per Hand verschüttelt, so erhält man die erste Dezimalpotenz der Urtinktur, die D1.

Centesimalpotenzen sind C-Potenzen, die im Verhältnis 1 : 100 verdünnt werden. Bei Potenzen mit einem Mischungsverhältnis von 1 : 50 000 handelt es sich um LM-Potenzen.

Je häufiger, beziehungsweise höher, potenziert wird, umso stärker sind erstaunlicherweise die homöopathische Wirkung und Heilkraft. Ab einer Potenzierung von D23 ist kein Molekül der Ausgangssubstanz nachweisbar, es wird trotzdem die Information der Wirksubstanz weitergegeben.

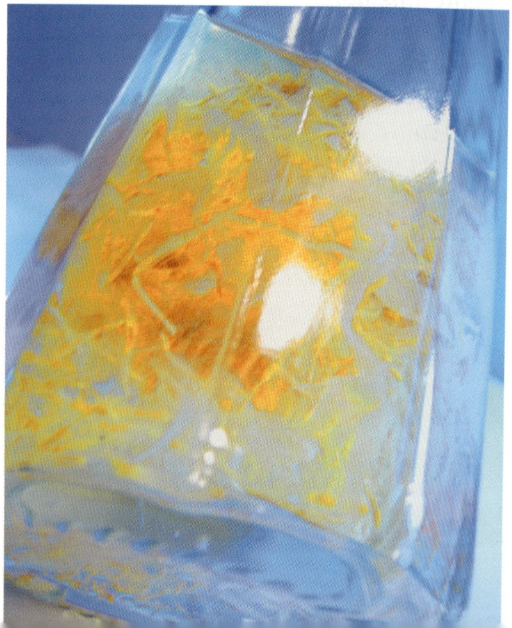

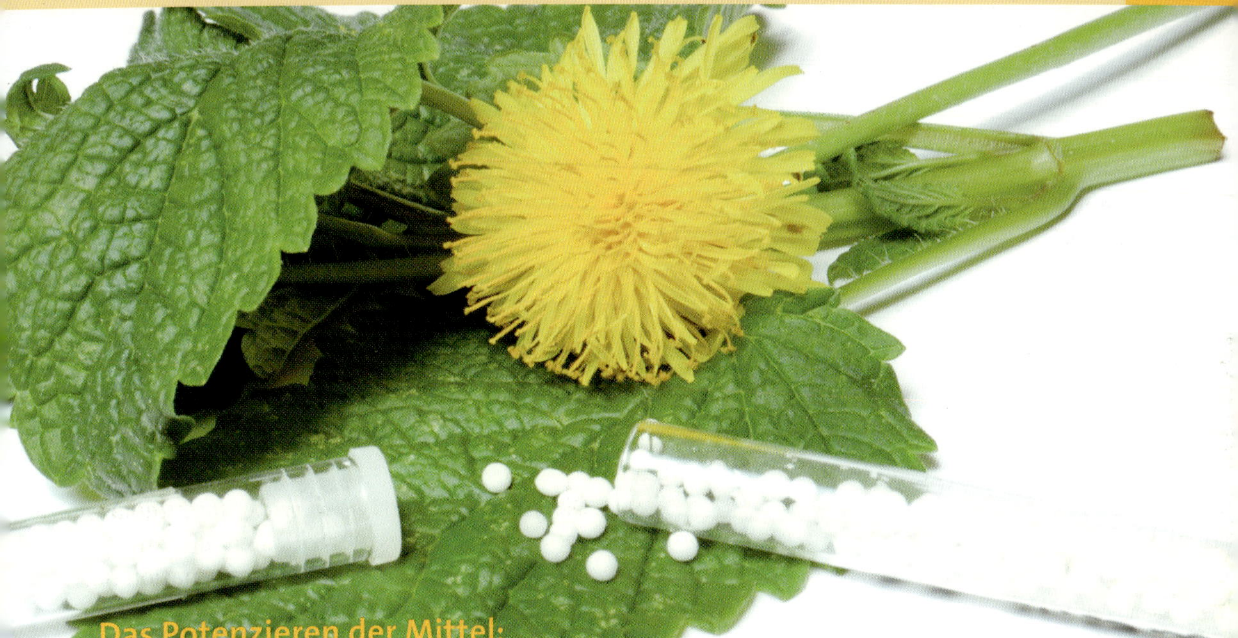

Das Potenzieren der Mittel:

Dezimalpotenzen

1 Teil Urtinktur + 9 Teile Trägerstoff
10 mal kräftig verschüttelt = D1

1 Teil D1 + 9 Teile Trägerstoff
10 mal kräftig verschüttelt = D2

1 Teil D2 + 9 Teile Trägerstoff
10 mal kräftig verschüttelt = D3

1 Teil D3 + 9 Teile Trägerstoff
10 mal kräftig verschüttelt = D4

und so weiter bis D30

Centesimalpotenzen

1 Teil Urtinktur + 99 Teile Trägerstoff
10 mal kräftig verschüttelt = C1

1 Teil D1 + 99 Teile Trägerstoff
10 mal kräftig verschüttelt = C2

1 Teil D2 + 99 Teile Trägerstoff
10 mal kräftig verschüttelt = C3

1 Teil D3 + 99 Teile Trägerstoff
10 mal kräftig verschüttelt = C4

und so weiter bis C30

Die Anwendung der Potenzen

Das Prinzip der Homöopathie lautet: »Weniger ist mehr.« Je öfter der Vorgang des Potenzierens wiederholt wird, desto höher die Potenz. Von der Substanz ist in dieser Mischung nichts mehr nachweisbar, doch die Information bleibt erhalten und die Wirkung wird erstaunlicherweise erhöht. Die Potenzen lassen sich nach Wirkungsweise in drei Kategorien klassifizieren:

Kategorie I
Niedrige, tiefe Potenzen D1 – D6
wirken auf der Organebene (Organotrop), wenn es sich um eine rein körperliche Erkrankung handelt. Tiefe Potenzen werden je nach Arznei im Akutfall eingenommen.

Kategorie II
Mittlere Potenzen D8 – D23
wirken auf mehrere Organsysteme und übergeordneten Funktionen (Funktiotrop).

Mittlere Potenzen bewähren sich je nach Arznei im perakuten Fall (plötzlich, akut auftretende Krankheitssymptome) und im subakuten Fall, wenn die Erkrankung einige Tage andauert.

Kategorie III
Hohe Potenzen **ab D30**
haben eine tief greifende Wirkung auf körperliche und psychische Erkrankungen. Sie wirken gesamtheitlich, auf die gesamte Konstitution von Körper, Geist und Seele (Personotrop).
Hohe Potenzen werden bei chronischen Erkrankungen und als Konstitutionsmittel verabreicht.

Die homöopathischen Arzneimittel gibt es in verschiedenen Darreichungsformen:

Dilution (flüssige Form)
Hergestellt aus potenzierten Stoffen, die in Alkohol löslich sind.
Vorteil: Das Endprodukt der Handverschüttelung enthält viel Information.
Nachteil: Tropfenzählen, enthält bis zu 40% Alkohol.

Tabletten
Potenzierte Arzneimittel, die nicht in Alkohol löslich sind, werden zu Tabletten gepresst.

Globuli (Streukügelchen)
Die Rohrzuckerkügelchen werden mit dem potenzierten Wirkstoff befeuchtet und nach der Imprägnierung getrocknet.
Vorteil: alkoholfrei, fein dosierbar

Injektionslösung (Ampullen)
Die Arznei wird mit isotonischer Kochsalzlösung verdünnt und unter die Haut injiziert.

Die Dosierungsempfehlung
hängt von der Größe des Hundes ab. Die Arzneidosis wird in der Homöopathie als Gabe bezeichnet.

Die Verabreichung

Die Wirksubstanz der Arznei ist am wirksamsten, wenn sie direkt über die Maulschleimhaut aufgenommen wird. Es ist ratsam die Arznei vor den Mahlzeiten einzugeben, da die Maulschleimhaut dann noch unbelastet ist.
Man kann die Globuli oder Tabletten dem Hund direkt ins Maul stecken, falls er sich weigert, so gibt es eine andere bewährte Methode: Die Globuli oder Tabletten werden auf einem Plastiklöffel mit Wasser aufgelöst und mit einer Einmalspritze (ohne Nadel) aufgezogen. Die Spritze wird seitlich an der Lefze eingeführt, ohne den Fang zu öffnen. Da die Globuli süßlich schmecken, werden sie von den meisten Hunden gerne aufgenommen. Dilutionen enthalten Alkohol und der Hund kann sich aufgrund des Geschmacks verweigern. Auch hier bewährt sich die Methode mit der Einwegspritze. Wichtig ist, dass die Tropfen mit etwas Wasser verdünnt werden. Eine weitere Alternative ist, die Tropfen auf ein Leckerli zu träufeln und dem Tier direkt ins Maul zu geben. Die Gaben sollten auf keinen Fall mit ins Futter kommen.

Die Potenzwahl

Man kann die Homöopathie auch als Reiztherapie bezeichnen. Durch die Einnahme eines potenzierten Mittels werden Reize ausgelöst, die Krankheit soll aus eigener Kraft geheilt werden. Der Reiz sollte nicht zu stark und nicht zu schwach sein. Daher ist es wichtig, die richtige Potenz anzuwenden.
Die Wahl der Potenz ist abhängig von der Art der Erkrankung und der Art des Mittels. Da viele individuelle, unterschiedliche Faktoren eine Rolle spielen, ist es nicht möglich, pauschale Angaben über die Potenz zu machen.
Bei den Angaben zur Potenzwahl handelt es sich um Empfehlungen, die Erfahrungswerten entsprechen. Dabei handelt es sich meistens um niedere und mittlere Potenzen. Arzneimittel hoher Potenzen sind für die Selbstmedikation ungeeignet und sollten mit dem behandelnden Homöopathen abgesprochen werden. Es darf jedoch nicht vergessen

werden, dass unterschiedliche Reaktionen der Tiere auf gleiche Potenzen durchaus möglich sind, da es sich um eigenständige Individuen handelt.

Da das Krankheitsstadium des Hundes individuell variiert und sich verändert (perakut, akut, subakut, chronisch) sollte die **Einnahmehäufigkeit dem Stadium angepasst werden**.

Dies gilt generell für alle Homöopathika, die im dritten Kapitel empfohlen werden. Wie oft Sie dem Hund ein Mittel verabreichen, entnehmen Sie aus der Tabelle:

Dosierung:

Eine Gabe entspricht:

Welpe/Kleiner Hund	2–4 Globuli 2–4 Tropfen 1/2 Tablette
Mittelgroßer Hund	5–8 Tropfen 5–8 Globuli 1 Tablette
Großer Hund	8–10 Tropfen 8–10 Globuli 1–1/2 Tabletten

Krankheitsstadium	Häufigkeit pro Gabe	Potenzstufe	Zeitraum
perakut plötzlich (z. B. Wespenstich, Schock, Kollaps, Blutung)	alle **15–30 Minuten**, je nach Intensität der Erkrankung	niedere Potenzen D4, D6 mittlere Potenz D12	sobald Besserung eintritt, werden Einnahmeabstände verlängert
akut (z. B. Fieber, Schnupfen, Verstopfung, Durchfall, Gelenkschmerz)	alle **1–2 Stunden**, sobald Besserung eintritt, **3-mal täglich**	niedere Potenzen D4, D6 mittlere Potenz D12–D23	Je nach Heilungsfortschritt ca. 4–10 Tage
subakut seit mehreren Tagen bestehend (z. B. Erkältung, Magen-Darmentzündung, Gelenkentzündung)	**2-mal täglich**	mittlere Potenzen D12–D23	bei deutlicher Verbesserung, Verringerung der Arzneigabe
länger andauernde Erkrankung	**1-mal täglich**	mittlere und hohe Potenzen, D12, D23–D30	Zeitraum 3–6 Wochen
chronisch langandauernde Erkrankungen (z. B. wiederkehrende Bronchitis, Hauterkrankungen, Arthrose) Konstitutionsmittel	**nach Absprache mit Tierhomöopathen**	hohe Potenzen ab D30	nach Absprache mit Tierhomöopathen
Verhaltensstörung (z. B. Eifersucht, Angst) Unsicherheit) Konstitutionsmittel	**1-mal täglich nach Absprache mit Tierhomöopathen**	ab D30	bis Besserung eingetreten ist, danach 1-mal pro Woche

Die Häufigkeit

Homöopathische Arzneimittel sollen so oft wie nötig und so selten wie möglich eingenommen werden. Bei perakuten Erkrankungen gilt: Je heftiger die Symptome sind, desto häufiger wird das Arzneimittel eingenommen. Sobald eine Besserung eintritt, reduzieren sich die Einnahmeabstände.

Bei akuten Erkrankungen sollte das Mittel alle 1–2 Stunden gegeben werden, verbessert sich der Zustand, so verabreichen Sie 3-mal täglich eine Gabe. Wenn das Tier beschwerdefrei ist, sollte das Mittel abgesetzt werden.
Besteht eine Krankheit seit mehreren Tagen sollte die Arznei 1–2 mal täglich so lange eingenommen werden, bis das Tier vollkommen gesund ist.
Je höher die Potenz des Mittels ist, umso seltener muss das Arzneimittel eingenommen werden. Bei chronischen Erkrankungen sollte nach 4–8 Wochen eine Verbesserung eingetreten sein.

Generell wird die Einnahme von homöopathischen Mitteln reduziert, sobald sich der Gesundheitszustand verbessert. Homöopathika sollten in den meisten Fällen nie über einen längeren Zeitraum eingenommen werden. Sie werden nur so lange verabreicht, so lange Symptome bestehen.

Da in der Homöopathie symptomatisch gearbeitet wird, ist von der Eingabe von Homöopathika zur Vorbeugung abzuraten.

Die Reaktion auf das Arzneimittel
Wenn Sie das richtige Mittel ausgewählt haben, so sollten sich die Krankheitssymptome sowie das Allgemeinbefinden des Hundes deutlich verbessern.

Die homöopathische Erstreaktion

Unter einer homöopathischen Erstreaktion ist eine anfängliche, kurzzeitige Erstverschlimmerung beziehungsweise Verstärkung der Symptome zu verstehen. Bei akuten Erkrankungen und niedrigen Potenzen darf sie maximal 30 Minuten und bei einer Konstitutionsbehandlung höchstens drei Tage dauern.

Diese Erstreaktion ist ein positives Zeichen, die Arzneimittelwahl ist richtig. Die Selbstheilungskräfte des Körpers sprechen auf das Mittel an. Nach der Erstreaktion muss es zu einer deutlichen Verbesserung des Krankheitszustandes und auch des Allgemeinzustandes kommen.

Es kann durchaus möglich sein, dass bei einer überschießenden Erstreaktion eine individuelle Anpassung in Bezug auf Potenz oder Dosierung getätigt werden muss. Im Zweifelsfalle lassen Sie sich von einem erfahrenen Homöopathen beraten.

Erst Besserung, dann Verschlechterung
Kommt es zu einer anfänglichen Besserung und dann wieder zu einer Verschlechterung des Krankheitszustandes, so hat das Mittel nicht die nötige Kraft und wirkt nicht tief genug. Ein anderes Mittel sollte ausgesucht werden.

Keine Verbesserung der Erkrankung
Bleibt der Krankheitszustand unverändert, so kann die Arzneimittelwahl nicht richtig gewesen sein. Möglicherweise waren die Potenz oder die Dosierung falsch.

Bei besonders langwierigen, chronischen Erkrankungen und reaktionsschwachen Patienten kann das Arzneimittel sehr langsam wirken. Die weitere Vorgehensweise entscheidet der Tierhomöopath.

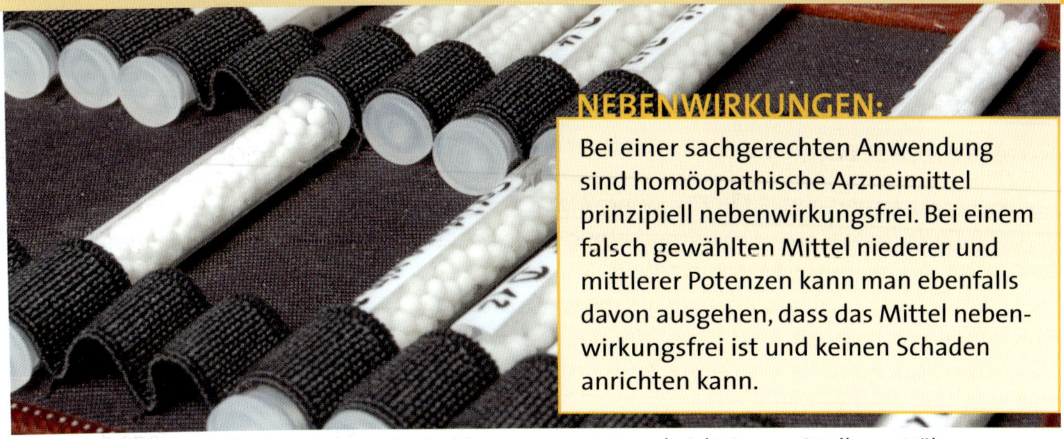

NEBENWIRKUNGEN:

Bei einer sachgerechten Anwendung sind homöopathische Arzneimittel prinzipiell nebenwirkungsfrei. Bei einem falsch gewählten Mittel niederer und mittlerer Potenzen kann man ebenfalls davon ausgehen, dass das Mittel nebenwirkungsfrei ist und keinen Schaden anrichten kann.

Globuli sollten nicht direkter Sonneneinstrahlung ausgesetzt und nicht in unmittelbarer Nähe von ätherischen Ölen aufbewahrt werden.

Wenn einem Hund über einen längeren Zeitraum Medikamente wie Antibiotika oder Cortison eingegeben werden, so können im Körper sogenannte Blockaden entstehen und das homöopathische Mittel kann nicht wirken.
Der Körper muss im Ausleitungsverfahren unter Aufsicht des Tierhomöopathen entgiftet werden. Erst wenn die Schlacken und Giftstoffe ausgeleitet wurden, können Homöopathika wirken.

Der Heilungsverlauf Das Hering'sche Gesetz

In der Homöopathie gibt es bestimmte Gesetzmäßigkeiten beim Heilungsverlauf, die der Homöopath Konstantin Hering entdeckte und nach ihm benannt wurden.
Das Hering'sche Gesetz zeigt an, ob der Heilungsprozess richtig verläuft und welche Richtung die Erkrankung nimmt.

Die Heilung beim Hund erfolgt:

- von den lebenswichtigen Körperteilen und inneren Organen (z. B. Herz, Lunge, Nieren) zu den weniger lebenswichtigen Organen (z. B. Haut),
- von vorne nach hinten,
- chronologisch rückläufig, die Heilung verläuft in der umgekehrten Reihenfolge ihres Erscheinens.

EIN FALLBEISPIEL:

Der Hund hat eine Bronchitis. Der Husten ist trocken und verursacht Brustschmerzen, der Schleim löst sich nicht, es kommt zu Herzmuskelstörungen. Im Brustbereich haben sich Pusteln gebildet.

Hinzu kommen eine Steifheit der Gelenke, besonders im Halswirbel und an der Hinterhand.
Der Hund ist appetitlos und hat Verstopfung. Er ist müde und zieht sich zurück.

Die Heilung erfolgt nach dem Hering'schen Gesetz:
Nach der Arzneimitteleinnahme kann man als Erstes beobachten, dass sich das Allgemeinbefinden des Hundes verbessert. Der Hund reagiert freudig auf den Besitzer, hat wieder Appetit und sein Stuhl normalisiert sich. *(Der Krankheitsverlauf ist chronologisch rückläufig.)*
Der Hund kann seinen Kopf wiederschmerzfrei bewegen und kurze Zeit später sind auch die Beschwerden an der Hinterhand verschwunden. *(Der Heilungsverlauf beginnt von vorne nach hinten.)*
Die Herz schlägt regelmäßig und kräftig und der Schleim löst sich von den Bronchien, der Husten verbessert sich täglich und die Pusteln sind verschwunden.
(Heilung der lebenswichtigen Organe, dann der weniger lebenswichtigen Organe.)

Komplexmittel

Im Gegensatz zu den einzelnen Arzneimitteln wird ein Komplexmittel aus mehreren homöopathischen Einzelmitteln hergestellt.
Die harmonisch aufeinander abgestimmten Mischungen sind so zusammengestellt, dass sie auf das weitgefächerte, allgemeine Krankheitsbild passen. Komplexmittel bewähren sich vorwiegend bei akuten Erkrankungen. Das wirksame Mischpräparat kann im Akutfall eine zeitintensive Anamnese ersparen.

In der klassischen Homöopathie hält man sich genau an die Gesetzmäßigkeiten von Hahnemann. Das beinhaltet, dass nur das ähnlichste Einzelmittel nach einer gründlichen Anamnese für den Krankheitsfall ausgesucht und angewendet wird. Viele klassische Homöopathen lehnen daher die Gabe von Komplexmitteln ab. Sie haben sich aber in der täglichen Praxis sehr bewährt.

Grenzen der Homöopathie

Da die Homöopathie eine Reiztherapie ist, liegen die Grenzen genau dort, wo keine Reize für die Selbstheilung mehr ausgelöst werden können.

Das können starke Funktionsstörungen mit starken Gewebeschädigungen von Organen wie Leber, Niere, Herz oder Rückenmark sein.
Zerstörtes Gewebe kann nicht mehr regeneriert und geheilt werden. Leichte Funktionsstörungen können jedoch wieder normalisiert werden, da die Regulationsfähigkeit des Organismus angeregt wird und die Selbstheilungskräfte stimuliert werden.

Grenzen der Homöopathie können auch ein Mangel an bestimmten Stoffen wie Insulinmangel bei Zuckerkrankheit (Diabetes), Calciummangel, ein Mangel an bestimmten Enzymen oder ein Hormonmangel sein. Bei diesen Mangelerkrankungen können homöopathische Mittel unterstützend eingesetzt werden.

Dies gilt auch bei einem Knochenbruch (Fraktur). Nach der Gips- oder Schienenbehandlung unterstützen Homöopathika den Heilungsprozess und fördern das Knochenwachstum.

Chronische Erkrankungen

Lang anhaltende, immer wiederkehrende Erkrankungen sollten von einem erfahrenen Homöopathen konstitutionell behandelt werden. Bei einer Konstitutionsbehandlung wird durch intensive Befragung die Krankheit herausgefiltert, die hinter den Einzelbeschwerden steht. Ziel der Behandlung ist, dass die Grunderkrankung und die Ursache beseitigt werden.

Die Anamnese

Die Vorgeschichte einer Erkrankung wird im Gespräch zwischen Patienten und Therapeuten in Bezug auf die Erkrankung ermittelt.
Hunde können sehr leidensfähig sein und unterdrücken oft ihren Schmerz. Da sich der Tierpatient verbal nicht artikulieren kann, sollte der verantwortungsvolle Hundehalter kleinste Verhaltensweisen und Symptome genau beobachten und dem Therapeuten mitteilen. Eine »Nebensächlichkeit« kann oft ein wichtiges Symptom für eine homöopathische Arznei sein.

Die Auswertung

Nach der Anamnese werden die Symptome vom Therapeuten ausgewertet. In Nachschlagewerken (Repertorien) verschiedener Autoren findet der Therapeut alle bekannten homöopathischen Arzneien mit den dazugehörigen Symptomen aufgelistet.

Unterschiedliche Wertungen und Symptomenvergleiche machen ein spezielles Auswahlverfahren nötig, das dann zur Medikamentenverordnung führt.

Die folgende homöopathische Anamnese mit einer Auswahl wichtiger Fragen soll eine Hilfestellung sein, das passende »Simile« zu finden.

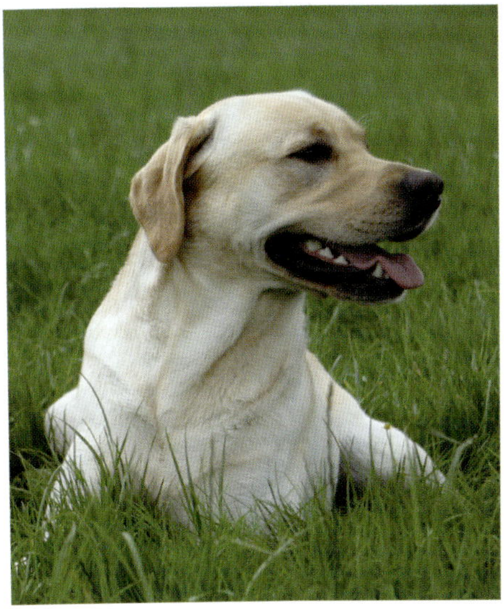

Die Krankengeschichte des Hundes:

Allgemeiner Zustand

- Geschlecht: Rüde/Hündin
- Kastriert, Geburten
- Rasse
- Alter
- Gewicht
- Gesamteindruck/Konstitution klein, muskulös, agil, lebhaft
- Körperhaltung
- Fellzustand, z. B. glänzend, schuppig
- Zustand der Augen, Nase, Ohren, Krallen, Zähne, Schleimhäute

Medizinische Daten

- Vorkrankheiten, Verletzungen
- Operationen, Narkose
- Medikamente
- Unverträglichkeiten
- Allergien, Vergiftungen
- Impfungen, Entwurmung
- Aktuelle Blutwerte, Laborwerte, Ultraschall, Röntgenaufnahmen

Vorerkrankungen

- Wie war die Wundheilung bei vorherigen Operationen, Verletzungen, Bissen?
- Wie reagiert der Hund nach Impfungen und Entwurmung?
- Hatte der Hund einen Parasitenbefall? Würmer, Flöhe, Milben, Läuse ...
- Reagiert der Hund allergisch?

Herkunft, Haltung, Umfeld

- Woher kommt der Hund? Züchter, Tierheim, Ausland, Vorbesitzer
- In welchem Alter wechselte der Hund den Besitzer?
- Wo wird der Hund gehalten? Stadtwohnung, Land, Haus, Zwinger
- Wo schläft der Hund?
- Hat der Hund regelmäßig Bewegung?
- Wie oft und wie lange?
- Gibt es toxische Belastungen? Auspuffgase, Putzmittel, Raumsprays
- Welchen Rang nimmt der Hund in der Gemeinschaft ein?
- Handelt es sich um einen Einzelhund oder gibt es noch andere Tiere?
- Gab es Familienzuwachs?
- Wie ist die Bindung zum Herrchen/Frauchen oder zu den Kindern?
- Wie reagiert der Hund auf Nachbarn, Freunde, Fremde?

Beschwerden

- Wo liegen die Hauptbeschwerden und gibt es charakteristisch auffallende Symptome?
- Wie lange dauern die Beschwerden an?
- Gibt es eine auslösende Ursache?
  Regen, Überanstrengung, Trennung
- Welche Begleitbeschwerden treten auf?
  - Augen, Ohren, Zähne
  - Entzündungen, Fieber
  - Atemwege, Husten, Schnupfen
  - Herz-Kreislaufbeschwerden
  - Bewegungsapparat
  - Haut
  - Nervensystem
- Sind die Begleitbeschwerden vor oder nach den Hauptbeschwerden aufgetreten?

Fütterung

- Wie ist das Fress- und Trinkverhalten?
- Wie oft und wie viel frisst oder säuft der Hund?
- Hat er eine Abneigung gegen Fleisch oder ein bestimmtes Futter?
- Was frisst der Hund?
  Frischfutter, Dosenfutter, Trockenfutter, Leckerlis, Knochen ...
- Hat der Hund ein Verlangen nach Gras, Steinen, Kalk, Kot, Papiertüchern oder Sonstigem?
- Wie ist der Kotabsatz?
  Konsistenz, Farbe und Geruch?
  Durchfall? Verstopfung? Flatulenzen?
- Liegt Erbrechen vor?
- Wie ist der Harnabsatz?
  Konsistenz, Farbe und Geruch

Sexualität

- Wie ist das sexuelle Verhalten?
- Gab es Erkrankungen im Genitalbereich?
- Wurde der Hund kastriert und hat sich danach das Verhalten verändert?
- Wie ist der Abstand zwischen der Menstruation?
- Wie lange und wie stark ist die Blutung?
- Gab es Geburten? Wenn ja, wie war die Trächtigkeit und Säugezeit?

Die Psyche

- Wie ist das Verhältnis zum Besitzer?
- Verhält der Hund sich dominant oder unterwürfig?
- Wie reagiert der Hund auf Lob und Tadel?
- Lässt sich der Hund leicht oder schwer erziehen?
- Ist der Hund eher sauber oder schmutzig?
- Wie verhält sich der Hund gegenüber anderen Hunden?
- Ist der Hund eifersüchtig?
- Hat der Hund ein aggressives Verhalten?
- Kann der Hund alleine bleiben?
- Wie reagiert der Hund auf bestimmte Geräusche oder Gerüche?
- Hat der Hund spezielle Ängste?
  Gewitter, Silvesterknaller, Alleinsein
- Hatte der Hund ein traumatisches Erlebnis?
- Wie verhält sich der Hund während der Erkrankung?

Modalitäten

- Wann treten die Symptome auf?
  Tag, Nacht, bestimmte Tages-/Jahreszeit ...
- Wie treten die Symptome auf?
  plötzlich, heftig, kontinuierlich ...
- Wie reagiert das Tier auf Berührung?
- Wann verbessern bzw. verschlechtern sich die Symptome?
  Wärme, Kälte, Wasser, Luft, Regen, Wind, Schnee, Gewitter, Sonne, Hitze, Wetterwechsel, Bewegung, Ruhe, Schlaf, Liegen, Stehen ...
- Auf welcher Seite treten die Symptome auf?
- Auf welcher Seite liegt der Hund?

Kapitel 2

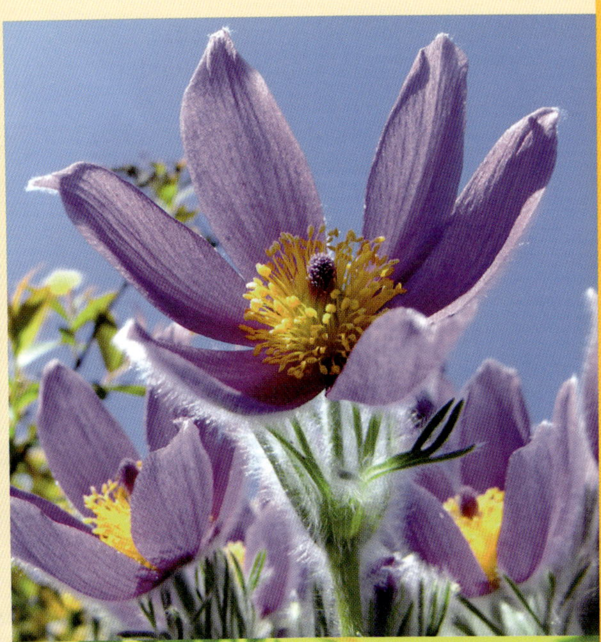

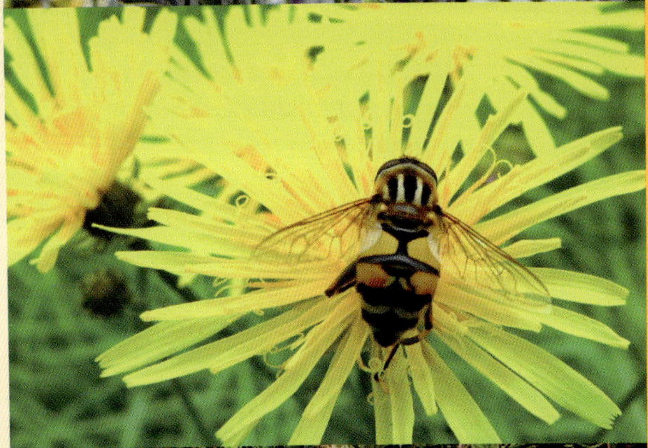

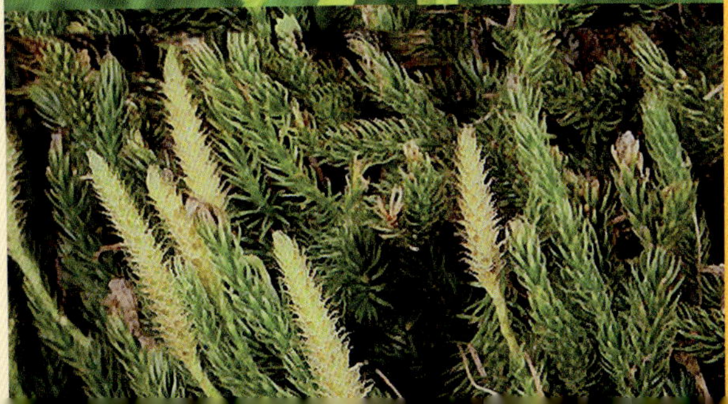

WICHTIGE HOMÖOPATHISCHE ARZNEIMITTEL

Im folgenden Kapitel werden wichtige homöopathische Mittel vorgestellt.

Beschrieben werden die Allgemeinwirkung eines Mittels, die möglichen Erkrankungen, die Symptome sowie die Modalitäten.

Handelt es sich um ein Konstitutionsmittel, so werden Konstitutionstypen mit typischen Charaktereigenschaften vorgestellt, die eine Arzneimittelwahl erleichtern sollen, um das richtige »Simile« zu finden.

Förderlich für die richtige Arzneimittelwahl ist, dass möglichst viele Symptome übereinstimmen, insbesondere prägnante Symptome, die optisch hervorgehoben sind.

Es werden zudem auch Arzneimittel beschrieben, die prädestiniert für bestimmte Erkrankungen sind und in der homöopathischen Hausapotheke nicht fehlen sollten.

Die Wahl der richtigen Potenz und die Information zur Eingabe entnehmen Sie bitte der Tabelle von Seite 15.

Aconitum – Blauer Sturmhut

Aconitum ist ein wichtiges Akutmittel bei Infekten mit hohem Fieber und dem Hauptmerkmal, dass alles **akut und plötzlich** kommt. Hochakute Erkältungen mit hohem Fieber und akutem Krankheitsverlauf, oft mit Schüttelfrost, einer plötzlichen Bronchitis, einer akuten Ohrentzündung sowie **akuten** Beschwerden, hervorgerufen durch trockene, kalte Winde oder Zugluft.
Wenn der Hund beim Autofahren seinen Kopf aus dem Fenster streckt und die »Frischluft« genießt, sind die Folgen oft fatal, es kommt zu einer akuten, schmerzhaften Bindehautentzündung.

Konstitution

Der Aconitum-Hund ist eher ein kräftiges, vollblütiges, leicht erregbares Tier, das launisch und dickköpfig sein kann. Typisch für den Aconitum-Typ ist eine körperliche und seelische Unruhe. Das Tier hechelt und zittert, ist extrem ängstlich, äußerst gehör-, geruchs- und berührungsempfindlich, reagiert panisch-schreckhaft. Die Ursache dieses Verhaltensproblems kann eine schlimme Erfahrung sein, wie zum Beispiel ein Autounfall. Die Reaktion infolge dieses heftigen psychischen Traumas kann eine panische Angst vor dem Autofahren sein.

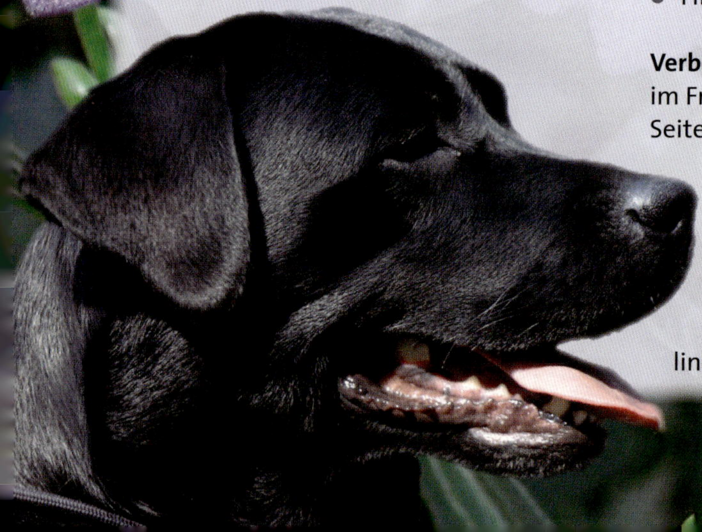

Symptome und Krankheiten

- **Folge von kalt-trockenem Wetter, trockenen Winden, Zugluft**
- **große Angst und Unruhe, Tier hechelt stark**
- **Hund ist sehr berührungs-, geruchs- und geräuschempfindlich**
- **plötzliches hohes Fieber** über 40 °C, oft mit Schüttelfrost
- Erkältung, grippaler Infekt, Virusinfekt
- **Entzündungssymptome: Hitze, Rötung, Schmerz und Schwellung**
- Haut und Schleimhäute: rot, trocken, warm, entzündet
- Bindehautentzündung (Konjunktivitis) Pupillen weit, Lidschwellung, Tränenfluss
- Mittelohr- und Außenohrentzündung (Otitis media und externa)
- heiße Nase, wässrige Sekrete
- Hals- und Lymphknotenschwellung
- Entzündung der Bronchien (Bronchitis)
- **Husten trocken**, heftig
- Lungenentzündung (Pneumonie)
- **starker Durst**
- Nieren- und Blasenentzündung
- Durchfälle wässrig, grün-schleimig
- akute Gelenk-und Sehnenentzündungen, Folge von Übermüdung, Überanstrengung
- Schreck, Schock, Tier bricht **plötzlich** zusammen, Bewusstlosigkeit, Atemnot, schneller Puls, blaue Zunge
- Hitzschlag, Sonnenstich

Verbesserung:
im Freien, beim Liegen auf der kranken Seite, über Hecheln, (Hund transpiriert über Hecheln)

Verschlechterung:
abends und nachts, durch Aufstehen trockene Kälte, kalte Winde, Sonnenlicht, Berührung, Schreck, Aufregung, linksseitigem Liegen

Apis Mellifica – Honigbiene

Apis mellifica ist das Akutmittel bei Insektenstichen und ein gutes Resorptionsmittel für Wasseransammlungen im Gewebe (Ödeme) an der Haut und den Schleimhäuten, wobei alle Organe betroffen sein können. Die akuten schmerzhaften Schwellungen gehen dank Apis ebenso schnell zurück, wie sie gekommen sind.

Verhalten

Apis ist kein typisches Konstitutionsmittel, sondern ein bewährtes Akutmittel bei Hunden, die für Insekten- und Hautallergien empfänglich sind.
Dies betrifft eher athletische, vollblütige Tiere, die ruhelos, überaktiv und sehr berührungs- und druckempfindlich sind. Die Hunde haben Angst vor dem Alleinsein und können sehr eifersüchtig sein.

Auch Hunde können eine Bienenstoffallergie haben! Bei Allergikern ab D23 anwenden!

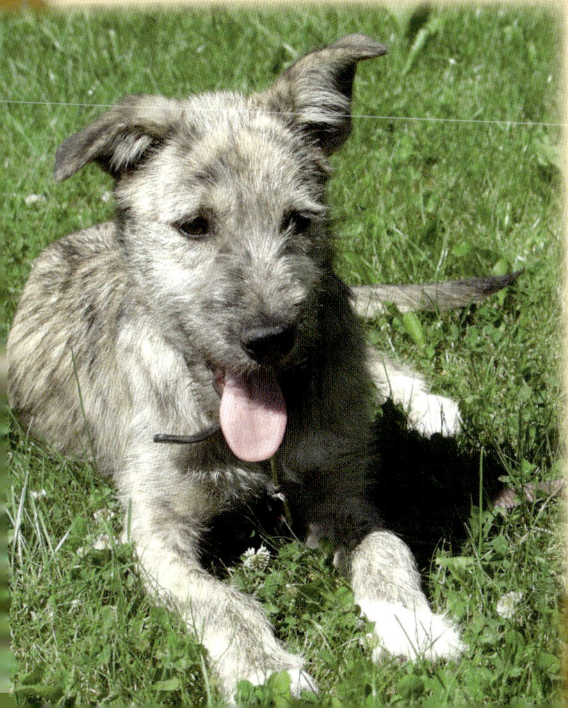

Symptome und Krankheiten

- Reaktion auf Insektenstiche
- **rote, ödematöse Schwellung der Haut und Bindehäute**
- **Schmerz brennend, stechend**
- **Große Berührungs- und Druckempfindlichkeit**
- Atemnot, Asthma, Erstickungsgefühl
- Entzündungsneigung mit Wasseransammlungen (Ödeme), blass, wachsartig
- große Erschöpfung
- Allergien
  - Insektenallergien (Zecken, Flohstiche, Grasmilben)
  - Hautallergien (Gräser)
  - Nesselausschläge (Urtikaria), Quaddeln
  - Gesichtsödeme, Quinke-Ödem (akute, wiederkehrende Schwellung an Lippe, Augenlid, Zunge, Rachen, mit Atemnot!)
- Augenlider, Bindehaut geschwollen
- Kopfschmerzen
- Brustfellentzündung (Pleuritis)
- Lungenödem/Herzbeschwerden
- Blähbauch
- Durchfälle, gelb-orange
- **Durstlosigkeit**
- Nierenentzündung (Nephritis)
- ständiger Harndrang
- Urin spärlich, trübe oder viel Urin blutig, trübe
- Blasenentzündung (Zystitis), schmerzhaft
- Gelenkentzündung (Arthritis), Entzündungen mehrerer Gelenke (Polyarthritis)
- Beschwerden oft rechtsseitig, von rechts nach links wechselnd

Verbesserung:
durch Kälte, kalte Umschläge, Wasser, Bewegung

Verschlechterung:
durch Wärme, Ruhe, nach Schlaf, Berührung, Druck

Arnica – Bergwohlverleih

Arnica ist das wichtigste Verletzungs- und Wundheilmittel bei Unfällen, Traumen und körperlicher Überanstrengung. Arnica hat eine stärkende und entzündungshemmende Wirkung, erweitert die Gefäße, regt die Blutzirkulation an, ist blutungsstillend und fördert die Blutgerinnung. Der Druck auf das Nervengewebe nimmt ab und das Gewebe wird regeneriert.

Verhalten

Konstitutionell gibt es keinen typischen Arnica-Hund. Jeder Hund hat nach einem Trauma (Verletzung) oder einer körperlichen Erschöpfung ähnliche Symptome:
Das Tier ist matt und schwach, der ganze Körper schmerzt, er fühlt sich erschlagen, ist äußerst berührungsempfindlich und will seine Ruhe haben.

Bei Verhaltensstörungen eines zurückliegenden Traumas, wie z. B. einem Autounfall, beeinflusst hochpotenziertes Arnica auf positive Weise die Aufarbeitung der psychischen Folgeschäden des Unfalls.

Symptome und Krankheiten

- **Wundheilmittel**
- **Folgen von Schlag, Stoß, Sturz, Prellung, Quetschung, offene Verletzungen**
- **Resorptionsmittel bei Blutergüssen**
- **Kräftigungs- und Blutbildungsmittel**
- **bei Gehirnerschütterung,** ausgelöst durch Schlag, Trauma, Tritt, Autounfall
- **stillt Blutungen bei offenen Wunden**
- blau-rote Abszesse mit blutigem Eiter
- Nasenbluten
- Herzmuskelschwäche, unregelmäßiger Herzschlag
- Durchblutungsstörungen, heißer Kopf, kalter Körper
- bei Schock, Schwäche, Blutverlust: Hund wirkt apathisch, fühlt sich kalt an
- **Nach Überanstrengungen: Erschöpfung, Muskelkater**
- **Zerschlagenheitsgefühl, Hund ist erschöpft und matt**
- roter Urin
- Durchfälle, braun, stinkend
- Akute Gelenkentzündungen
- Verrenkung, Verstauchung
- körperliche und seelische Traumen
- **Vor und nach Operationen**, nach Zahnextraktion, **beschleunigt den Heilungsprozess, Blutungsminderung**
- Blutminderung bei Geburten
- Wundliegen (Dekubitus)

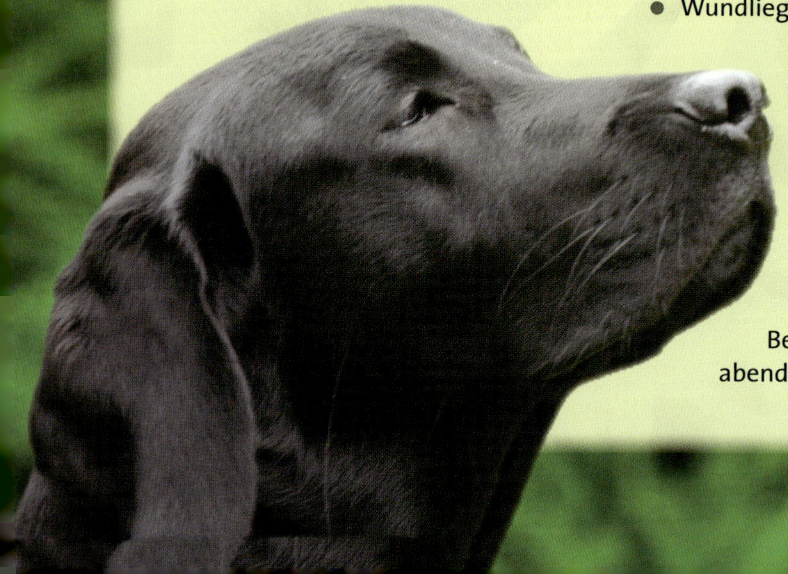

Verbesserung:
durch warme Anwendungen, im Liegen, Ruhe, Wechseln der Lage

Verschlechterung:
nach Verletzung, durch Berührung, Bewegung, feuchte Kälte, Ruhe, abends/nachts

Arsenicum Album – arsenartige Säure

Arsenicum album ist eines der wichtigsten Mittel in der Homöopathie mit einer anhaltenden, tiefgehenden Wirkung. Das Mittel wirkt tonisierend und kräftigend auf gereiztes Gewebe und ist bei Magen-Darmentzündungen, Vergiftungen und lebensbedrohlichen Zuständen **das rettende Mittel**.

Konstitution

Das Hauptsymptom des Arsenicum-Hundes ist seine Ruhelosigkeit. Er wechselt oft seinen Platz, ist schreckhaft, nervös, ängstlich und bleibt ungern allein. Seine Grundstimmung ist eher traurig-melancholisch, er ist schnell erschöpft und wirkt oft älter, als er tatsächlich ist. Von besonderer Wichtigkeit ist für ihn ein geregelter, geordneter Tageszeitrhythmus und er duldet keine Änderung »seiner Rituale«. Der Arsenicum-Hund sucht die Wärme, wie den Platz an der Heizung und mag es zugedeckt zu werden.

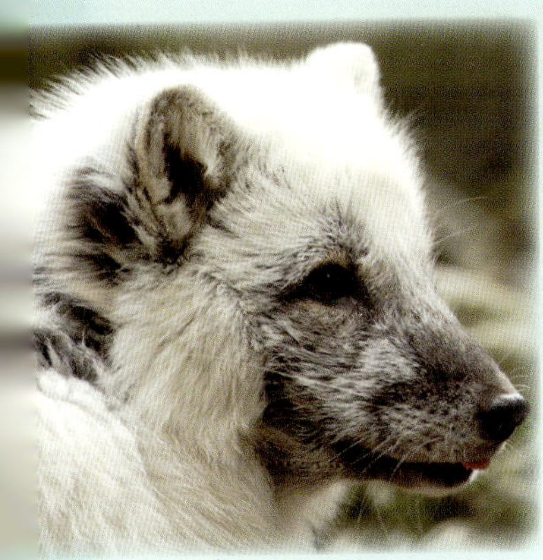

Vom körperlichen Erscheinungsbild her hat dieser Hund ein üppiges, weiches Haarkleid und erscheint mächtig, obwohl sich darunter eine magere Körperstatur verbirgt. Er ist außerdem ein sehr unsicherer, ängstlicher und sensibler Hund, dem es an Selbstvertrauen mangelt.
Beim Arsenicum-Hund treten Hautkrankheiten, Verdauungsstörungen und Katarrhe periodisch immer wieder auf.

Symptome und Krankheiten

- lebensbedrohliche Zustände, Zittern, Atemnot, Kollapsneigung
- **Erschöpfung**
- **große Unruhe, Angstzustände, besonders Nachts**
- **sehr schreckhaft, geräusch- und berührungsempfindlich**
- Haut trocken-rissig, Fell stumpf-schuppig
- Urtikaria (Nesselausschlag), Herpes, Räude, Haarausfall, Ekzeme nässend mit extremem Juckreiz, Hund kratzt sich blutig
- Viruserkrankungen
- Schnupfen, scharf-ätzendes Sekret
- Asthma, Bronchitis, trockener Husten mit Atemnot
- Mandelentzündung (Tonsillitis)
- beschleunigter Herzschlag
- akute Magen-Darmentzündung z. B. Fressen von gefrorenen Speisen, Schnee
- Vergiftungen z. B. verdorbenes Fleisch/Fisch
- Darmgrippe, z. B. durch Parovirus
- **extremer Durst in kleinen Mengen**
- sofortiges Erbrechen nach Futter- und Flüssigkeitsaufnahme
- **Appetitlosigkeit**
- **Erbrechen und Durchfälle**, wässrig-schleimig, **bis zur Erschöpfung**
- **Durchfälle, faulig, aasig-stinkend** mit gelegentlicher Verstopfung
- **rasche Abmagerung, Gewichtsverlust**
- Urin, spärlich, dunkel
- Nachts oft Harndrang mit Inkontinenz
- Nierenentzündung (Nephritis)

Verbesserung:
durch Wärme, frische Luft, Liegen mit erhöhtem Kopf

Verschlechterung:
durch Ruhe, **Nachts**, Kälte, frische Luft, Feuchtigkeit, durch Berührung, Alleinsein, Liegen auf kranker Seite

BELLADONNA – TOLLKIRSCHE

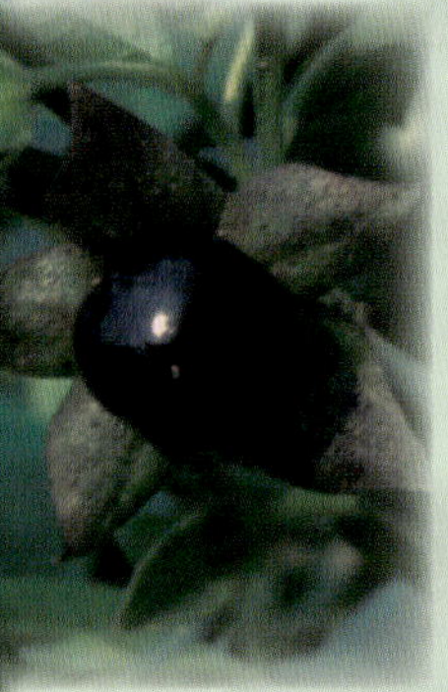

Belladonna ist ein wichtiges Hauptmittel bei typischen Merkmalen einer Entzündung: Wärme, Schmerz, Rötung und Schwellung. Die fieberhaften Entzündungen sind heftig, akut und sehr schmerzhaft, jedoch ist das Fieber nicht so hoch wie bei Aconitum. Charakteristische Merkmale des Fiebers sind ein heißer Kopf und kalte Extremitäten. Belladonna wirkt auf das Zentralnervensystem und das Gefäßsystem. Auslöser der fieberhaften Entzündungen sind Zugluft, starke Erregung und Sonne.

Verhalten

Der kranke, matte Hund ist äußerst lichtscheu, reagiert empfindlich auf Geräusche, er möchte sich nicht bewegen und ist berührungsempfindlich.
Das Tier winselt häufig, ist ängstlich und sehr unruhig.

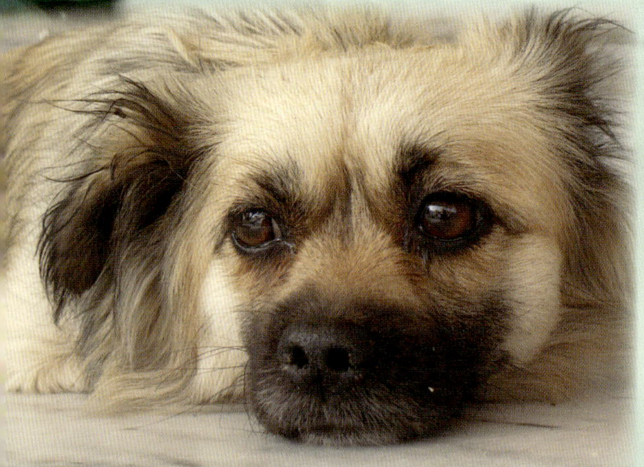

Symptome und Krankheiten

- **Entzündungszeichen: heiß, rot, geschwollen, äußerst schmerzhaft**
- **akutes Fieber, heißer Kopf, kalte Beine**
- **Haut heiß, juckend mit roten Flecken**
- Schleimhäute trocken
- Lymphknotendrüsenschwellung
- Ohrentzündung (Otitis)
- Nasen-, Zahnfleischbluten, Blut hellrot
- **Tier reagiert überempfindlich auf äußere Reize wie Licht, Berührung, Geräusche,**
- **akute hochrote Bindehautentzündung, Pupillen weit, lichtscheu** mit Tränenfluss
- Beginn von grünem Star
- **Maulentzündung mit roten Punkten**
- Mandelentzündung (Tonsillitis)
- Rachenentzündung (Pharyngitis)
- lauter, heiserer Husten mit weißem schwer löslichem Schleim, Atemnot
- Lungenentzündung (Pneumonie)
- **beschleunigter Herzschlag**
- **schneller, voller, klopfender Puls**
- Schlaganfall (Apoplexie)
- großer Durst
- ständiger Harndrang, Urin viel und hell
- appetitlos, Nahrungsverweigerung
- aufgetriebener Bauch
- krampfartige Magenschmerzen
- Gelenke, Muskeln, Sehnen, Bänder, **heiß, entzündet, schmerzend, Arterienpulsation**
- akute Lahmheiten, Hüft-, Knie-, Ellenbogengelenke
- Epilepsie, Speicheln, **geweitete Pupillen, starrer Blick,** unwillkürlicher Harn- und Kotabsatz

Verbesserung:
durch Ruhe, Absonderung von Schweiß (Pfotenabdrücke), Urin, Kot

Verschlechterung:
abends, durch kalte Luft, Kälte, Nässe, Berührung, Druck, Lärm, Licht, Sonne, Bewegung

Berberis – Berberspitze

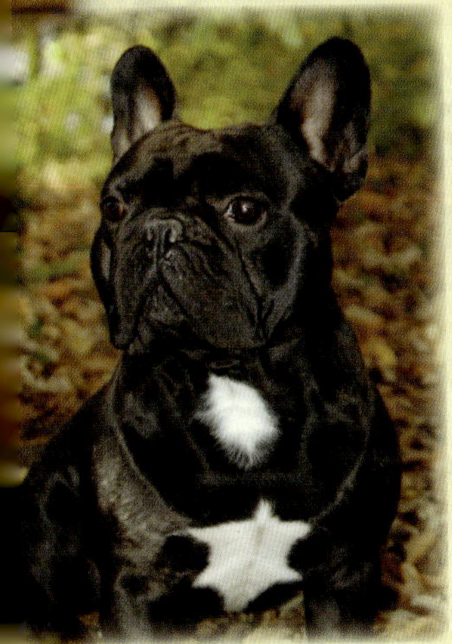

Berberis ist das »homöopathische Entwässerungsmittel«. Eine Anhäufung der Schlackstoffe belastet den Körper und den Organismus und die Entgiftungs- und Ausscheidungsorgane Leber, Niere und Haut werden überbeansprucht. Bei Chronizität kommt es zu kolikartigen Schmerzen im Leber- und Nierenbereich, zu Steinbildungen und zu Erkrankungen der Haut. Berberis hat bei Steinbildung eine krampflösende Wirkung. Die Schlackstoffe und Giftstoffe werden aus dem Körper gelöst und ausgeschieden. Der Körper wird gereinigt und die Stoffwechselfunktion aktiviert. Zudem wirkt das Ausleitungsmittel Berberis blutdrucksenkend. Berberis hat sich auch zur Ausleitung von Cortison und Antibiotika bewährt.

Verhalten

Wie das Fress- und Trinkverhalten des Hundes wechselt, so wechseln auch seine Launen. Manchmal macht er einen munteren, aufgeweckten Eindruck, dann ist er wieder teilnahmslos und müde. Da die Krankheitssymptome bei Gries- und Steinbildung der Organe sehr schmerzhaft sind und jede Bewegung schmerzt, bleibt der Hund oft stundenlang ruhig liegen. Das Aufstehen fällt ihm schwer, der Gang ist steif und ungelenkig, der Rücken ist gekrümmt. Das Tier ist schwach, apathisch und von den Schmerzen erschöpft.

Symptome und Krankheiten

- **allgemeine Schwäche, Mattigkeit**
- Nieren- und Blasenentzündung nach Erkältung
- **kolikartige Schmerzen** im Leber-, Nierenbereich
- Nierenbeckenentzündung
- Harnleiterentzündung
- Harngries, Blasensteine, Nierensteine
- Überbeanspruchung der Leber
- Gallenkoliken
- **Wechsel zwischen durstlos und großem Durst**
- Schmerzen beim Urinieren, Harnzwang, häufiges Urinieren
- **Farbwechsel des Urins** zwischen klar-wässrig und rötlich-trüb
- **Wechsel von Heißhunger bis Appetitlosigkeit**
- Futterunverträglichkeit bei zu viel Eiweiß
- Wechsel von Durchfall und Verstopfung
- Durchfälle wässrig, grün-schleimig
- **steifer Gang, gekrümmter Rücken**
- Muskel- und Gelenkrheuma, Rücken, Lendenbereich
- **Juckreiz der Haut**, besonders am Kopf
- Nesselsucht (Urtikaria), Pusteln, Quaddeln
- Haarkleid schuppig-fettend, Unterwolle filzig

Verbesserung:
durch Absonderungen der Ausscheidungsorgane

Verschlechterung:
morgens, beim Aufstehen,
durch langes Stehen,
bei jeglicher Bewegung

Bryonia – Zaunrübe

Bryonia ist ein langsam wirkendes Mittel. Es wird gerne eingesetzt bei trockenen Entzündungen, insbesondere Entzündungen der Schleimhäute der oberen und unteren Luftwege und fieberhaften Prozessen.
Bryonia hat sich auch bei bakteriellen oder viralen Infektionen der Luftwege und rheumatischen Gelenkentzündungen bewährt. Bryonia wirkt zudem tief auf das Nervensystem, zu Beginn stimulierend, später dämpfend. Auslöser der Erkrankungen sind trockene und kalte Winde oder seelischer Kummer wie Stress oder Aufregung.
Das wichtigste Leitsymptom ist eine **Verschlimmerung bei Bewegung!**

Verhalten

Der Hund erkältet sich leicht und reagiert empfindlich auf Zugluft. Der kranke, matte Hund liegt auf der kranken Seite (fester Druck lindert), will in Ruhe gelassen werden und reagiert ärgerlich und unleidlich auf Berührungen. Jegliche Art von Bewegung verursacht beim Tier Schmerzen, deshalb vermeidet der Hund möglichst jede Bewegung. Er meidet den Gang zum Futternapf, da die Bewegung schmerzt. Selbst Husten wird unterdrückt, der Hustenreflex löst eine Bewegung aus, die im Brustkorb weh tut.

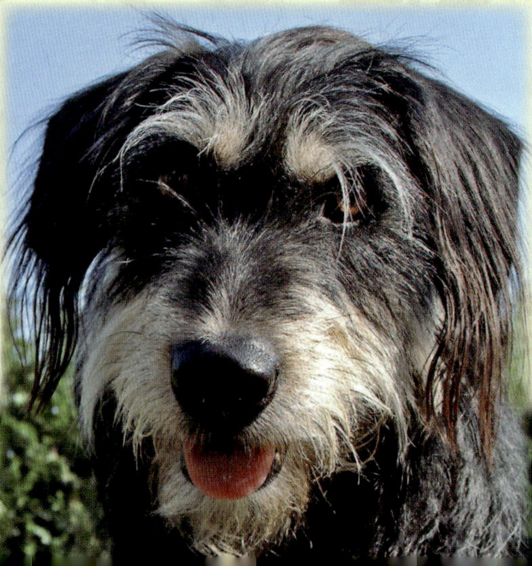

Symptome und Krankheiten

- **Verschlimmerung bei Bewegung!**
- Tier liegt auf der kranken Seite
- **erkrankter Hund reagiert gereizt,** ist berührungsempfindlich
- **Fieber steigt langsam**, heißer Kopf
- **Schleimhäute trocken**, gerötet, geschwollen
- Zunge dick, trocken mit weißem Belag
- Augen gerötet mit Tränenfluss
- Schnupfen, Sekret trocken, zäh-gelblich
- Ohrentzündung (Otitis)
- Bronchitis, Husten trocken, **stechend, schmerzend**
- Lungenentzündung (Pneumonie)
- Brustfellentzündung (Pleuritis)
- Herzbeutelentzündung (Perikarditis), Hund liegt auf der linken Seite
- Leberentzündung (Hepatitis)
- Magen-Darm-Entzündungen
- **heftiger Durst in großen Mengen**
- morgens, Erbrechen von Galle
- Urin spärlich
- Verstopfung, Kot trocken, hart
- Gesäugeentzündung (Mastitis)
- Gelenk-, insbesonders Hüftgelenkentzündung Schwellung, heiß, rot, knotig
- Nervenschmerzen (Neuralgie)
- **stechender Schmerz, oft rechts**

Verbesserung:
durch Kälte, kühle Luft
Liegen auf schmerzhafter Seite,
Druck (Bandagen),
Ausnahme: warmer Umschlag

Verschlechterung:
durch Bewegung, Berührung, Wärme,
Nachts, nach Futteraufnahme (Bewegung!),
durch kalte Anwendungen

CALCIUM CARBONICUM – AUSTERSCHALENKALK

Calcium carbonicum spielt für das Wachstum des jungen Hundes eine wesentliche Rolle. Bei Jungtieren mit einem gestörten Calciumstoffwechsel führt dies zu einer Verlangsamung der Entwicklung und aller Reaktionsabläufe. Calcium fördert die Gebissentwicklung, kräftigt und festigt den Aufbau von Knochen, Gelenken und Bindegewebe. Calcium carbonicum wirkt regulativ auf das zentrale Nervensystem, das lymphatische System, den Magen-Darm-Trakt, den Bewegungsapparat, das Hormonsystem sowie die Haut. Auch bei Erschöpfungszuständen und rascher Ermüdung hat sich Calcium carbonicum bewährt, wenn das Simile passt.

Konstitution

Als Welpe wirkt der Hund etwas bullig, aufgedunsen, er wächst zu langsam und ist ein Spätentwickler. Der Kopf ist im Verhältnis zum grobknochigen Körperbau zu groß gewachsen. Trotz scheinbarer Robustheit ist das Tier infektanfällig mit schlechter Heilung. Die Haut, das Bindegewebe und die Muskeln sind schlaff, es mangelt ihm an Spannkraft. Der Hund ermüdet rasch und braucht lange Erholungsphasen. Er ist schwerfällig, träge und neigt zu Fettleibigkeit. Das Wesen des Hundes ist freundlich und gelassen. Die Erziehung erweist sich als schwierig und langatmig. Der Hund wirkt anfangs störrisch und desinteressiert, wenn sich jedoch das Erlernte manifestiert hat, gehorcht er aufs Wort. Fremden gegenüber ist er freundlich und kontaktfreudig. Dominanzgehabe und Raufereien zwischen Artgenossen sind selten. Der Calcium-Typ ist weder aggressiv noch ängstlich, was ihn zu einem angenehmen Freund fürs Leben macht.

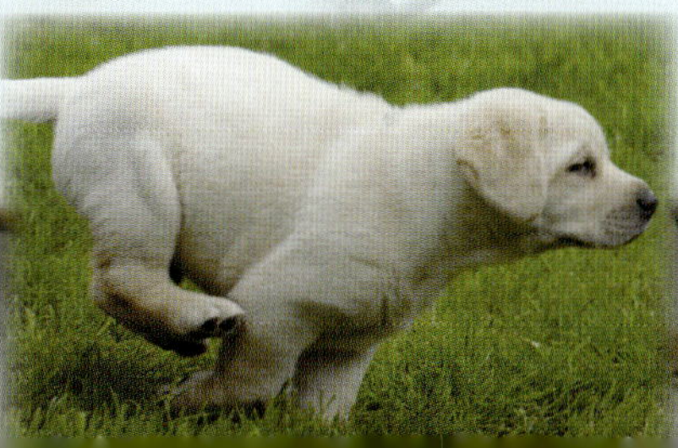

Symptome und Krankheiten

- **rasche Ermüdung, Erschöpfung**
- **mangelhafte Entwicklung der Knochen** wie Knochenerweichung, Knochenhautentzündung, Knochenverkrümmerung
- Gelenkentzündung, Muskel-, Bindegewebsschwäche, Hinterhandschwäche
- Blutungsneigung, **Sauerstoffmangel**
- Kopf warm, Pfoten kalt
- **schlecht heilende, eiternde Haut**
- Nesselausschlag (Urtikaria), juckend
- Unterbauchekzeme, juckend
- **Unterfunktion der Organe**
- **chronische Katarrhe**, trocken oder eitrige, blutige Sekrete, Bronchitis, Atemnot, Asthma
- Lymphknotenschwellung
- Augenentzündungen, lichtscheu, schleimig-eitrige Sekrete
- Mandelentzündung (Tonsillitis)
- Herzstörungen, Herzschwäche
- Appetit und Durst groß
- Neigung zur Fettsucht (Adipositas)
- Magen und Bauch aufgetrieben, Blähungen
- Urin dunkel, Harndrang oder Inkontinenz
- Harngries, Nierensteine
- Durchfall oder Verstopfung
- Menses zu früh, lange, stark
- <u>Entwicklungsstörungen im Welpenalter</u>
  Milchunverträglichkeit,
  Durchfall weich, Erbrochenes gelblich,
  Ekzem am Unterbauch, Milchschorf,
  schleckt an Wänden = Kalkmangel,
  Gebissentwicklung, Bindegewebsschwäche, Knochenerkrankungen (s. oben)

Verbesserung:
durch trockenes Klima,
Liegen auf der kranken Seite

Verschlechterung:
bei Kälte, Nässe, Anstrengung, starkem Luftzug

CANTHARIS – SPANISCHE FLIEGE

Cantharis ist das Hauptmittel für akute und chronische Erkrankungen von Nieren, Blase und Harnwegen, es lindert den heftigen Brennschmerz beim Urinieren und fördert die Nierentätigkeit.

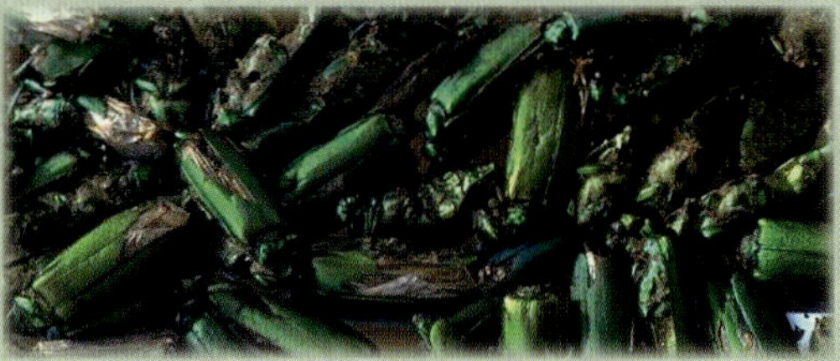

Bei akuten Entzündungen der Haut und Schleimhäute mit Blasenbildung hat Cantharis eine starke Wirkung. Zudem ist Cantharis bei Verbrennungen ein sehr bewährtes Notfallmittel, es lindert sofort den Brennschmerz, wirkt tonisierend auf die Haut und fördert den Heilungsprozess.

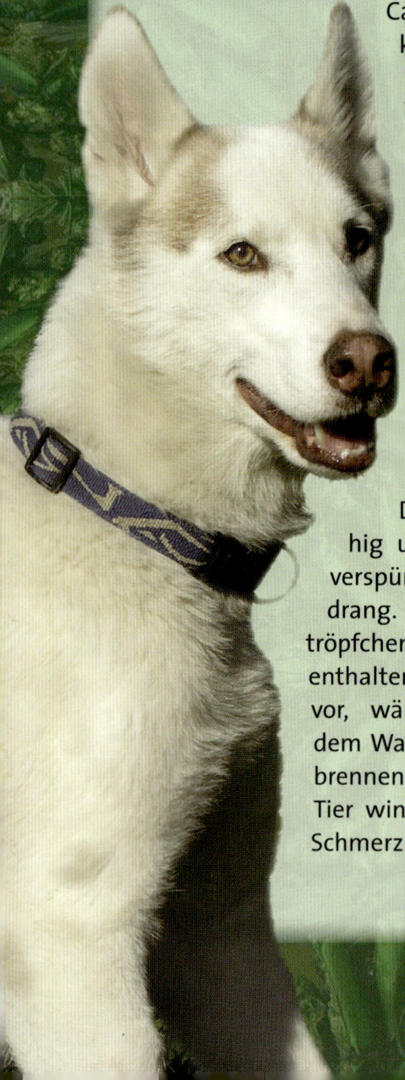

Verhalten

Der Hund ist unruhig und ängstlich und verspürt ständigen Harndrang. Der Urin kommt tröpfchenweise, kann Blut enthalten und verursacht vor, während und nach dem Wasserlassen heftige, brennende Schmerzen, das Tier winselt und jault vor Schmerz.

Symptome und Krankheiten

- **akute und chronische Entzündungen der Harnwege**
- **Hund ist sehr berührungsempfindlich**
- Harn- und Nierenerkrankungen (Infektionen, Vergiftungen)
- Blasen-, Nierenentzündung
- Darmentzündung mit Krämpfen
- Appetitlosigkeit, Nahrungsverweigerung
- starker Durst, jedoch **Trinken verursacht Schmerzen**
- im Hals zäher Schleim
- Erbrechen von Wasser, Unverdautem, Galle
- Durchfall (Diarrhoe) schleimig-blutig
- bei Chronizität: Hund riecht nach Urin
- **häufiger Harndrang, heftiger, brennender Schmerz**
- **Urin tröpfelnd, spärlich**, trübe, manchmal mit Blut
- Entzündungen der Geschlechtsorgane mit Juckreiz
- **nässende Ekzeme mit Blasenbildung**, Blasen rot-juckend
- nach Verbrennungen ersten und zweiten Grades, **Brandblasen mit Gewebswasser**
- Sonnenbrand **mit Blasenbildung**

Verbesserung:
durch Ruhe, Wärme

Verschlechterung:
beim Trinken,
durch Bewegung,
am Tag, nach Mitternacht,
durch Berührung,
Wasser

CARBO VEGETABILIS – HOLZKOHLE

Carbo vegetabilis ist primär das rettende Akut- und Notfallmittel bei Herz- und Kreislaufschwäche mit Kollapsneigung.

Bei älteren Hunden mit Kreislaufbeschwerden und mangelnder Vitalität ist es auch ein vorzügliches Mittel zur Stabilisierung des Allgemeinbefindens.
Zudem wirkt Carbo vegetabilis bei Magen- und Darmerkrankungen tonisierend auf den Verdauungstrakt und fördert den Heilungsprozess.

Verhalten bei Kreislaufschwäche

Der Hund ist erschöpft, matt, apathisch und gleichgültig. Pfoten, Ohren und Rute des Hundes wie auch sein Atem sind auffallend kalt, der Puls ist schwach und er kann kaum noch auf den Beinen stehen.

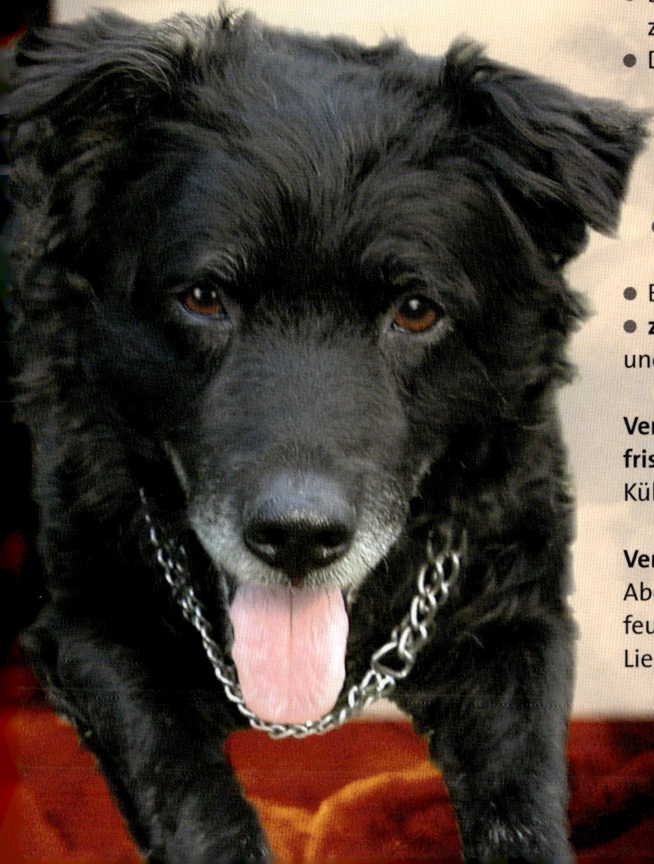

Symptome und Krankheiten

- **Notfallmittel bei Kreislaufschwäche, Kreislaufkollaps**
- **schwacher Puls, kalte Ohren und Beine (Extremitäten)**
- **Schwäche, Apathie**
- keine Reaktion der Pupillen auf Licht
- **Atemnot**, Cyanose (Schleimhäute bläulich)
- geringe Sauerstoffzufuhr im Gewebe
- Verlangsamung und Stauung der Blutzirkulation
- venöse Duchblutungsstörungen, insbesonders in den Beinvenen
- nach Infektionen zur Unterstützung des Kreislaufs
- Magen-Darm-Probleme
- Vergiftungen, verdorbenes Futter, bakterielle Infekte, Viruserkrankungen
- Mundgeruch
- bei Überbelastung der Leber zum Entgiften
- Darmgeräusche, Fäulnisbakterien vermehren sich
- Gasansammlung im Magen, Blähungen nach Futteraufnahme
- chronischer Appetitmangel
- **Durchfälle** akut und subakut, breiig, dunkel, stinkend
- Erbrechen
- **zunehmende Schwäche** und Abmagerung

Verbesserung:
frische Luft,
Kühle

Verschlechterung:
Abends, Nachts,
feucht-warme Luft,
Liegen, fettes Futter

Causticum – Ätzstoff Causticum Hahnemanni

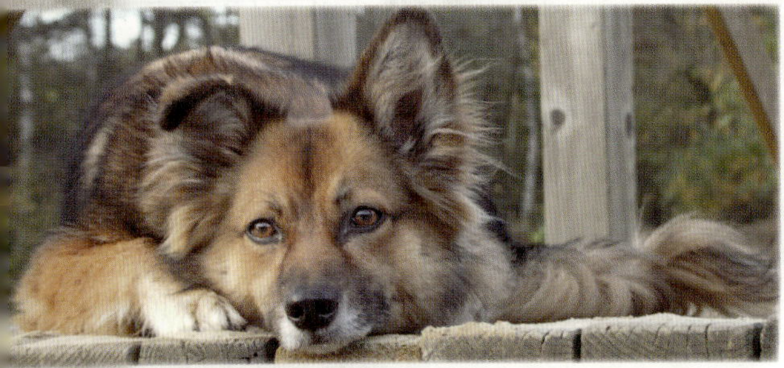

Causticum wirkt tief auf das Nervensystem, die Haut, die ableitenden Harnwege, die Geschlechtsorgane und den Stütz- und Bewegungsapparat. Typisch für Causticum ist eine Verschlechterung des Krankheitsbildes durch trockene Kälte oder kalten Wind. Die Krankheitssymptome kehren periodisch immer wieder und werden chronisch. Bei chronischen, trockenen Hauterkrankungen und leicht blutenden, harte, trockenen Warzen ist an Causticum zu denken.

Konstitution

Causticum passt gut zu älteren, müden, geschwächten Tieren mit rheumatischen Beschwerden und Hinterhandschwäche. Hautekzeme, die schon verheilt sind, kommen wieder, und der Hund ist bei trockener Kälte für grippale Infekte anfällig. Er wirkt traurig und melancholisch und ist äußerst sensibel. Wenn der Besitzer deprimiert ist oder gar erkrankt, so ist die Anteilnahme des sensiblen Hundes so groß, dass er oft auch erkrankt. Der Hund hat ein gutmütiges und fürsorgliches Wesen, für die Erziehung braucht man Geduld, er lernt nur langsam und mühsam. Bei Regen mag er nicht aus dem Haus und er meidet Wasser, er schlägt einen Bogen um Wasserpfützen und schwimmt ungern. Ein Causticum-Hund ist sehr ängstlich, schreckhaft und unsicher. Was seine Umwelt betrifft, so ist er ein »Angsthase«, er kann aus Angst Harn lassen und er befürchtet permanent, allein gelassen zu werden.

Symptome und Krankheiten

- **Juckende, trockene Hautausschläge**
- **Warzen, hart, trocken, leicht blutend**
- **trockene Ekzeme**, Haarausfall
- erst Blasen, dann Pusteln, Geschwüre
- Ausschläge im Kopfbereich
- Urticaria (Nesselausschlag)
- katarrhische Erkrankungen
- Augen- und Lidentzündung, tränend, Lidzittern
- Ohrentzündung, Schwellung, juckend, eitrig-stinkend
- Nase abwechselnd verstopft dann fließend, morgens Niesen
- Hals-, Brustschmerzen, Atemnot
- **Husten trocken, krampfhaft**, hart, Schleim löst sich nicht, Bronchitis
- Mundgeruch
- Erbrechen von unverdauter Nahrung
- Appetitlos, Abneigung gegenüber Futter
- geblähter Bauch mit Verstopfung und hartem, glänzendem Stuhl
- Hund ist durstig
- Harninkontinenz, Urinabgang beim Husten
- Reizblase, chronische Blasenentzündung
- Urin scharf und wundmachend von blasswässrig bis rötlich-trübe
- Nachts vermehrte Harnmenge (Polyurie)
- Rheumatische Erkrankungen, **Gelenke steif**, geschwollen – Lähmung der Hinterhand
- Steifheit, Verkürzung der Beugesehnen
- Menses verfrüht, verspätet, mit Krämpfen
- Analdrüsen geschwollen, wund, juckend

Verbesserung:
bei Feuchtigkeit, feucht-warmem Wetter

Verschlechterung:
bei trockener Kälte, klarem Wetter, Wetterwechsel, morgens zwischen 3–5 Uhr,
beim Aufstehen, Abends,
bei Zugluft, Bewegung, Berührung,
bei Schreck, Kummer, Aufregung

ECHINACEA – SONNENHUT

Echinacea ist eines der bekanntesten Mittel zur Steigerung der körpereigenen Abwehr und zur Aktivierung des Immunsystems. Das Mittel fördert die Produktion der weißen Blutkörperchen und wirkt entzündungshemmend.

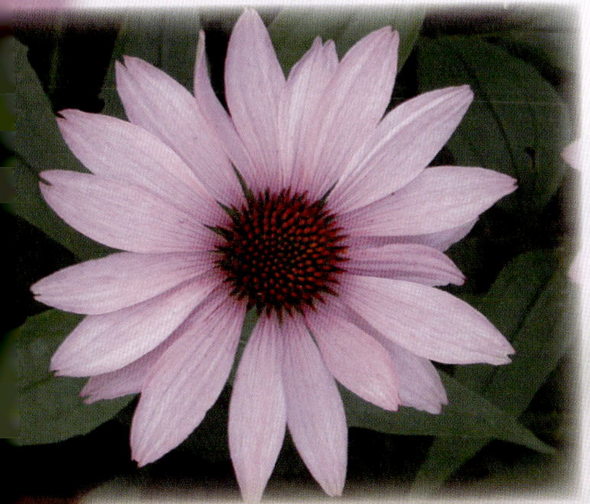

Symptome und Krankheiten

- steigert die körpereigenen Abwehrkräfte bei akuten und chronischen Infektionen
- **Hund ist müde, geschwächt**
- Abwehr gegen Bakterien, Viren, Schimmel
- Abwehr gegen Parasitenbefall, Flöhe und Zecken
- Fieber mit Schüttelfrost, septisch
- Entzündungen der Atemwege, Mandeln
- Haut, Wunden mit Neigung zu Eiterung und Abszessbildung, entzündet, stinkend
- Durchfall (Diarrhoe) permanent
- **Abmagerung**
- verdauungsfördernd beim älteren Hund
- Gebärmutterentzündung bei Hündin
- Vorhautentzündung beim Rüden
- nach Verbrennungen

Verhalten

Der Hund ist schwach, abgespannt, müde und antriebslos, da der Organismus gegen einen Infekt ankämpfen muss.

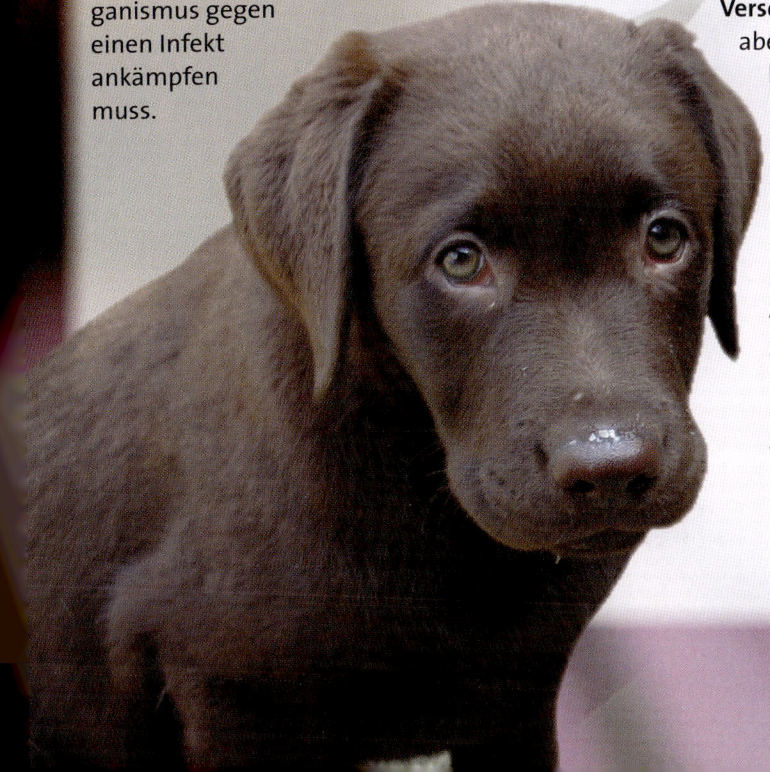

Verbesserung:
durch Ruhe

Verschlechterung:
abends, nach dem Fressen, bei körperlicher Anstrengung

Beachte:
Auch Hunde können allergisch auf Korbblütler reagieren, bei einer Überempfindlichkeit sollte Echinacea nicht ab D23 angewendet werden!

Euphrasia – Augentrost

Wie der Name schon sagt, spendet Euphrasia den Augen Trost. Es ist ein ausgesprochenes Augenmittel für akute und chronische Entzündungen der Binde- und Hornhaut ausgelöst durch Zugluft, Wind oder einer Allergie. Euphrasia wirkt sofort, lindert den Schmerz und den Juckreiz.

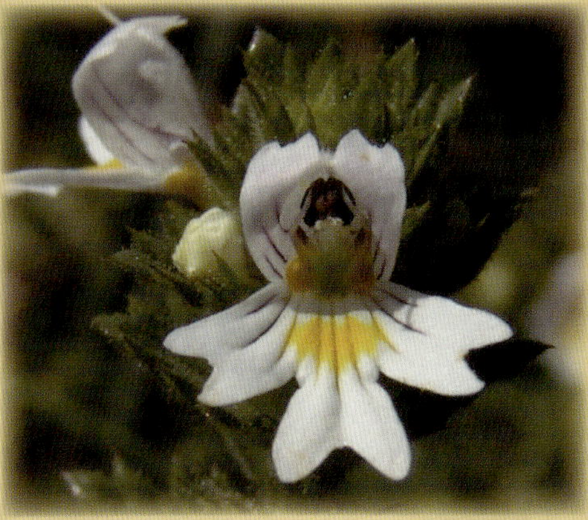

Symptome und Krankheiten

- **Augenentzündungen gerötet, juckend, Tränenfluss scharf-beißend**, wundmachend
- Schwellung der Augenlider, Lichtscheue
- Grippaler Infekt
- Husten mit zähem Schleimausfluss
- Schnupfen (Rhinitis) mit wässrigem, mildem Sekret
- Tränenfluss durch Husten und bei Wind
- Bindehautentzündung (Konjunktivitis)
- Hornhauttrübung, Hornhautveränderung, klebriger Schleim auf Hornhaut
- allergische Bindehautentzündung
- Heuschnupfen mit Tränenfluss
- Harndrang häufig, wenig Urin

Verbesserung:
durch Kälte, Dunkelheit, Bewegung

Verschlechterung:
durch Sonnenlicht, Lampenlicht, Zugluft, Wind, Wärme, Kratzen

Verhalten

Bei Augenentzündungen reagiert der Hund empfindlich auf Licht und Sonne. Er kneift die Augen zusammen und versucht sich mit den Pfoten an den juckenden Augen zu kratzen.

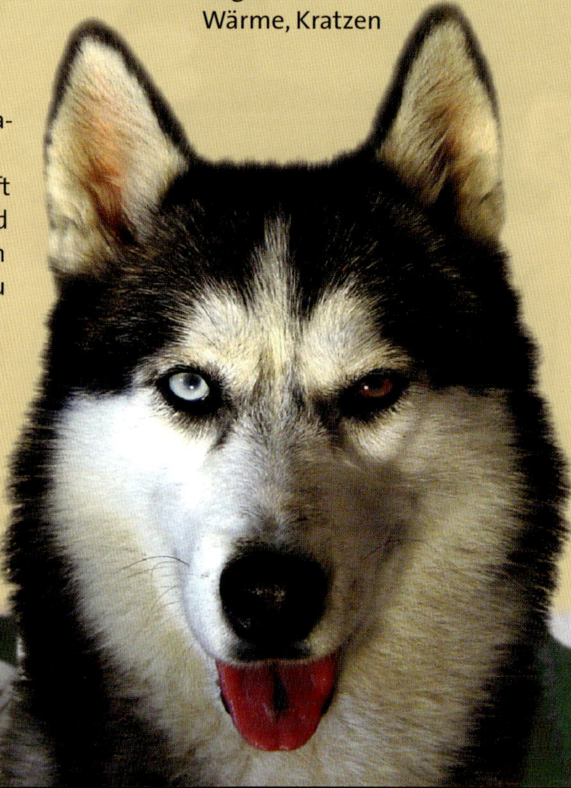

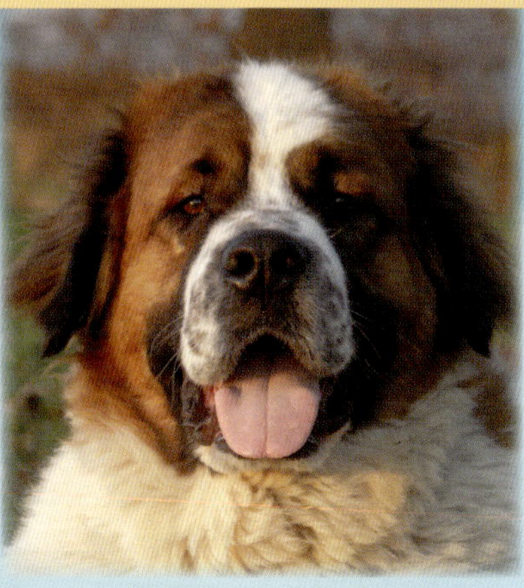

Graphites – Reißblei

Graphites ist ein langsam wirkendes Mittel bei chronischen Hauterkrankungen, die wiederkehrend, nässend und krustig sind. Die Hautprobleme weisen auf eine innere Störung hin, es handelt sich oft um eine Schilddrüsenunterfunktion mit Stoffwechselstörungen und einer Übersäuerung des Körpers. Der Hund ist dick, neigt zur Fettsucht (Adipositas), wobei bei einer Behandlung auch unbedingt die Ernährung umgestellt werden muss.

Ein Graphites-Hund erkältet sich leicht. Rüden leiden oft unter Aftererkrankungen und Hündinnen unter Hormonstörungen, sie bekommen die Menses schwach und verspätet und möchten nicht gedeckt werden.

Konstitution

Ein Graphites-Hund ist gut gebaut und hat ein ruhiges, gutmütiges Temperament. Er ist faul, träge, desinteressiert, unentschlossen und kann gut alleine sein. Auf unruhige, hektische, fordernde Menschen reagiert er jedoch gereizt und signalisiert, dass er in Ruhe gelassen werden will. Zu seinen Artgenossen hat er meist ein distanziertes, eher unterwürfiges Verhalten.

Er hat keine großen Ambitionen, mit anderen zu spielen und sich zu bewegen. Der Graphites-Hund fröstelt und erkältet sich leicht, möchte gern zugedeckt werden und hasst es, gebadet zu werden!

Das Hauptmerkmal des Hundes ist jedoch seine Gefräßigkeit! Der Hund kann und will immer fressen! Manchmal mag er kein Fleisch, jedoch ist sein Appetit immens und unersättlich.

Symptome und Krankheiten

- chronische Hauterkrankungen, krustig mit Eiterneigung
- **Haut trocken, hart, rissig, schuppig**, mit trockenkrustigem Ekzem in Lefzen, Augen, Ohren, Gelenkbeugen, Zehen
- Hautflechten, **honigartige Sekrete, süßlicher Geruch**
- stumpfes Fell, Haarbruch, Haarausfall (Alopezie), rissige Krallen
- schwielige, verhärtete Narben
- Pilzerkrankung zwischen Krallen und Zehen
- Nase, nässend-krustig
- **Ohrentzündung, honigartiges Ohrenschmalz**
- **Bindehautentzündung, schleimig-eitrige Sekrete**
- **Appetit ungezügelt**
- **träge Magen-Darmfunktion**
- Magenentzündung (Gastritis)
- **Blähungen, Flatulenzen stinkend**
- **Verstopfung** (Obstipation), Stuhl hart, knollig, stinkend oder Stuhl mit weißem Schleim bedeckt
- Schwellungen im Genitalbereich
- Afterekzeme, Analfisteln
- Analbeutelverstopfung, Juckreiz
- Menses bei Hündin, zu spät und gering
- Deckunlust

Verbesserung:
durch frische Luft,
Fressen!

Verschlechterung:
durch Kälte,
nachts, morgens,
während, nach Menses (Hündin)

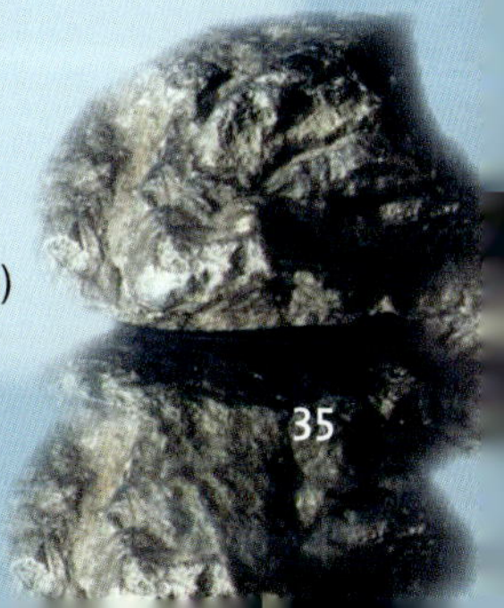

Hepar Sulfuris – Kalkschwefelleber

Hepar sulfuris ist eines der wichtigsten Eitermittel bei Hautentzündungen und Verletzungen. Bei einer beginnenden abgekapselten Eiterung mit Schwellung beschleunigt Hepar sulfuris niedrig potenziert den Eiterungsprozess , bringt den Abszess zur Reife und schneller zum Durchbruch. Der Eiterherd öffnet sich und der Eiter kann ausgespült werden. Bei einer drohenden Abszessbildung können höhere Potenzen die Eiterung zurückbilden. Wenn der Abszess schon aufgebrochen ist, beschleunigt Hepar sulfuris höher potenziert den Wundheilprozess und hilft, den Eiter gänzlich auszustoßen. Bei allen entzündlichen Eiterungsprozessen riechen die Sekrete nach altem Käse. Hepar sulfuris wirkt auf das Lymphsystem, die Atemwege und auf die Haut.

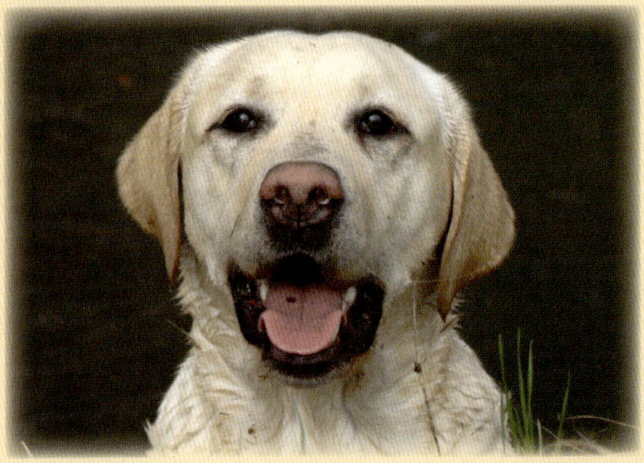

Verhalten

Konstitutionell gibt es keinen typischen Hepar-sulfuris-Hund. Es ist eher ein kräftiger, Hund, der bei geringster Verletzung für immer wiederkehrende Eiterungen empfänglich ist. An der entzündeten Stelle ist das Tier äußerst berührungs- und schmerzempfindlich. Der Hund ist lichtscheu, erträgt keine Kälte und reagiert beim kleinsten Luftzug überempfindlich. Zudem ist er reizbar, niedergeschlagen und apathisch.

Symptome und Krankheiten

- Primäres **Eitermittel** bei Haut- und Schleimhautentzündungen
- **Eiter stinkt nach altem Käse**
- Eiternde-nässende Abszesse, Ekzeme, Furunkel, Nesselausschlag (Urtikaria)
- Eiterpusteln unter Kinn und zwischen Zehen
- Leckekzem »Hot spot«
- **Haut schlecht heilend**, jede Schramme eitert, **Sekrete dick-gelblich**
- Wunden, Wundinfektion
- **übelriechende Schleimhäute**
- **Schmerzhaftigkeit bei geringster Berührung**
- **Überempfindlichkeit gegen Kälte**
- katarrhische Entzündungen
- eitrige Gerstenkörner, Binde- und Hornhautentzündung
- Ohrentzündung, **gelblich-eitrige Sekrete nach Käse riechend**
- eitriger Nasenausfluss, Nebenhöhlenentzündung
- eitrige Zahnschmerzen
- Maulentzündung, Mandelentzündung
- Husten trocken, rasselnd-heiser, Bronchitis
- Lymphdrüsenschwellung
- Blasenschwäche, Ausfluss mit Eiter
- Blasenentzündung, Blutgerinsel im Harn
- Gesäugeentzündung (Mastitis)
- Scheideneiterung
- Neigung zu Verstopfung (Obstipation)
- Straphylokokkeninfektion (Kugelbakterien)

Verbesserung:
durch Wärme, feuchtwarme Anwendungen, Feuchtigkeit, feuchte Luft

Verschlechterung:
durch Kälte, Berührung, Nachts kalten Wind, trocken-kaltes Wetter

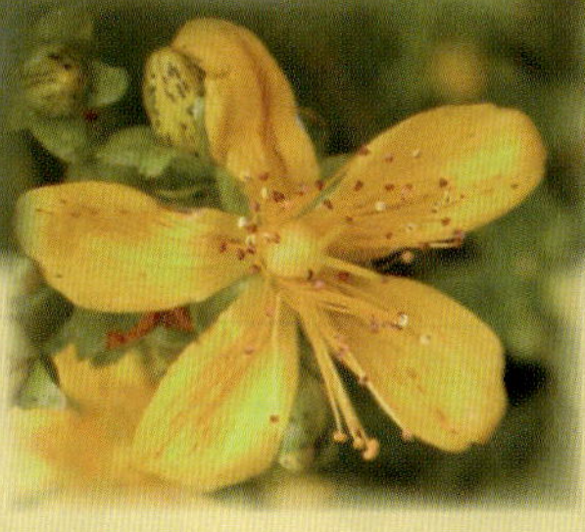

Hypericum – Johanniskraut

Hypericum ist als das bewährte Heilmittel für alle Verletzungen des Nervengewebes auch als »Nervenarnika« bekannt. Ob bei Nervenquetschungen, Biss-, Wundschmerzen oder eine schmerzhafte Wirbelsäulenverletzung – Hypericum wirkt überall, wo nervenbezogene, schmerzhafte Störungen vorhanden sind. Das Mittel wirkt schmerzlindernd, entzündungshemmend und die Nerven werden gestärkt und regeneriert. Die gelben Hypericum-Blüten bezeichnet man auch als »die Sonne für die Seele«. Bei depressiven Verstimmungen und bei Nervenleiden wirkt Hypericum stimmungsaufhellend, angstlösend und beruhigend.
Bei Hauterkrankungen lindert das sanfte Johanniskrautöl den Schmerz- und Juckreiz, beruhigt die entzündete Haut und fördert den Heilungsprozess.

Verhalten

Viele Hunde verbergen oft ihren Schmerz und geben im seltesten Fall Schmerzenslaute von sich. Zudem lässt sich die exakte Schmerzstelle durch gründliches Abtasten oft nicht lokalisieren. Anzeichen von Schmerzen können Ruhelosigkeit, vermehrtes Hecheln und ständiges Lecken, Kratzen oder Reiben am schmerzhaften Bereich sein.

Bei depressiven Hunden, die zu Hypericum neigen, ist die Grundstimmung schwermütig, weinerlich, müde und bedrückt. Auslöser können viele individuelle Faktoren, wie eine schwere körperliche Überanstrengung oder ein seelisches Trauma, zum Beispiel eine Trennung, sein.

Symptome und Krankheiten

- **Hauptmittel für alle Verletzungen des Nervengewebes**
- des periferen und zentralen Nervensystems
- **stechender, schießender Schmerz**
- oft auch Taubheit mit Kältegefühl
- Nervenentzündungen, Nervenquetschungen, Gewebszerreißungen
- nach Stich-, Biss- oder Schnittwunden mit Nervenverletzungen
- **schmerzhafte, berührungsempfindliche Wunden**
- schmerzhafte Ohrentzündungen
- Nervenschädigungen durch Trauma
- Narbenschmerzen
- Gehirnerschütterung
- Bandscheibenvorfall, Wirbelsäulenquetschung, Lähmungen der Hinterläufe
- Muskelzuckungen
- Appetitlosigkeit
- großer Durst
- psycho-vegetative Störungen Magen-, Kopf-, Rückenschmerzen
- Depressive Stimmungen: Hund wirkt bedrückt, depressiv, müde, erschöpft
- Schmerzen nach Operationen

Äußerliche Anwendung:

- Rissige Haut, Hautekzeme
- Hautentzündungen
- Hautverbrennung, Sonnenbrand

Verbesserung:
Strecken

Verschlechterung:
bei Feuchtigkeit, Nebel, Berührung, im geschlossenen Raum

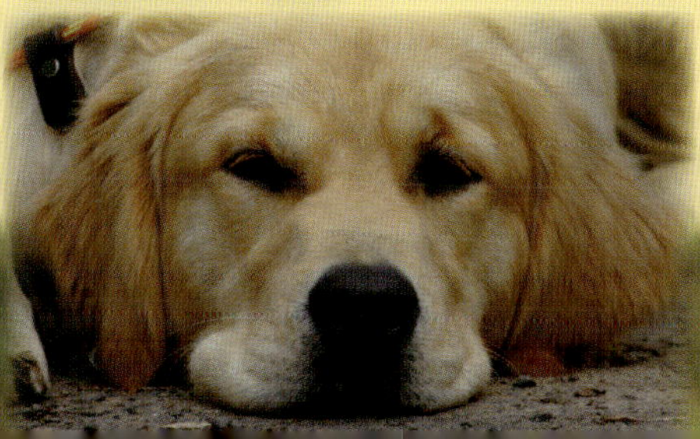

LYCOPODIUM – BÄRLAPP

Lycopodium wirkt tief auf den Gesamtorganismus insbesonders auf die Leber. Bei mangelnder Gallensekretion kommt es zu einer Leberstauung und die Ausscheidefunktionen vom Dickdarm werden blockiert. Die Folgen sind eine Vermehrung und Ansammlung von Schlackenstoffen und Harnsäure im Körper, die vermindert ausgeschieden werden.
Es entstehen Nieren- und Blasenerkrankungen mit Steinbildung, chronische Stoffwechsel- und Verdauungsstörungen und unterdrückte Hauterkrankungen. Alle Krankheitssymptome sind hartnäckig, chronisch und immer wiederkehrend. Lycopodium entwässert, regt die Leber-, Dickdarm und Nierenfunktion an und wirkt sich auch positiv auf das Hautbild aus.

Konstitution

Der Lycopodium-Typ ist dick, oder ein Hund mit dünnen Beinen und dickem Blähbauch. Er gähnt viel und ist schnell erschöpft. Das Fell ist stumpf und matt, die Haare des Hundes ergrauen frühzeitig und lassen ihn älter aussehen. Das Verhalten ist widersprüchlich, er kann einerseits ein dominanter Tyrann, andererseits auch ein ängstlicher Feigling sein. Sein Machtgehabe gegenüber Artgenossen ist ein warnendes provozierendes Knurren vor dem Angriff. Fremde Personen bellt er lautstark an, macht jedoch sofort einen Rückzieher, wenn die Person auf ihn zugeht. Der dominante Hund erweist seinem Besitzer keinen Respekt, erträgt keinen Tadel und zeigt ihm die Zähne. Der Hund ist der Herr im Haus. Er bestimmt, ob er dem Besuch Einlass gewährt, er erklärt das Sofa zu seinem Eigentum und er bestimmt, wann er freundlich reagiert und Nähe zulässt. Hinter dieser Fassade steckt ein überempfindlicher, ängstlicher Hund. Ihm mangelt es an Selbstvertrauen, er kann aus Angst beißen und kann nicht alleine sein.

Symptome und Krankheiten

- **Lebermittel, Leberfunktionsstörung**
- Abmagerung als Folge von chronischer Leberstörung
- Bauchwassersucht (Aszites)
- **chronische Krankheiten, schmerzhaft**
- **Symptomatik oft rechtsseitig, nach links auslaufend**
- berührungsempfindlich
- Erkältungsneigung
- Durchblutungsstörungen
- **Heißhunger, jedoch nach wenigen Bissen satt,**
- Abneigung gegen fette Speisen, Futterunverträglichkeit
- duldet beim Fressen keine Störung
- Erbrechen von Galle
- Dickdarmprobleme
- **Blähbauch**
- **Flatulenzen, laut und übelriechend**
- Urin klar, mit rötlichen Uraten, spärlich
- Harndrang schmerzhaft, vergeblich
- Blasensteine, Harngrieß
- **Verstopfungsneigung**: Kot erst hart, dann weich
- Durchfälle wässrig, breiig-blutig
- Haarbruch, Haarausfall
- Hautekzeme, Ausschläge, Furunkel
- stark juckende Pusteln – Hot Spot
- rheumatische Gelenkschmerzen, Gelenkverdickungen: Hals-, Lendenwirbel, Beine
- Eigenart: Hund nimmt gerne Kieselsteine ins Maul

Verbesserung:
durch Abkühlung, kalte Anwendungen, frische Luft, Bewegung

Verschlechterung:
durch Wärme, Schwüle, nach Fressen, enges Hundegeschirr/Halsband, Berührung, Ruhe, abends, **nachmittags (16–20 Uhr)**

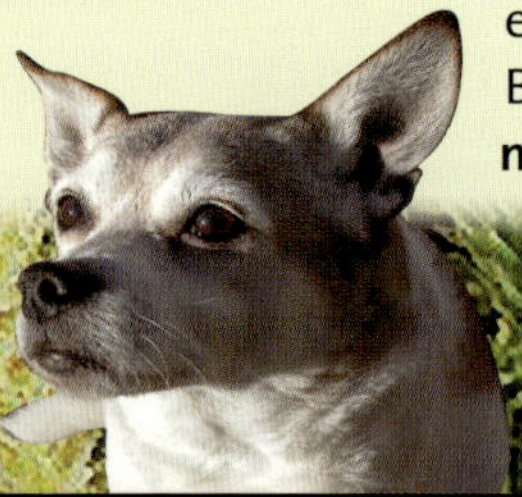

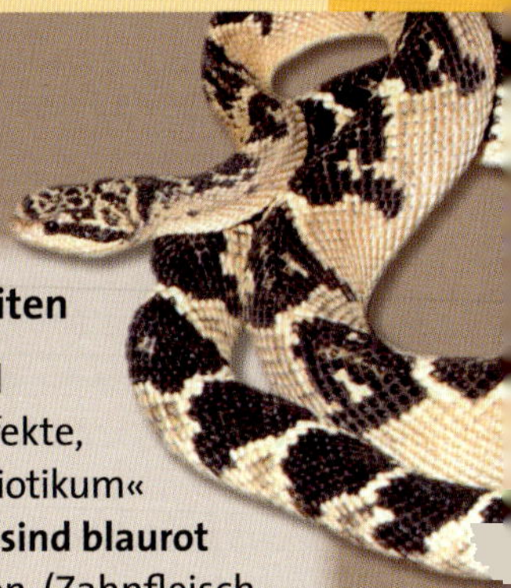

LACHESIS – GIFT DER BUSCHMEISTERSCHLANGE

Lachesis ist bei bakteriellen- und viralen Infektionen, »blauen« Hautentzündungen (im venösen Blutsystem kommt es zu Stauungen) und Verletzungen ein hervorragendes tief wirkendes Mittel. Ein wichtiges Lachesis-Symptom ist, dass der Krankheitsverlauf meist linksseitig beginnt.

Konstitution

Der Lachesis-Hund ist extrem eifersüchtig – das Frauchen bzw. Herrchen darf auf keinen Fall ihre/seine Aufmerksamkeit einem Nebenbuhler schenken. Zudem besitzt der Hund einen übersteigerten Futterneid. Eine große seelische Erregbarkeit und immer wiederkehrende Aggressionsattacken zeichnen den Lachesis-Hund aus. Die Beschwerden können aufgrund einer Unterdrückung entstehen, wie z. B. einer zu dominanten, zu strengen Erziehung oder einer Kastration.

In seinem tiefsten Inneren ist der Hund eher phlegmatisch, hat eine depressive Grundhaltung, ist weder unterwürfig noch extrem dominant und kann gut alleine sein.

Ein Lachesis-Hund zeigt besonders am Hals eine hohe Berührungsempfindlichkeit, das Halsband beengt ihn und er mag nicht an der Leine gehen.

Beachte:
Die toxische Grenze liegt bei Lachesis bei etwa D8. **Lachesis immer ab D12 eingeben.**

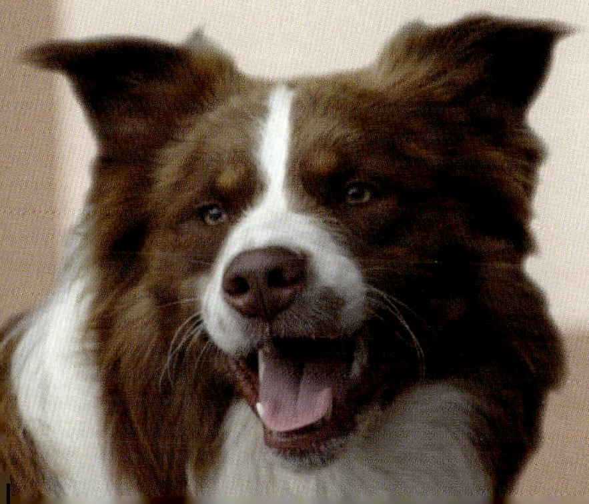

Symptome und Krankheiten

- **vorwiegend Links-Mittel**
- bakterielle und virale Infekte, »homöopathisches Antibiotikum«
- **Haut und Schleimhäute sind blaurot**
- Schleimhautverletzungen, (Zahnfleisch, Maul, Scheide, Gesäuge)
- Schluckbeschwerden, am Hals sehr berührungsempfindlich
- **trockener Mund**
- Nasensekrete blutig-schleimig
- schlecht heilende Wunden, Hautausschläge (z. B. Nesselsucht), Geschwüre, Hautjucken
- **stinkende Sekrete**
- akute und chronische Lebererkrankungen
- Akutmittel bei eitrigen Zellgewebsentzündungen (Phlegmonen)
- Infektionen der Hautschichten, z. B. Stacheldrahtwunden, heiß, geschwollen, bläulich
- **Biss- und Stichverletzungen, schnelle Blaufärbung der Verletzungsstelle**
- Entzündung mit Neigung zur Blutvergiftung (Sepsis)
- Schwäche, Zyanose, Kollapsneigung
- Kälte und Zittern am ganzen Körper
- Durchfall, blutig-schleimig
- bei chronischen Leiden: Verstopfung
- Gebärmutterentzündung
- Gesäugeentzündungen
- **Druckempfindlichkeit**
- **kalte Pfoten**

Verbesserung:
durch frische Luft, Bewegung, eintretende Sekretion (z. B. Schleimauswurf)

Verschlechterung:
nach und durch Schlaf, morgens, im Frühjahr, durch Sommerhitze, Nässe und Wetterwechsel, Berührung, Druck

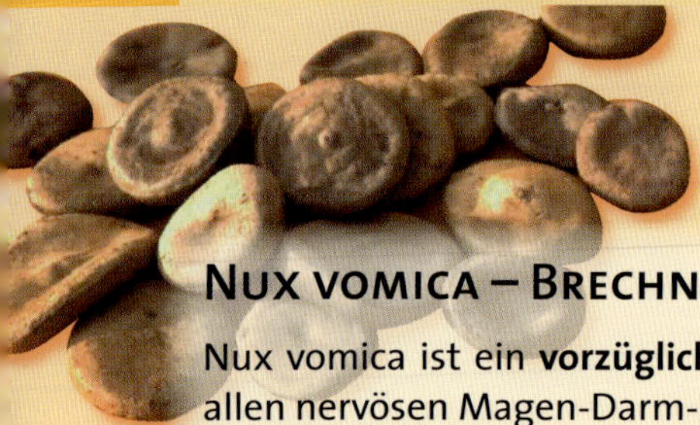

Nux vomica – Brechnuss

Nux vomica ist ein **vorzügliches** Mittel bei allen nervösen Magen-Darm-Beschwerden. Typische Symptome sind vergeblicher Kotdrang und Neigung zur Verstopfung und Würgen von weißem und klarem Erbrochenem.

Konstitution

Der Nux-vomica-Hund ist meistens ein männlicher Choleriker, der sehr reizbar auf Geräusche und Personen reagiert und dem jede Kleinigkeit »auf den Magen« schlägt. Er pflegt seine Feindschaften, neigt zur Eifersucht und hat es immer auf jemanden abgesehen, sei es der Nachbarsrüde, der Briefträger oder sonst ein Störenfried. Seinen engsten Vertrauten gegenüber ist er ein liebenswerter Hund, allem Fremden gegenüber kompensiert er seine Unsicherheit durch ein ausgeprägtes, dominantes, lautstarkes Verhalten. Jedoch, wie das Sprichwort schon sagt: »Bellende Hunde beißen nicht.« Diese heftige Reaktion ist oft eine unterdrückte Angst durch ein vergangenes Trauma. Wie beispielsweise ein Unfall, Misshandlungen, Schläge, Vernachlässigung, Angst vor dem Alleinsein oder eine zu starke Mutterbindung.

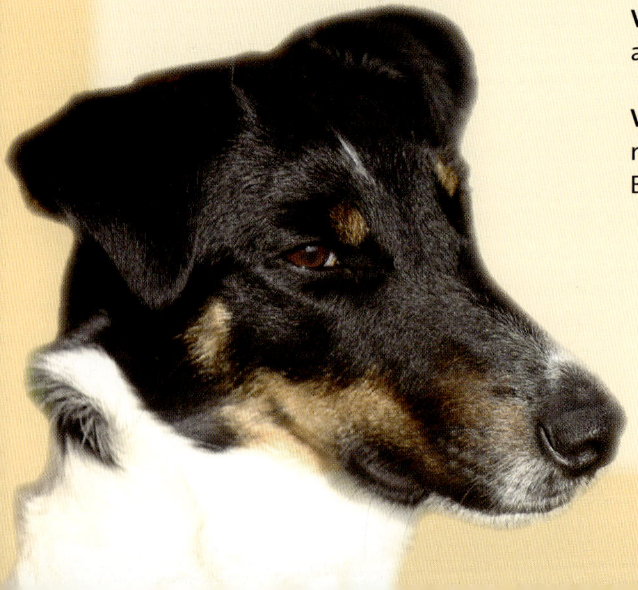

Symptome und Krankheiten

- akute und chronische Leiden
- **nervöse Magenprobleme**
- Gastroenteritis (Brechdurchfall, Störung der Darmschleimhautfunktion)
- Kopfschmerzen (Tier drückt Kopf gegen streichelnde Hand)
- **Überempfindlichkeit aller Sinneseindrücke**
- **kälteempfindlich**
- Folge von Futtermittelintoxikation, Vergiftungen
- **Bewegungsmangel**, falsche Ernährung, Fettsucht (Adipositas)
- **Brechreiz mit Würgen, Erbrochenes: klar und weiß**
- Durstlosigkeit
- Appetitlosigkeit, Magensäureüberschuss
- Harnzwang, Harnträufeln
- **Verstopfungsneigung** (Obstipation) **mit vergeblichem Drang**, gelegentlich auch Durchfall
- verkrampfte Rückenmarksmuskulatur, Rückenschmerzen
- steifer Gang
- Muskelzittern
- Dackellähme, Bandscheibenvorfall (Diskusprolaps)
- Angst vor dem Autofahren

Verbesserung:
abends, durch Wärme, Ruhe

Verschlechterung:
morgens, nach dem Fressen, Bewegung, Kälte, Stress

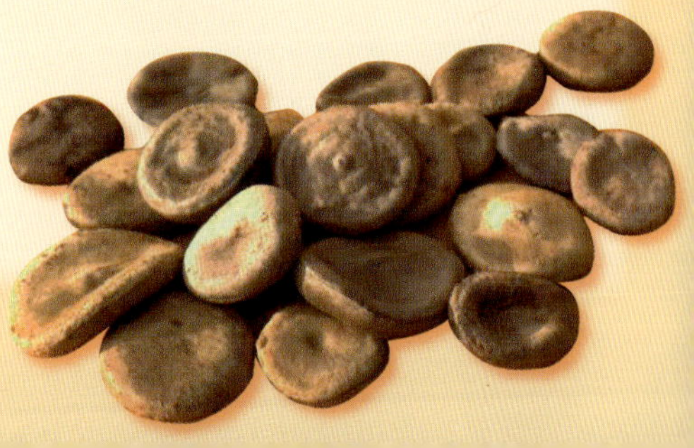

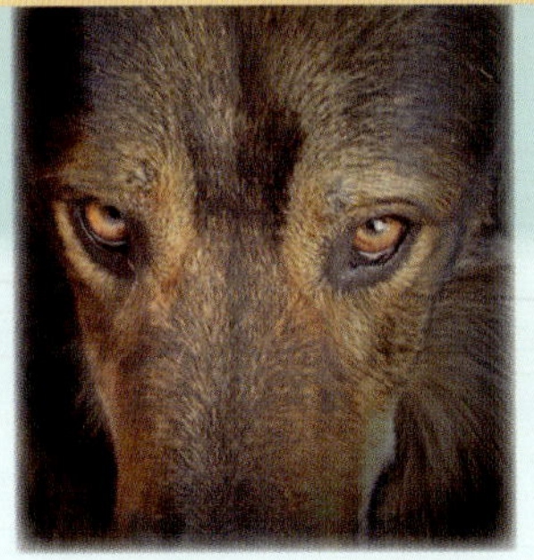

Phosphorus – gelber Phosphor

Phosphorus hat eine enorme Wirkung auf das zentrale Nervensystem, die Atemwege, die Schleimhäute und den Stütz- und Bewegungsapparat, wenn es dem Konstitutionstyp entspricht.

Konstitution

Der schlanke, muskulöse Phosphorus-Hund hat ein seidiges Fell und einen feingliedrigen Knochenbau. Sein Gehör- und Geruchsempfinden ist ausgesprochen gut und er reagiert auf laute, plötzliche Geräusche überängstlich. Ein Hauptsymptom ist, dass er trotz bestem Appetit nicht zunimmt. Der Hund »sprüht« vor Energie und Lebensfreude, er spielt und springt gerne, ist neugierig und immer in Bewegung! Schwimmen ist seine Leidenschaft und er säuft gerne Pfützenwasser. Seine Umwelt betrachtet er mit einer spielerischen Unbeschwertheit und er vermeidet Auseinandersetzungen. Er reagiert sanft und freundlich auf Artgenossen und Menschen. Bei einem kranken Familienmitglied verweilt er am Krankenbett und spendet Fürsorge. Der Hund ermüdet rasch, regeneriert sich aber schnell wieder. Er ist schwer erziehbar und kann sich schlecht auf Übungen konzentrieren. Er lernt zwar schnell, vergisst aber Erlerntes wieder. Gewalt kränkt den Hund, er verweigert sich, wird traurig und kapselt sich ab. Der Phosphorus-Typ kann Enge, wie z. B. ein enges Halsband, nicht ertragen. Ein Spaziergang an der Leine kann zur Tortour werden. Er zerrt und zieht, ist nervös und es bedarf einer konsequenten Erziehung. Der Phosphorus-Hund mag die Gesellschaft und hat ein ausgeprägtes Bedürfnis nach Zuwendung, jedoch auch eine große Angst vor dem Alleinsein! Es kann passieren, dass der allein gelassene Hund aus Angst lautstark jault und bellt und sich am Mobiliar austobt.

Symptome und Krankheiten

- **Appetit groß, keine Gewichtszunahme**
- Neigung zur Abmagerung
- **produziert mehr Kot als Futteraufnahme**
- **sehr geräusch-, licht-, geruchsempfindlich**
- **rasche Ermüdung, erholt sich aber schnell**
- stark blutende Wunden, schlechte Wundheilung, wie Zahnfleisch-, Nasenbluten
- Netzhaut-, Sehnerverkrankungen
- Katarrhische Entzündungen
- Nasenlöcher: wund, trocken, verkrustet
- Schnupfen: Sekret gelb-grün bis blutig
- Nasennebenhöhlenentzündung
- Ohrmuschelentzündung: warm, juckend
- Husten trocken-quälend, Brechwürgen
- Lungenentzündung, Atemnot, Hecheln
- Herzmuskelentzündung, Herzschwäche
- akute Leberentzündung, Gelbsucht
- Magenentzündung (Gastritis)
- Bauch hart, aufgetrieben
- Erbrechen nach Fressen
- Erbrochenes wird wieder gefressen
- Nierenstörung, Nierenentzündung
- **großer Durst**, Wasser wird oft erbrochen
- Harnzwang, Harnträufeln, übelriechend
- Verstopfung, Kot bleistiftförmig oder morgentliche, schwächende Durchfälle
- Gelenk- und Knochenentzündungen, Steifheit, Muskelzittern, Stolpern
- Menses zu früh, zu stark, zu lange
- Neigung zur Hypersexualität beim Rüden
- zittrige Schwäche nach Krankheiten
- **Auslöser: meist Überanstrengungen**

Verbesserung:
durch Wärme, im Freien, Trinken, durch Fressen, Schlafen, nach kurzer Ruhepause

Verschlechterung:
durch Kälte, Berührung, Druck, Lärm, morgens, abends, nachts, bei Wetterwechsel, vor Gewitter, Sturm, durch Anstrengung, nach Stuhlgang, Liegen in Linkslage

Pulsatilla – Wiesenküchenschelle

Bei Pulsatilla sind die Symptome wechselhaft und veränderlich, sie kommen und gehen. Pulsatilla regt bei venösen Stauungen die Durchblutung an und beschleunigt den Heilungsprozess bei Erkrankungen der Haut, des Verdauungs-, des Stütz- und Bewegungsapparates und hilft bei Erkältung. Es ist ein wichtiges Mittel für Hündinnen und wirkt tief auf das Hormonsystem, besonders bei Geschlechtserkrankungen, Problemen mit der Läufigkeit, Scheinträchtigkeit und Geburt.

Konstitution

Der Pulsatilla-Hund hat weibliche Eigenschaften, er ist sanft, weinerlich, untergeben und anhänglich, was jedoch nicht nur auf Hündinnen zutrifft. Er ist blutarm, ermüdet leicht, frisst und trinkt wenig. Hitze und Wärme sind ihm unangenehm, frische Luft mag er gerne und er ist sehr sauber. Der freundliche Hund ist gehorsam, lernfreudig und leicht erziehbar. Er will seinem Besitzer alles Recht machen, folgt ihm wie ein Schatten, sucht ständig Körperkontakt und ist anschmiegsam. Er jammert viel und sucht Trost und Aufmerksamkeit, was ihn beruhigt. Steht er einmal nicht im Mittelpunkt, so ist er eifersüchtig. Dabei ist er nicht aggressiv. Seine Eifersucht zeigt er durch sanfte Gesten. Der Hund ist nachgiebig und mag ungern allein sein. Wenn Frauchen nach Hause kommt oder es an der Tür klingelt, ist die Freude überschwenglich und riesig! Kommt ein Artgenosse forsch auf ihn zu, so ist er vorsichtig, zieht die Rute ein und drückt sich schutzsuchend an den Besitzer. Pulsatilla-Hündinnen haben oft Angst vor Rüden. Sie reizen sie, bei einer Annäherung jedoch pressen sie ängstlich das Hinterteil auf den Boden. Der Pulsatilla-Hund ist nicht sonderlich tapfer, sondern sehr sensibel. Er braucht einen Halt, es mangelt ihm an Selbstwertgefühl. Hinter dem selbstsüchtigen Bedürfnis, geliebt zu werden, steckt die permante Angst, verlassen zu werden.

Symptome und Krankheiten

- **Veränderlichkeit der Körpersymptome**
- **alle Funktionen verlangsamt**
- venöse Blutstauungen, Blutarmut
- **Tier friert leicht**, kalte Pfoten
- **Hautprobleme mit Juckreiz** (hormonell bedingt), Ekzem, Pusteln, Nesselausschlag
- **Alle Sekrete gelb-grün, mild**
- Binde- und Hornhautentzündung, tränend
- Gerstenkörner, Schwellung juckend
- Ohrentzündung, Schwellung, Eitersekret
- Schnupfen mit Eiter und Krustenbildung
- Bronchitis, krampfender, trockener Husten mit zähem Schleim
- Leberentzündung, Mundgeruch
- **Verträgt keine fetten Speisen**, schlechter Fresser, Neigung zu Gewichtszunahme
- **Durstlos, obwohl trockener Mund**
- **Wechsel der Symptome:** Magenschmerzen, Übelkeit, Erbrechen, Flatulenzen, Bauchkollern, Durchfall
- **Wechselnde Stuhlkonsistenz: Häufigkeit, Konsistenz, Farbe, Geruch**
- Blasenentzündung oft vor, nach Menses
- Menses: unregelmäßiger Rhythmus und Stärke, schleimig-eitrig, schmerzend
- Geburtsschwierigkeiten
- Rückenschmerzen beim Säugen
- Scheinträchtigkeit mit Milchbildung
- Vorhautentzündung beim Rüden, Hodenschwellung, gelb-eitriger Ausfluss
- Venen- und Gelenkstau, Beinschwellung
- Gelenkschwellung, wechselndes Lahmen
- Rheumaschmerzen, wandernde Arthritis

Verbesserung:
durch Frische Luft, kalte Umschläge, langsame Bewegung im Freien, Trost!

Verschlechterung:
Hitze, Feuchtigkeit, Ruhe, abends, im Zimmer, nach Fressen, fettes Futter, vor und nach Menses

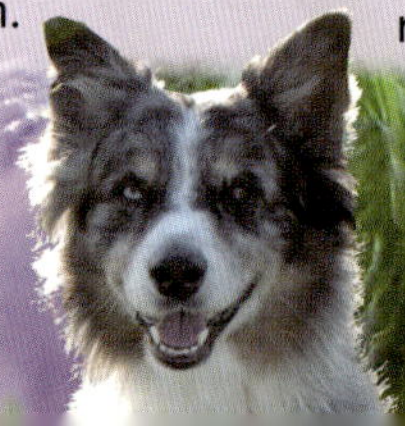

Rhus toxicodendron – Giftsumach

Rhus toxicodendron ist prädestiniert bei allen Erkrankungen im Gelenk-, Bänder-, Sehnen-, Kapsel- und Muskelapparat.
Es gibt kaum einen Hund, der nicht irgendwann Rhus toxicodendron braucht. Besonders bei älteren Hunden mit rheumatischen Beschwerden und anfänglichen »Aufstehproblemen« bei feuchtkaltem Wetter. Eines der typischen Hauptmerkmale sind eine Verbesserung der Symptome bei fortgesetzter Bewegung, nach längerer Bewegung kommt es wieder zu einer Verschlechterung der Symptome.

Konstitution

Der Rhus toxicodendron-Hund ist dünn und hektisch, gähnt viel, macht einen traurigen Eindruck und wirkt teilnahmslos. Dem Tier mangelt es an Selbstvertrauen. Er neigt zu Erkrankungen des Bewegungsapparates und zu Hautentzündungen mit Bläschenbildung und extremem Juckreiz. Das Jucken ist so stark, dass der Hund sich blutig kratzt, was jedoch zu keiner Erleichterung führt.
Gegen Ende des Tages, bei Anbruch der Dunkelheit verschlechtern sich alle Symptome. Ruhephasen verschlimmern den Schmerz und den Juckreiz und obwohl der Hund müde ist, ist er ruhelos und unkoordiniert und scheint sich nicht unter Kontrolle zu haben.

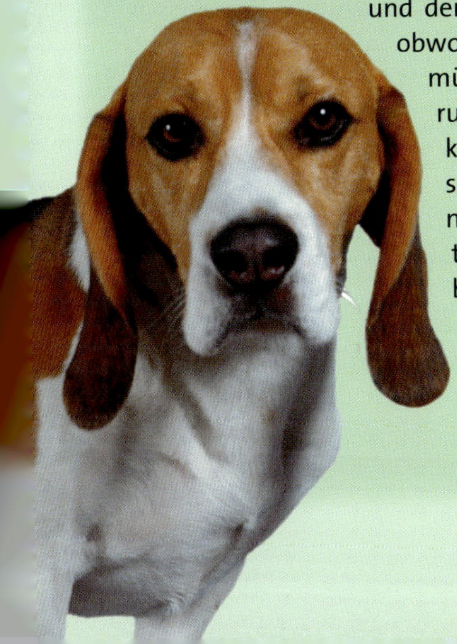

Symptome und Krankheiten

- rheumatische Krankheiten, Erkrankungen der Muskeln und Nerven
- Erkrankungen im Stütz- und Bewegungsapparat wie Bindegewebe, Bänder, Sehnen, Gelenke, Kapseln, Muskeln
- **Folge von Verrenkungen, Verstauchungen, Zerrungen, Überanstrengung, Unterkühlung, Durchnässung**
- akute Muskellähmung, z. B. wenn das Tier ins eiskalte Wasser springt
- **Ruhelosigkeit**
- **ständiger Bewegungsdrang**
- **steife Gelenke, Lahmheit der Muskulatur**
- Arthrose, Kniegelenksarthrose, Steifheit der Nacken-, Hüftgelenke
- **starker Muskelkater**
- chronisches Rheuma
- Haut oft gerötet, gereizt, **stark juckend**
- **besonders nächtlicher Juckreiz**
- Hautherpes, Bläschen, Windpocken, Quaddeln
- meist Lymphdrüsenschwellung
- Ekzeme nässend, juckend, über den Kopf verteilt
- Allergische Reaktion, Kontaktekzem
- Ausschläge mit Schuppenbildung, Neigung zu Eiterungen
- Durst auf kleine Mengen Wasser

Verbesserung:
fortgesetzte Bewegung, **Wärme,** Massage, warme Kompressen, warmes, trockenes Wetter

Verschlechterung:
Ruhe, nachts, nach Ruhephase beim Aufstehen, **Beginn der Bewegung**, Kälte, feuchtkaltes Wetter, kalte Umschläge

Silicea – Kieselsäure

Silicea ist ein bewährtes Mittel bei Bindegewebsschwäche, Knochenstoffwechselstörungen, Haut- und Haarproblemen.
Gerade bei jungen Hunden mit Wachstumsstörungen stärkt Silicea den Aufbau von Knochen und Bindegewebe.

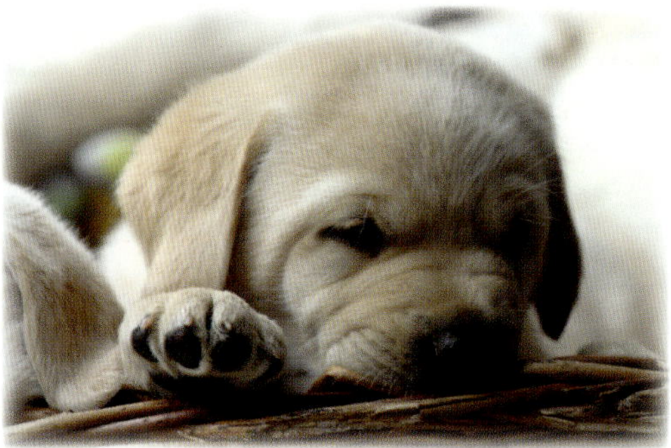

Es ist auch ein hervorragendes Mittel bei chronischen Eiterungsprozessen, wenn ein Fremdkörper (wie z. B. ein Sandkorn, Splitter, eine Glasscherbe ...) Ursache der Entzündung ist. Silicea regt die Lymphdrüsentätigkeit und das Immunsystem an und fördert das Abstoßen von Fremdkörpern aus dem Gewebe.

Konstitution:

Ein Silicea-Hund ist ein dünner, zarter Hund mit einem trockenen, struppigen Fell. Er ist oft im Wachstum zurückgeblieben und ermüdet schnell. Das magere Tier wirkt sehr zerbrechlich, schwächlich und ängstlich, ist äußerst geräuschempfindlich und lässt sich ungern von Fremden streicheln. Der Silicea-Hund hat wenig Selbstbewusstsein, jedoch ein freundliches Wesen und neigt zu Eiterungserkrankungen und Bindegewebsschwäche.

Symptome und Krankheiten

- **Bindegewebsschwäche**
- Knochenstoffwechselprobleme
- fördert Knochenaufbau, bei Rachitisbehandlung (Knochenerweichung)
- **Neigung zu Verformungen und fehlerhaftem Wachstum**, zu entartetem Zellwachstum, Tumorneigung
- Kalziummangel
- Gelenkverdickungen, Bänderschwäche
- brüchige Krallen, schlechte Hornqualität,
- Haarausfall, klebriges-struppiges Fell
- **Eiterung, chronische Abszesse, Fisteln, wenn Ursache ein Fremdkörper ist**, Eiter läuft unentwegt
- **Schmerzhaftigkeit, Überempfindlichkeit bei Berührung**
- Erkrankungen Tränenkanal, bei Verstopfung des Kanals durch Staubkorn,
- Gerstenkörner, Hornhautentzündung
- Entzündungen Lider/Bindehaut, Sekret schleimig-eitrig
- Ohrausfluss, chronische Außenohrentzündung (Otitis externa)
- Hunde mit chronischem Ohrrandekzem, besonders bei Dackeln; Ohrmilben
- eitrige Zahnwurzelentzündungen, Zahnschmelzdefekte (z. B. Staupe)
- Rötung Anus, Geschlechtsöffnungen
- chronische Abszesse und Granulome
- fördert Heilungsprozess
  - Bisswunden oder OP-Wunden,
  - nach Impfschäden
  - nach Abschluss einer Tumortherapie

Verbesserung:

Wärme und feuchtwarmes Wetter

Verschlechterung:

Kälte und kaltes Wetter,
Berührung, Druck

Sulfur – Schwefel

Sulfur ist ein wichtiges Konstitutionsmittel bei chronischen Erkrankungen und bei unterdrückten Hautausschlägen. Sulfur wird für den Stoffwechsel gebraucht, regt die Blutzirkulation an und stimuliert die Entgiftungstätigkeit der Leber, Niere und Haut. Nach einer Krankheit mit langsamer Rekonvaleszenz oder nach Einnahme von Antibiotika regeneriert und entgiftet Sulfur langsam, aber tiefgreifend. Bei hartnäckigen Erkrankungen, wo jedes Mittel versagt hat, ist Sulfur notwendig, um die Reaktionsfähigkeit für die Homöopathie wieder herzustellen. Hier sind hohe Potenzen notwendig, die bewusst von einem erfahrenen Homöopathen einzusetzen sind. Sulfur sollte nicht über einen längeren Zeitraum eingenommen werden.

Konstitution

Der Sulfur-Typ ist entweder robust und kräftig oder ein magerer, schlacksiger Hund. Die Haut ist trocken, schuppig, das Fell glanzlos, struppig, fettig. Wenn er schmutzig wird, so tangiert es ihn nicht, er meidet Wasser. Körperpflege wie bürsten oder gar baden sind ihm zuwider! Der Sulfur-Hund hat einen starken Durst, typisch für ihn ist, dass er Futter nicht mehr frisst, was er einmal gerne mochte.

Er verträgt sich mit anderen Hunden, ist manchmal aber auch grob und zänkisch. Falls er sich bedroht fühlt, so verteidigt er sich. Der Sulfur-Hund hat einen Drang zur Dominanz. Er übernimmt gern die Rolle des Alpha-Tieres und bestimmt, was der Besitzer zu tun hat, wann er spielen will und Zuwendung wünscht. Er hat einen Dickkopf und lässt sich ungern erziehen. Diese Selbstständigkeit kommt ihm jedoch auch zugute. Bei einer Trennung, wie einem Pensionsaufenthalt, passt er sich den Gegebenheiten relativ schnell an. Äußere Reize wie laute Geräusche, Gewitter oder ein Knall bringen ihn nicht aus der Fassung.

Symptome und Krankheiten

- **chronische Erkrankungen nach Unterdrückung von Hautausschlägen:** Husten, Atemnot, Entzündungen, Durchfälle
- **Fell struppig, glanzlos, klebrig**
- **Haarausfall mit Schuppenbildung**
- **Schuppenbildung, kleieartig**
- verzögerter Fellwechsel, verfilzte Unterwolle, juckend
- **Haut trocken, schmutzig, schmierig**
- **rote, nässende Hautekzeme, extremer Juckreiz**
- **alle Körperöffnungen gerötet, brennender Schmerz: Augen, Mund, Zunge, Scheide, After**
- Parasitenbefall
- **Hund ist wasserscheu**
- **Geruch unangenehm, »hundeln«**
- Erkältungen, Husten, Bronchitis
- Lymphdrüsenschwellung
- Lebererkrankungen, Leberentzündung
- **großer Durst**
- Appetit groß, wird schnell satt, **plötzlicher Wechsel der Futterbedürfnisse**
- **morgentliche Unruhe**
- **Blähungen, riechen nach faulen Eiern**
- **Durchfall morgens**, tagsüber nicht
- oder harter Stuhl, Kot gelblich
- **Hund neigt zu Gewichtsabnahme**
- Entzündungen an Gelenken und Wirbelsäule, Steifheit, schmerzend
- zur Regeneration, Ausscheidung aller Krankheitsstoffe
- nach Infekten, Antibiotika, Impffolgeschäden

Verbesserung:
trockenes, warmes Wetter

Verschlechterung:
morgens, vormittags, Kälte, Nässe, durch Wasser, Waschen, Ruhe, Stehen

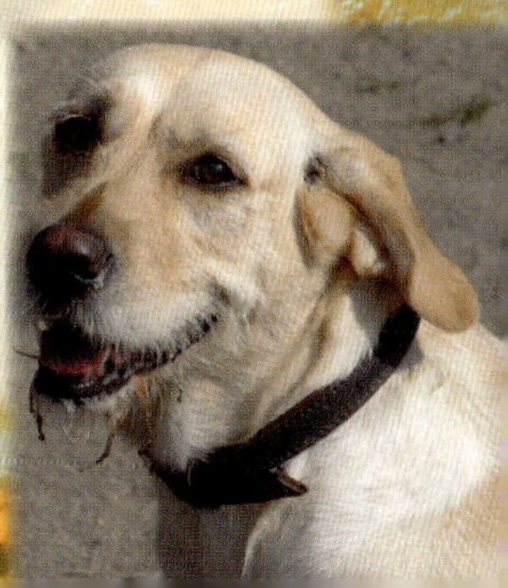

THUJA – LEBENSBAUM

Thuja ist ein spezifisches Mittel für Haut- und Schleimhauterkrankungen mit Warzenbildung, besonders im Gesicht und an den Körperöffnungen im Genitalbereich. Warzen sind ein sichtbares Zeichen einer Abwehrreaktion des Körpers gegen Virusinfekte, Folgeschäden von Infektionskrankheiten, Autoimmunerkrankungen und Impffolgeschäden. Das Immunsystem ist durch eine Stoffwechselstörung geschwächt, die Haut und Schleimhäute neigen zu chronischen Entzündungen, die Symptome werden durch Nässe und Kälte immens verstärkt. Thuja wehrt vordergründig Viren im Körper ab, stärkt das Immunsystem gegen weitere Warzeninfektionen und normalisiert den Stoffwechsel.

Konstitution

Der Thuja-Hund neigt zu Schrunden- und Warzenbildung, ist unauffällig, unproblematisch, gutmütig und leicht erziehbar. Er ist entweder zu schlank oder fettleibig, hat ein ruhiges Wesen, wirkt manchmal niedergeschlagen, matt und träge und besitzt wenig Selbstwertgefühl. Wenn der Thuja-Hund erkrankt, so ist er unleidlich und reizbar, was im gesunden Zustand nicht seinem Naturell entspricht.

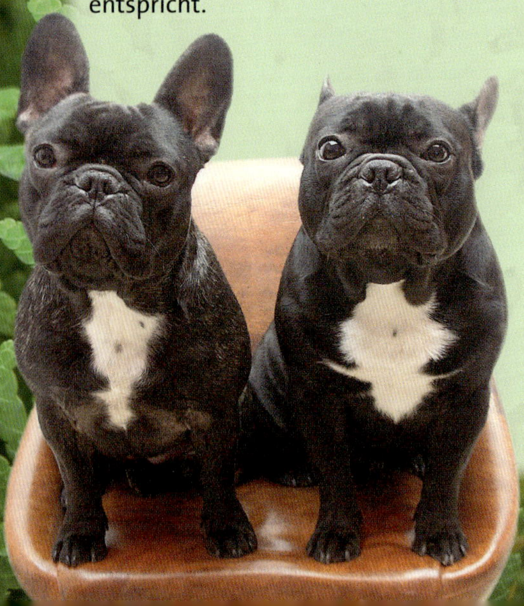

Symptome und Krankheiten

- **Haut- und Schleimhäute**
- **Warzen, rau, krustig oder glatt, blumenkohlartig, gespalten, eher dunkel, Ränder schmierig, leicht blutend**
- Schrundenbildung (Rhagaden), Talgbildung
- Schwarzpigmentierungen
- nässende und eiternde Flechten
- Polypen (gutartige Schleimhautgeschwulste)
- **Haut fettig, schmutzig, mit Bläschen, süßlicher Geruch**
- **Fell trocken, stumpf, Juckreiz**
- **Haarausfall**
- **Körpergeruch unangenehm**
- **berührungsempfindlich**
- Bindehautentzündung, Entzündung der Regenbogenhaut (Iritis)
- Feigwarzen am Augenlid, Schwellung, blutend, Tränenfluss
- chronische Gehörgangsentzündung, Wucherungen, Sekrete eitrig
- Fließschnupfen, Nasenbluten
- Magen-, Darmentzündung
- Husten, Lungeninsuffizienz mit Hauteiterungen
- häufiger Harndrang, Blasenentzündung
- Schleimhäute der Genitalien (Scheide, After, Penis) Bläschen, Wucherungen, Warzen, Geschwulste, Schwarzpigmentierung, brennend, juckend
- Eierstockentzündung, grünlicher Ausfluss
- Prostata-, Hodenentzündung
- Impffolgeschäden, Antibiotika-Allergien
- Autoimmunerkrankungen
- nach chronischen Infekten, z. B. Borreliose

Verbesserung:
durch Wärme, Bewegung

Verschlechterung:
abends, nachts, bei Ruhe, **Nässe**, **Kälte**, Wetterwechsel

Kapitel 3

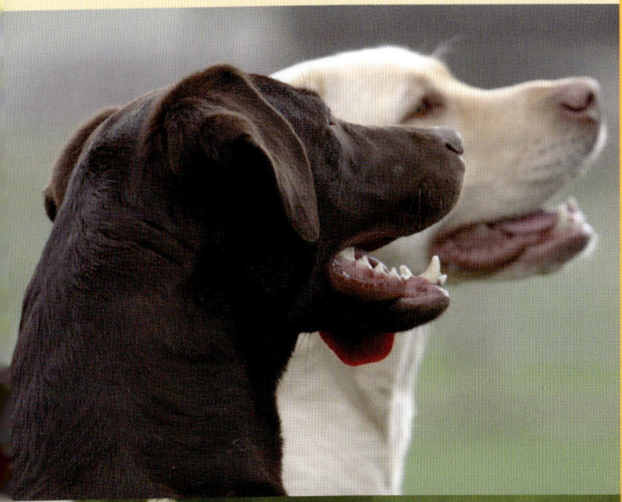

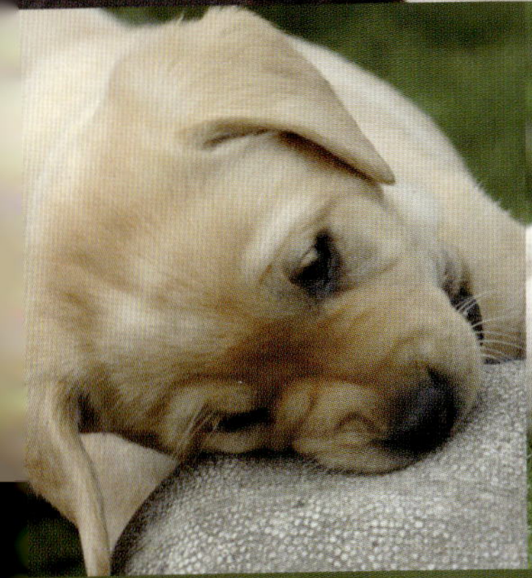

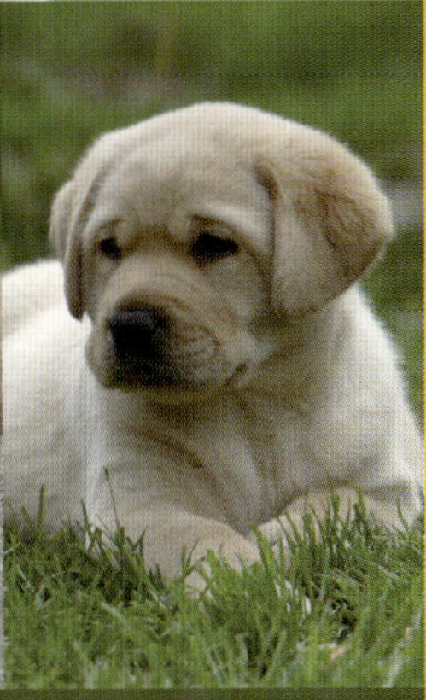

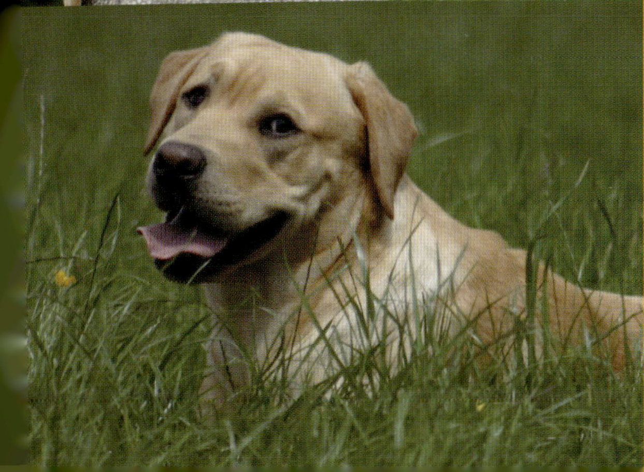

HOMÖOPATHISCHE ANWENDUNG BEI KRANKHEITEN

In diesem Kapitel sind die Hundeerkrankungen in anatomischer Reihenfolge im »Kopf-zu-Fuß-Schema« eingeteilt und beschrieben.

Bei den jeweiligen zu empfehlenden homöopathischen Mitteln sind meist niedere und mittlere Potenzen angegeben, wobei es sich um Erfahrungswerte handelt.

Einige homöopathische Arzneimittel sind als **Typmittel** gekennzeichnet. Hierbei handelt es sich um Konstitutionsmittel, die im zweiten Kapitel genauer beschrieben sind. Wichtig für die richtige Arzneimittelwahl ist, dass möglichst viele Symptome zum jeweiligen Krankheitsbild passen.

Da das Krankheitsstadium des Hundes individuell variiert, sollte die Einnahmehäufigkeit pro Gabe dem jeweiligen Krankheitsstadium (perakut, akut, subakut, chronisch) angepasst werden.
Information zur Häufigkeit der Eingabe entnehmen Sie bitte der Tabelle von Seite 15.

In Ausnahmefällen, wie z. B. zur Prophylaxe oder als Langzeittherapie sind Einnahme bzw. Häufigkeit pro Gabe jeweils in den Tabellen angegeben.

Der Hunde-Gesundheitscheck

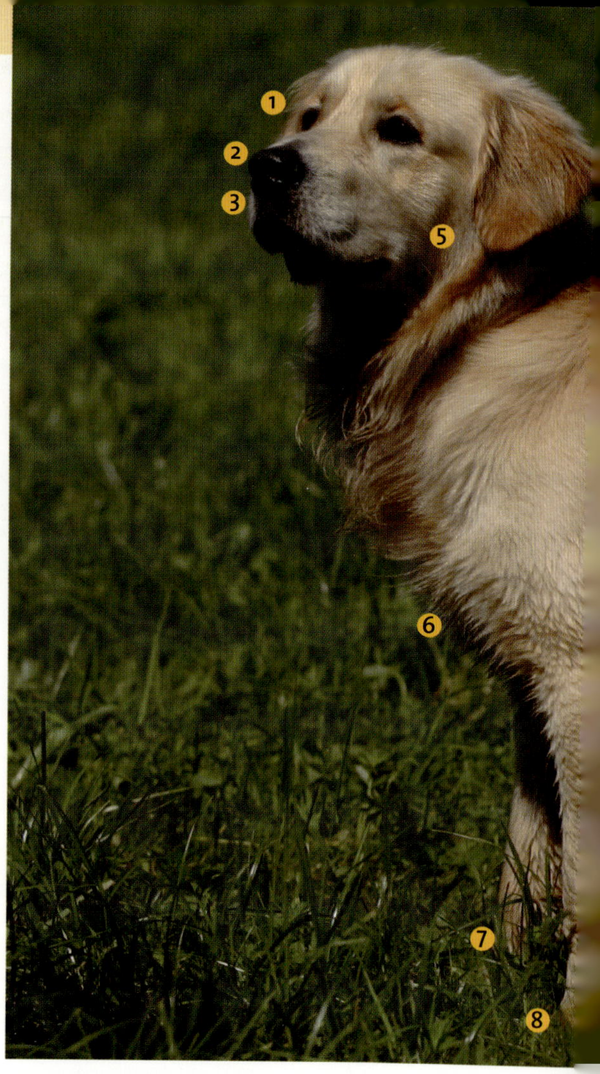

1. **Die Augen und Bindehaut**
sollten klar und ohne Rötung sein.

2. **Der Nasenspiegel**
ist beim gesunden Hund
feucht und glänzend.

3. **Zahnkontrolle,**
die Zähne sollten ohne Zahnsteinbildung und der Mundgeruch nicht zu stark sein.

4. **Regelmäßige Ohrkontrolle:**
prüfen, ob sich Ohrsekret im Ohr befindet. Es sollte auch am Ohr gerochen werden und überprüft werden, ob sich eventuell ein Fremdkörper im Ohr befindet.

5. **Die Lymphknoten**
befinden sich auf der Innenseite des Unterkieferwinkels und sind im gesunden Zustand klein, glatt, verschiebbar.

6. **Eine regelmäßige Fell-/Hautkontrolle**
nach Parasiten, Zecken und Flöhen sollte **täglich** erfolgen. Beim gesunden Hund ist das Fell glänzend und schuppenfrei.

7. **Die Krallen**
sollten beim entspannten
Stehen nicht den Boden berühren.

8. **Die Ballen**
sollten auf Verletzungen
überprüft werden.

Kreislaufüberprüfung:

An der Lefzeninnenseite auf das Zahnfleisch kurz, fest drücken und wieder lösen. Innerhalb von 2 Sekunden sollte sich der Druckpunkt wieder rosa färben.

- Bleibt der Druckpunkt nach 2 Sekunden bläulich, weist das auf Sauerstoffmangel hin.
- Bleibt der Druckpunkt nach 2 Sekunden weiß, so weist dies auf Blutmangel hin.

Wahrnehmen und Verhalten:

Den Hund bewusst wahrnehmen und beobachen:
- Benehmen
- Temperament
- Bewegung
- Fress- und Trinkverhalten

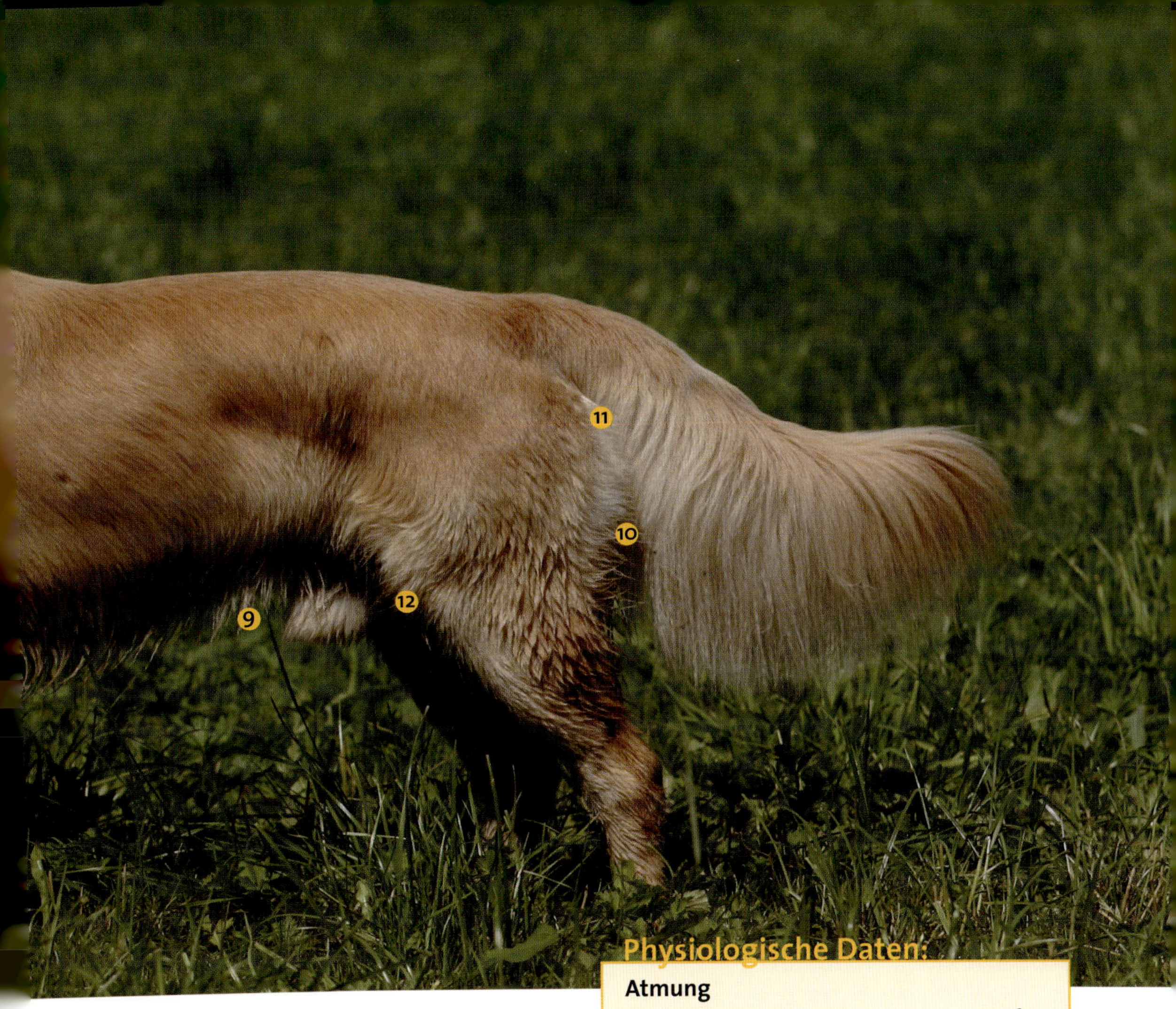

9 Der Urin
hat beim gesunden Hund eine zitronengelbe Farbe.

10 Kotabsatz:
Beim gesunden Hund erfolgt der tägliche Kotabsatz 2–3-mal. Der Kot sollte in nicht zu harten Würsten geformt und die Farbe mittel- bis dunkelbraun sein.

11 Der After und die Analdrüsen
sollten regelmäßig auf Entzündungen und Hautverklebungen untersucht werden.

12 Pulsprüfung:
Der Puls ist an der Innenseite des Oberschenkels fühlbar.

Physiologische Daten:

Atmung	
Atemzüge pro Minute (bei dementsprechenden Gerüchen mehr)	15–36
Herzschlag	
Schläge pro Minute	80–120
Puls	
großer Hund pro Minute	80–120
kleiner Hund pro Minute	80–150
Welpe pro Minute	110–120
Körpertemperatur normal	37,5–39° C
Untertemperatur	36° C
erhöhte Temperatur	ab 39° C
Fieber	ab 40° C

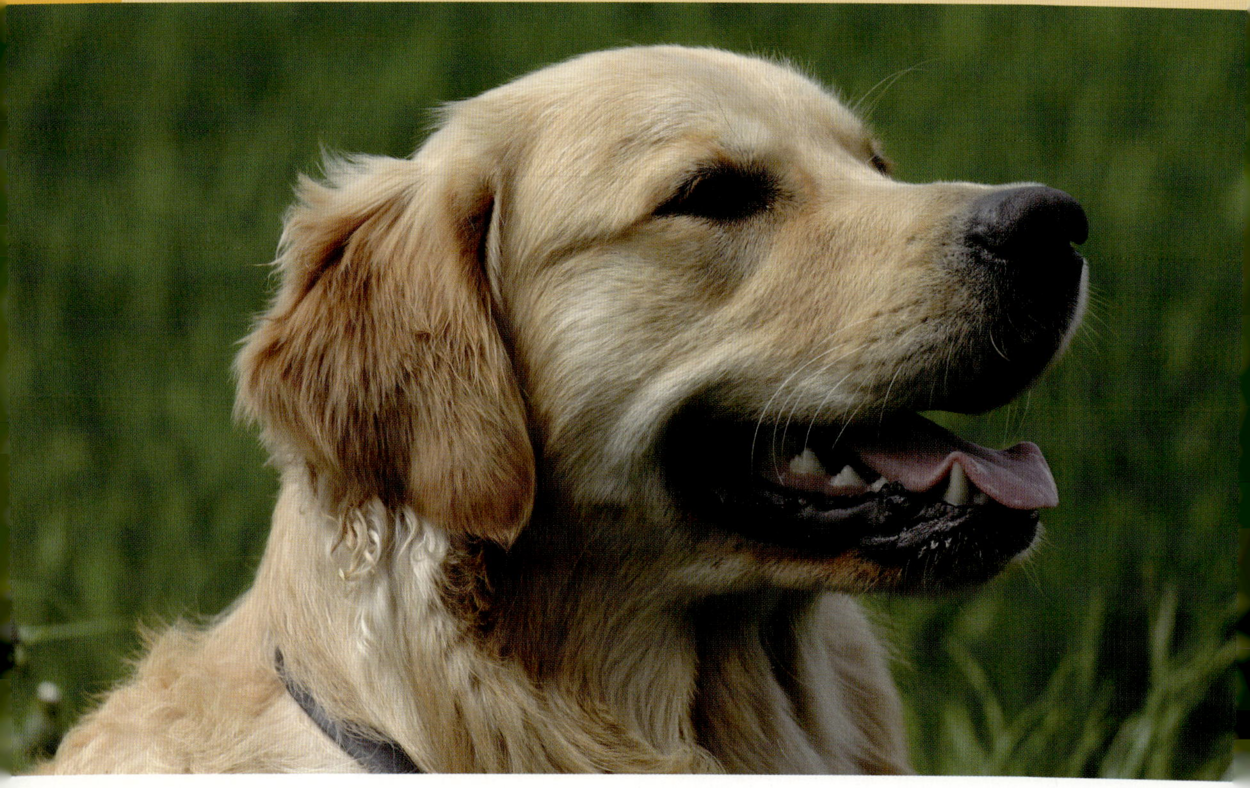

Erkrankungen des Kopfes

Augenerkrankungen

Das Auge

Das Auge ist ein empfindliches Sinnesorgan und nimmt Lichtreize auf und wahr.

Im Vergleich zum menschlichen Auge ist das Sichtfeld des Hundes wesentlich größer, jedoch ist die Sehschärfe geringer und auf Bewegung optimiert. Bewegungslose Objekte werden durch das Gehirn unterdrückt und kaum wahrgenommen. Hunde sehen Farben, jedoch mit einer anderen Intensität und Wahrnehmung, die Farbe Rot zum Beispiel kann der Hund nicht unterscheiden.

Das dritte Augenlid

Der Hund besitzt noch ein drittes Augenlid, das als Nickhaut bezeichnet wird. Man kann die Nickhaut gut am inneren Augenwinkel erkennen, bei einigen Rassen, wie z. B. beim Boxer, ist sie deutlich sichtbar. Die Nickhaut funktioniert wie ein Scheibenwischer, indem sie Fremdkörperpartikel von der Hornhaut wischt. Neben der Schutzfunktion sondert sie auch Tränenflüssigkeit ab, um das Auge zu befeuchten.

Bei kranken, aber auch bei älteren Hunden tritt die Nickhaut deutlicher hervor. Ein Nickhautvorfall kann auf eine Erkrankung im Bereich des Auges hindeuten, ist aber auch ein allgemeines Zeichen für Unwohlsein oder Schmerzen.

Bindehautentzündung (Konjunktivitis)

Auf der Lidinnenseite befindet sich die Bindeschleimhaut, die im gesunden Zustand hellrosafarben ist. Die Bindehaut reagiert schnell auf Reize, die durch Zugluft, Staub, Schmutz oder durch einen Fremdkörper ausgelöst werden. Die gereizte Bindehaut rötet und entzündet sich.

Die Ursache kann ein bakterieller oder Virusinfekt, oft auch eine durch Pollen verursachte allergische Reaktion sein.

Ist der Hund der Zugluft ausgesetzt, wie z. B. beim Autofahren mit offenem Fenster, so kann er sich schnell eine Bindehautentzündung holen. Die Folge sind gerötete, geschwollene und stark tränende Augen. Der Tränenfluss ist scharf und wundmachend. Zudem verspürt der Hund meist einen Juckreiz und versucht ständig, mit der Pfote im Auge zu wischen. Ist nur ein Auge entzündet, so ist das oft ein Zeichen dafür, dass sich ein Fremdkörper im Auge befindet.

Wenn Bakterien zur Entzündung hinzukommen, entsteht eine eitrige Bindehautentzündung mit gelbem, dickflüssigem Eitersekret.

Äußerliche Anwendung:

Augenspülung mit Euphrasia-Lösung

10 Tropfen	Euphrasia-Augentropfen (Wala oder Weleda) in
1/2 Glas	lauwarme, isotonische Kochsalzlösung geben (1 Messerspitze Kochsalz auf 100 ml Wasser abkochen)
oder	leichter anwendbar: Natrium-Chlorid-Lösung 0, 9%, in praktischen Plastikampullen erhältlich

Anwendung:
Auge mit einem feuchten Tuch reinigen. Die lauwarme Spülung immer vom äußeren zum innenen Augenwinkel anwenden.
Einnahme:
2–3-mal täglich über 1–2 Wochen.

Homöopathische Mittel bei einer Bindehautentzündung		
Apis (siehe S. 23)	akute allergische Reaktion; hellrote Entzündung mit Schwellung; Tränenfluss wässrig, schmerzend und juckend.	D4
Allium cepa	nach Erkältung; allergische Reaktion; Entzündung mit Schwellung; Augen lichtempfindlich; Tränenfluss klar, wundmachend, juckend. **Verschlechterung:** warmer Raum.	D4
Belladonna (siehe S. 26)	Bindehaut hochrot, entzündet; Pupillen weit, extrem lichtempfindlich, juckend, sehr schmerzhaft. **Verschlechterung:** Licht.	D6
Euphrasia (siehe S. 34)	allergische Reaktion; akute Entzündung; irritierte Bindehaut; Tränenfluss übermäßig, scharf, brennend, juckend.	D6
Mercurius solubilis	tiefgreifende Entzündung der Bindehaut und Lider; Rötung, Schwellung; Geschwürbildung; Sekret wundmachend, scharf. späteres Stadium: Sekret schleimig-eitrig, mild.	D12
Pulsatilla (siehe S. 42)	eitrige Entzündung; Augenlider verklebt, tränend; gelb-grüner Ausfluss, juckend; ausgelöst durch Zugluft oder Wind. **Verbesserung:** frische Luft.	D6
Silicea (siehe S. 44)	Entzündung der Lider und Bindehaut; Sekret schleimig-eitrig. Ursache: Fremdkörper (Sandkorn, Staub, Glassplitter).	D12
Hypericum (siehe S. 37)	Zusatzmittel bei schmerzhafter Bindehautentzündung; → lindert Schmerz, fördert Genesung.	D4

Eine leichte Bindehautentzündung im Anfangsstadium bekommt man mit Homöopathika meistens selbst gut in den Griff. Zusätzliche Augenspülungen oder Euphrasia-Augentropfen wirken schmerzlindernd und fördern den Heilungsprozess.
Besteht eine Bindehautentzündung jedoch über mehrere Tage oder hat sich Eiter gebildet, so ist umgehend der Tierarzt aufzusuchen. Bei einer chronischen Bindehautentzündung muss vor allem die Ursache gefunden werden, um eine gezielte Therapiemaßnahme einzuleiten.

Augenerkrankungen, die zu chronischen Bindehautentzündungen neigen:

Hängelid (Ektropium)

Hierbei handelt es sich um eine Fehlstellung des Unterlides, das nach außen gerollt ist. Das Unterlid hängt herunter und das Oberlid richtet sich einwärts, was den Hund oft traurig erscheinen lässt. Diese Lidfehlstellung sieht man häufig bei Boxern.

Roll-Lid (Entropium)

Das untere Augenlid ist eingerollt und die Wimpern reiben permanent am Augapfel und irritieren die Hornhaut, was für den Hund sehr schmerzhaft ist. Ein kleiner chirurgischer Eingriff befreit den Hund vor Schmerzen und vor Hornhautschäden.

Doppelte Wimpernreihe (Distichiasis)

Hinter der Wimpernreihen an Ober- und Unterlid wächst eine zweite Reihe meist (ein oder wenige) feinster Härchen, die die Hornhaut ständig irritieren und schädigen. Die Haarwurzeln müssen fachmännisch vom Tierarzt zerstört werden.

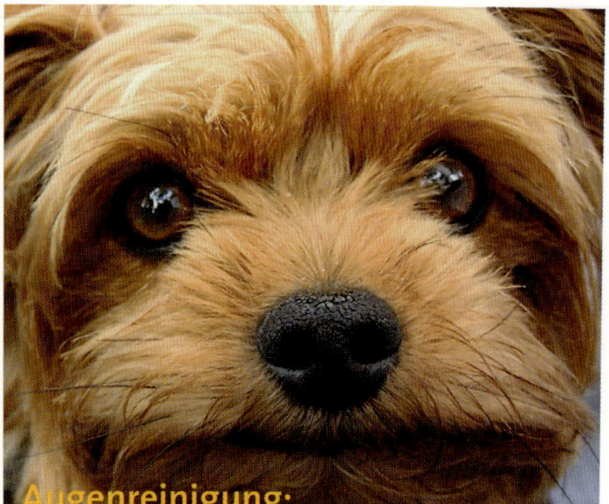

Augenreinigung:

Augen solllten nie trocken, sondern immer mit einem **feuchten, sterilen** Tuch gereinigt werden!

Feigwarzen (Papillome)

Feigwarzen treten am Lidrand auf, sie können bluten und die Hornhaut belasten.
Eine Warzenbildung kann viral, durch den Papillomavirus bedingt sein. Meist weisen Warzen jedoch auf eine tiefere Störung, wie eine Stoffwechselstörung hin.
Hier eignen sich Homöopathika zur Ursachenbehebung besonders gut. Die Arznei sollte über 3–6 Wochen eingenommen werden.

Homöopathika bei Feigwarzen		
Acidum nitrum	Warzen weich, feucht, nässend; übelriechend; bluten bei Berührung.	D12
Causticum (siehe S. 32)	Warzen glatt, hart, trocken, leicht blutend.	D12
Thuja (siehe S. 46)	Warzen blumenkohlartig, höckrig, leicht blutend, juckend; Fluor grünlich, reichlich, dick.	D12

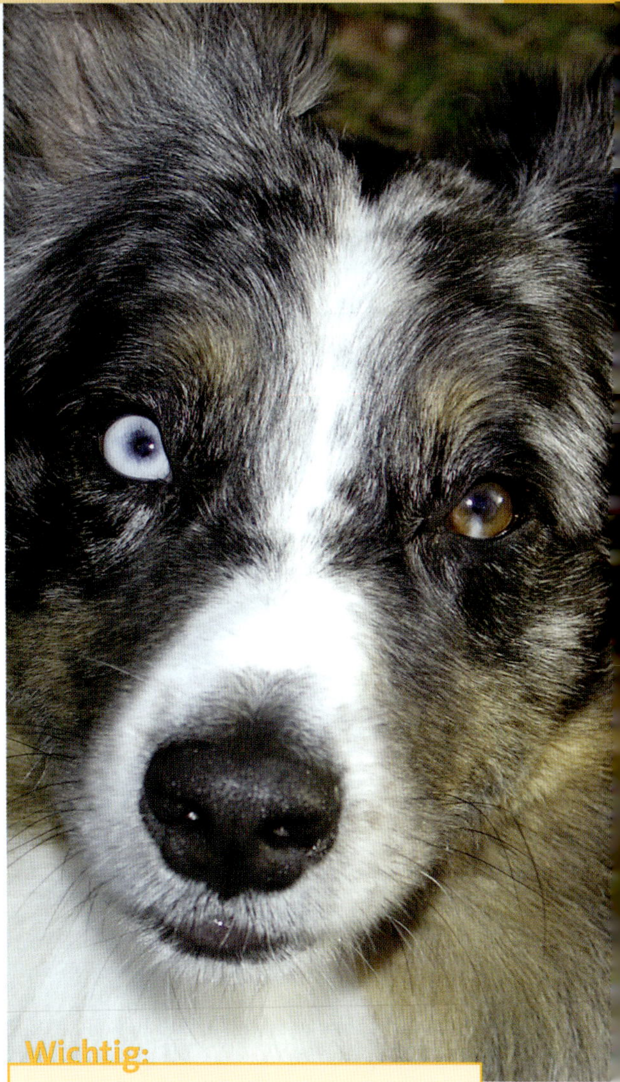

Gerstenkorn (Hordeolum)

Auch Hunde können ein Gerstenkorn bekommen. Der eitrige Abszess am entzündeten Augenlidrand ist schmerzhaft und störend.

Homöopathika bei Gerstenkorn		
Argentrum nitricum	Abszess entzündet, rot, geschwollen, gereizt, mit Eiterbildung; Lider geschwollen, schmerzend. → wirkt antibakteriell.	D6
Hepar sulfuris (siehe S. 36)	bei Gerstenkornbildung → beschleunigt die Eiterreifung und den Durchbruch.	D3
Silicea (siehe S. 44)	Abschluss einer Behandlung → fördert den Heilungsprozess. **Einnahme:** 1-mal täglich über 2 Wochen.	D30

Hagelkorn (Chalazion)

Eine weniger schmerzhafte Entzündung ist das Hagelkorn. Hierbei handelt es sich um eine Sekretstauung der Drüsen, was zu einer Entzündung mit Geschwulstbildung am Lidrand führt.

Homöopathika bei Hagelkorn		
Argentrum nitricum	Schwellung rot, entzündet; Augenlider verklebt, geschwollen.	D6
Staphisagria	Lidränder gerötet, geschwollen; Tränenflüssigkeit reichlich; → fördert den Reifungsprozess.	D6
Silicea (siehe S. 44)	Abschluss einer Behandlung → fördert den Heilungsprozess. **Einnahme:** 1-mal täglich über 2 Wochen.	D30

Wichtig:

Bei Augenspülungen nie Kamillentee verwenden, Kamille reizt und schädigt die Hornhaut.

Lidschwellung (Lidödem)

Bei einer Lidschwellung als Folge einer allergischen Reaktion oder eines Wespenstichs ist im Akutfall an Apis zu denken.

Homöopathika bei Lidschwellung		
Apis (siehe S. 23)	im Akutfall; **Einnahme:** alle 10–20 Minuten	D6

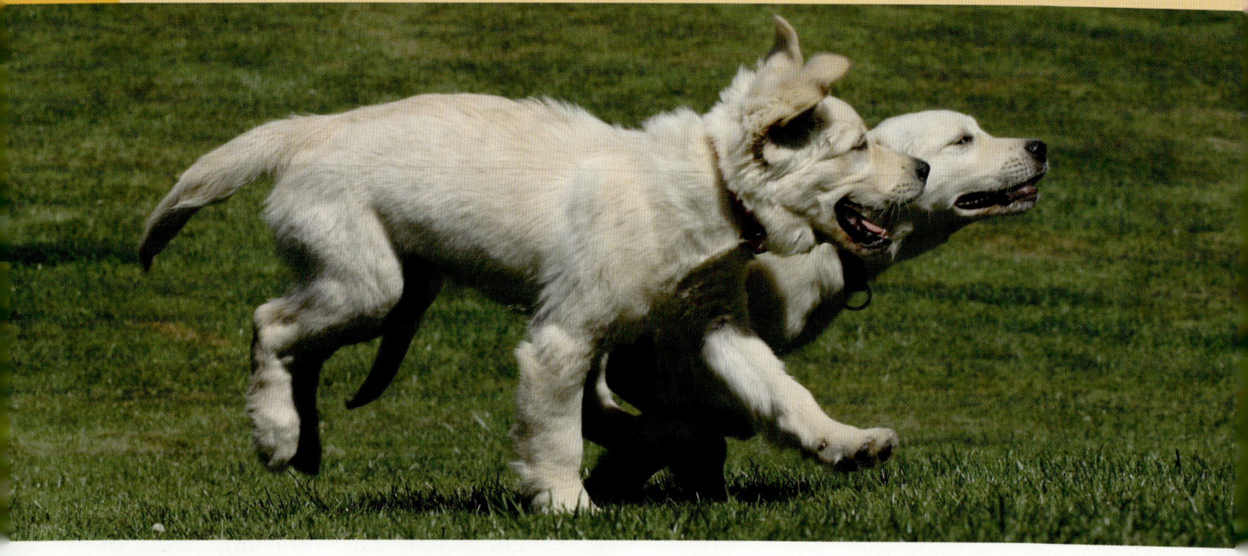

Hornhautentzündung (Keratitis)

Die Hornhaut ist »das Fenster des Auges«. Beim gesunden Auge wird die durchsichtige Hornhaut durch einen Tränenfilm geschützt und die Oberfläche ist immer feucht. Bei einer Hornhautentzündung zeigt sich anfänglich eine milchige, glanzlose Verfärbung der Hornhaut. Hinzu kann ein vermehrter Tränenfluss kommen. Die Entzündung ist äußerst schmerzhaft. Eine Hornhautentzündung kann durch ein Trauma (Schlag, Verletzung), eine Infektion, einen Fremdkörper oder eine doppelte Wimpernreihe entstehen oder erblich bedingt sein. Wenn Sie eine Augenveränderung Ihres Hundes beobachten, ist sofort ein Tierarzt aufzusuchen, vor einer Selbstmedikation ist abzuraten.

Begleitend zur Behandlung, die oft wochenlang andauert, kann die Homöopathie den Krankheitsverlauf positiv unterstützen.

Um das Auge nicht unnötig zu reizen, sollte während der Behandlung direkte Sonneneinstrahlung vermieden werden.

Tägliche Spülungen mit der Euphrasia-Lösung (siehe S. 51) wirken schmerzlindernd und beruhigend auf das Auge.

Begleitende Homöopathika bei Hornhautentzündung		
Argentum nitricum	Hornhauttrübung; Sekrete reichlich, gelb-gelbgrün, eitrig, hautreizend. **Verbesserung:** Kälte.	D12
Mercurius sublimatus	chronische Entzündung; Tränen beißend, scharf; mit Hornhautgeschwür.	D12
Aurum jodatum	chronische Entzündung; gerötete Hornhaut mit Pigmentierung; vermehrter scharfer Tränenfluss.	D12
Mercurius corrosivus	im Akutfall: bei Verletzungen; graue, trübe, glanzlose Hornhaut.	D12
Silicea (siehe S. 44)	Hornhautentzündung mit Geschwürbildung und Narben auf der Hornhaut.	D12
	Abschluss einer Behandlung → fördert den Heilungsprozess. **Einnahme:** 1-mal 1 Gabe täglich über 2 Wochen.	D30

Star

Beim Star gibt es drei Arten:

Der Graue Star (Katarakt)

Wenn die Linse allmählich trüb wird und die Pupille eher grau scheint, so handelt es sich um den grauen Star. Das Sehvermögen des Hundes ist beeinträchtigt, er sieht alles verschwommen und kompensiert dieses Defizit durch seinen Geruchssinn. Als Ursachen kommen Zuckerkrankheit (Diabetes mellitus), Vergiftungen, Verletzungen, Infektionen und vor allem erbliche Faktoren in Betracht. Erblich vorbelastet können z. B. Dackel, Cockerspaniel, Retriever und Zwergschnauzer sein, die oft schon im jungen Alter am grauen Star erkranken.

Je früher der Star erkannt und behandelt wird, desto höher sind die Genesungschancen. Der Altersstar, der um das 10. Lebensjahr auftritt, entwickelt sich schleichend und allmählich.

Der schwarze Star

Beim schwarzen Star sind die Pupillen weit und unbeweglich, es gibt keinen Pupillenreflex, der Hund erblindet. Die Erkrankung ist irreversibel und leider nicht behandelbar.

Der grüne Star (Glaukom)

Wenn der Augeninnendruck übermäßig erhöht und der Sehnerv geschädigt ist, spricht man vom grünen Star.
Das Auge entzündet sich, es kommt zu einer Trübung mit Sehverlust und ist nur klinisch zu diagnostizieren.
Bei einem akuten Glauklom ist die Pupille extrem geweitet, das Auge ist gerötet und der Blick getrübt. Erbrechen, Fieber, Schüttelfrost können hinzukommen und innerhalb von wenigen Stunden entwickelt sich eine irreversible Augenschädigung, die bis zur Erblindung führen kann.

Die Behandlung des grauen und grünen Stars sollte möglichst früh durch einen Augenspezialisten erfolgen. Homöopathika können den Star nicht heilen, jedoch bewirken sie, dass sich der Krankheitszustand nicht weiter verschlechtert und Krankheitssymptome gelindert werden. Handelt es sich nicht um einen Akutfall, so sollte die Arznei über mehrere Wochen 2-mal täglich eingenommen werden.

Homöopathika bei Grauem Star		
Atropinum surfuricum	Katarakt mit Lähmung des Augenschließmuskels.	D4
Causticum (siehe S. 32)	Altersstar auf gichtischer Basis; bei älteren, schwachen Hunden.	D4
Secale cornutum	Katarakt mit extremer Müdigkeit; **Ursache:** Diabetes mellitus. → durchblutungsfördernd.	D4
Naphthalinum + Causticum	täglich im Wechsel → zur Aktivierung der Abwehr.	je D12
Silicea	Langzeittherapie. **Einnahme:** 1-mal 1 Gabe täglich.	D30

Homöopathika bei Grünem Star		
Aconitum (siehe S. 22)	im Akutfall: **plötzliche Augenrötung**; Juckreiz, Fremdkörpergefühl.	D4
Belladonna (siehe S. 26)	im Akutfall: Augen rot, extrem lichtscheu.	D4
Euphrasia (siehe S. 34)	→ wirkt schmerzlindernd und beruhigend. **Äußerlich:** Spülungen.	D4
Gelsemium	Sehstörungen; herabhängendes Oberlid; nervöse Erschöpfung. → wirkt schmerzlindernd, weitet die Pupillen.	D4

Trockenes Auge (Keratokonjunktivitis sicca)

Beim »Trockenen Auge« wird zu wenig Tränenflüssigkeit gebildet, was zum Austrocknen der Binde- und Hornhaut führt. Vermehrtes Blinzeln, Juckreiz und gelegentliche Lichtscheue können erste Anzeichen einer zu geringen Tränenproduktion sein. Um die Tränenproduktion anzuregen und die Entzündungssymptomatik zu lindern, sollte der Tierarzt oder Tierheilpraktiker aufgesucht werden.
Im fortgeschrittenen Stadium fällt die Nickhaut sichtlich hervor und die Folgen sind chronisch-eitrige Binde- und Hornhautentzündungen mit starker Sehbeeinträchtigung. Die Ursachen können Infektionskrankheiten wie Staupe, eine Vergiftung, eine Verletzung oder ein Vitamin-A-Mangel sein. Manche Rassen, zum Beispiel der Deutsche Schäferhund, der Yorkshireterrier, der Cockerspaniel, die Bulldogge oder der Teckel, können eine angeborene Veranlagung für die Erkrankung haben.

Begleitende Homöopathika		
Alumina	verdickte, trockene Augenlider, brennend, wund, juckend; Hund kratzt am Auge; mit Fremdkörpergefühl.	D6
Euphrasia (siehe S. 34)	gereiztes, trockenes Auge. → wirkt schmerzlindernd und beruhigt. **Äußerlich:** Euphrasia-Augentropfen	D6
Echinacea-Tropfen (siehe S. 33)	**als Zusatzmittel:** → steigert die Immunabwehr und wirkt entzündungshemmend. **Einnahme:** 2-mal täglich über 2 Wochen.	∅

Äußerliche Anwendung:

Vitamin A-haltige Augentropfen und Salben unterstützen den Heilungsprozess.

Triefauge (Lippitudo)

Das Triefauge ist ein ständig tränendes Auge, das ein- oder beidseitig auftreten kann.
Die Tränenflüssigkeit wird nicht mehr richtig abgeleitet und läuft im Augenwinkel über den Rand, es bildet sich eine »Tränenrinne« zwischen Auge und Nase.

Ursache des Triefauges kann eine vermehrte Tränenproduktion oder eine Blockierung der Tränennasenkanäle sein. Die verstopften oder verklebten Tränennasenkanäle sollten von einem Fachmann durchgespült werden.

Das Homöopathische Heilmittel sollte über 4 Wochen eingenommen werden.

Homöopathika bei Triefauge		
Kalium bichromicum	→ verflüssigt verstopfende, festsitzende Absonderungen in den Tränennasenkanälen.	D6
Natrium muriaticum	verstopfter Tränennasenkanal; wässriges Sekret, wie rohes Eiweiß.	D6
Staphisagria	entzündlicher, verklebter Tränenkanal.	D6
Silicea (siehe S. 44)	bei chronisch verstopften Tränennasenkanälen. Zum Abschluss einer Behandlung → fördert den Heilungsprozess. **Einnahme:** 1-mal täglich 1 Gabe über 2 Wochen.	D12 D30

Erkrankungen des Ohres

Das Hundeohr besteht aus dem Außen-, Mittel- und Innenohr und hat eine anatomische Besonderheit: Der Verlauf des Gehörgangs ist geknickt.
Entzündungen des Mittelohrs (Otitis media) und Innenohrs (Oitits interna) sind beim Hund selten, und von einer Selbstmedikation ist abzuraten. Die Anzeichen einer Mittel- oder Innenohrentzündung können Fieber, ein Schiefhalten des Kopfes und sogar Gleichgewichtsstörungen sein. Mittel- und Innenohrentzündungen können durch Schädeltraumen, Infekte, Vergiftungen oder eine verschleppte Gehörgangsentzündung entstehen. Es bedarf schnellstens einer tierärztlichen Behandlung, um bleibende Schädigungen des Trommelfells zu vermeiden.

Gehörgangsentzündung (Otitis externa)

Eine Entzündung des äußeren Gehörganges, auch Ohrzwang genannt, kann bei fortgeschrittenem Krankheitsstadium zur Verdickung der Ohrmuschel bis hin zur Taubheit führen.

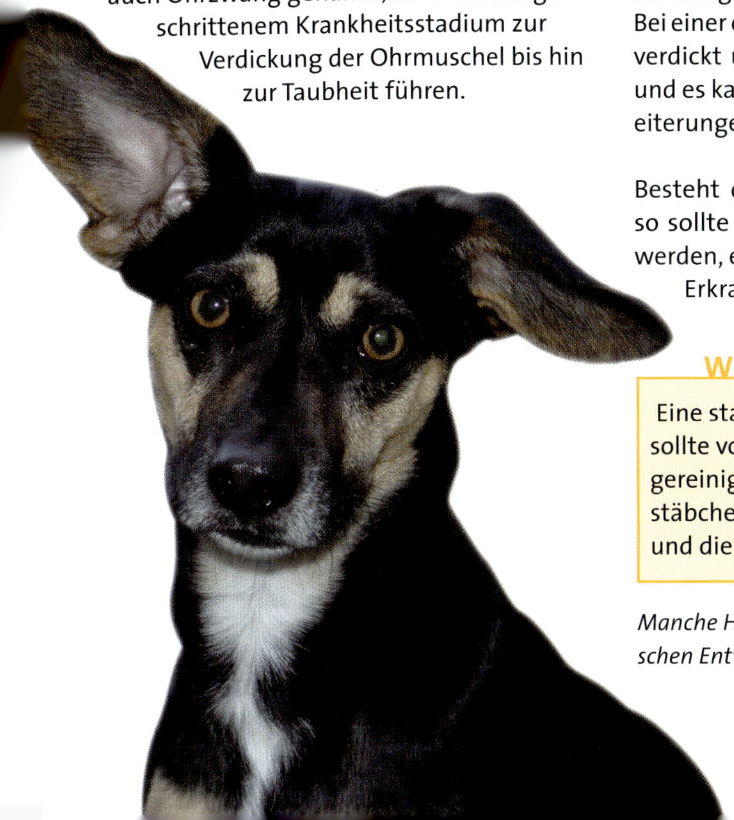

Wenn sich der Hund aufgrund des Juckreizes und der Schmerzen am Ohr kratzt, den Kopf schüttelt oder schief hält oder den Kopf am Boden schubbert, so sind das Anzeichen für eine Ohrerkrankung.
Fühlt sich das gerötete Ohr warm an, hat sich vermehrter, meist übel riechender Ohrschmalz gebildet. Sind die Lymphknoten angeschollen, so ist das der Beginn einer akuten Gehörgangsentzündung.

Es ist möglich, dass sich hinter einer Ohrentzündung eine Stoffwechselstörung verbirgt. Der Organismus des Hundes versucht, die Toxine über das Ohr auszuleiten. Bei einer einseitigen rechten Ohrentzündung muss an einen Fütterungsfehler gedacht werden, die Entgiftungsorgane Leber, Niere und Darm sind überlastet. Bei einer linksseitigen Ohrentzündung dagegen könnte eine Hormonstörung von Schilddrüse oder Geschlechtsorganen vorliegen.

Eine nicht auskurierte akute Gehörgangsentzündung kann schnell chronisch werden.
Bei einer chronischen Gehörgangsentzündung verdickt und entzündet sich die Ohrmuschel und es kann zu Gewebswucherungen mit Vereiterungen am Ohrkanal kommen.

Besteht die Ohrentzündung über drei Tage, so sollte umgehend der Tierarzt aufgesucht werden, eine schnelle Handlung ist bei dieser Erkrankung erforderlich.

Wichtig:

Eine stark verschmutzte Ohrmuschel sollte vorsichtig mit einem sauberen Tuch gereinigt werden. Es sollten keine Wattestäbchen verwendet werden, die Reizung und die Verletzungsgefahr sind zu groß!

Manche Hunde neigen aufgrund ihrer anatomischen Entwicklung zu Ohrenerkrankungen.

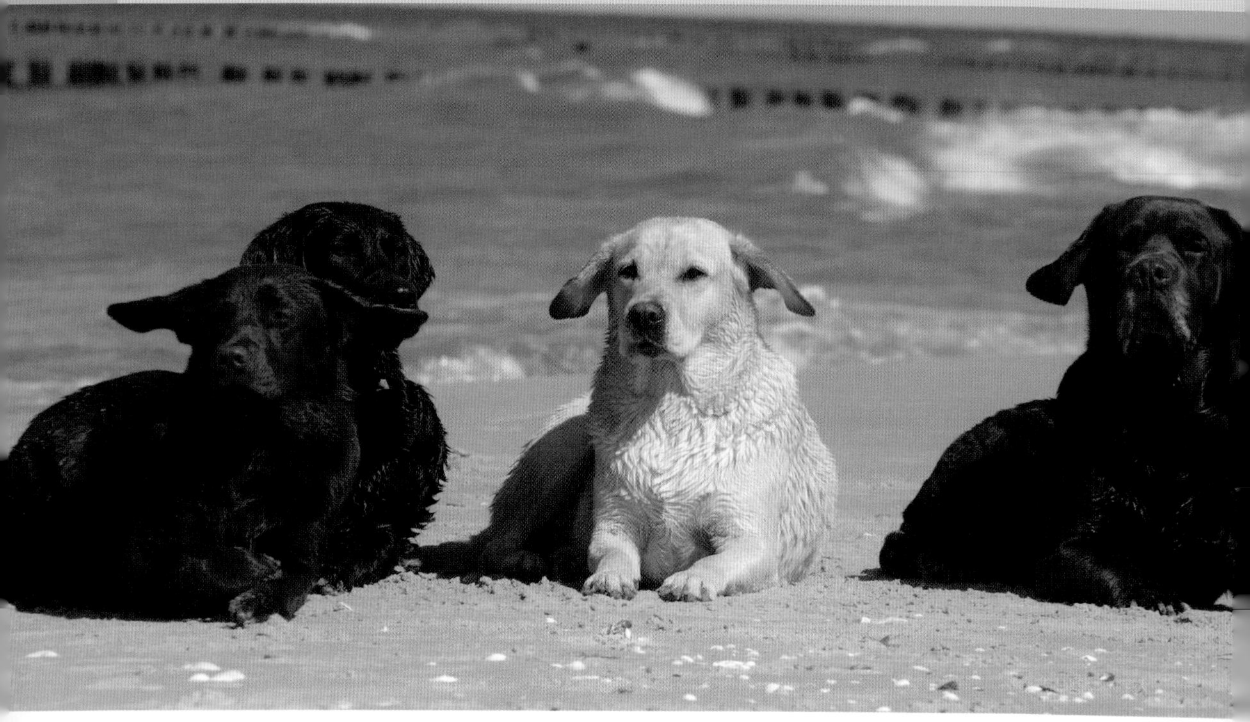

Es kommt vor, dass der Hund durch häufiges Schwimmen Wasser in die Ohren bekommt und sich ein idealer Nährboden für Keime und Bakterien entwickeln kann.

Ursachen für Gehörgangsentzündungen:

- **Milben**
  Im Gehörgang bildet sich dunkelbraunes kohlenrußartiges Sekret, das süßlich riecht. Hierbei handelt es sich um Milben. Zudem können sich noch Bakterien oder Hefen ansiedeln.

- **Fremdkörper**
  wie Pollen, Staub, Wasser, Insekten, Grannen oder Tannennadeln können, wenn sie nicht rechtzeitig entfernt werden, Entzündungen verursachen. Die Grannen können bis ins Ohrinnere wandern und starke Schmerzen am Trommelfell auslösen. Grannen und tiefliegende Fremdkörper sollten von einem Tierarzt oder Tierheilpraktiker entfernt werden.

- **Unsachgemäße Reinigung**
  Das Ohr muss nicht regelmäßig gereinigt werden, wenn keine Erkrankung vorliegt. Eine regelmäßige Kontrolle ist ratsam, es sollte auch ins Ohr hineingerochen werden.

- **Innere Ursachen können sein:**
  Ein zu enger Gehörgang, eine übermäßige Produktion von Ohrschmalz oder ein starkes Haarwachstum bis tief ins Ohr.

- **Rassedisposition**
  Es gibt Hunderassen, die zu einer Gehörgangsentzündung neigen, wie der Cockerspaniel mit seinen Hängeohren. Die Ohren werden nicht genügend belüftet und Bakterien können sich einnisten.

- **Infektionskrankheiten**
  Infektionen können sich leicht durch Schwimmen in verschmutztem Wasser oder bei feuchtwarmem Klima entwickeln.

Eine Gehörgangentzündung (Otits externa) kann man mit homöopathischen Mitteln behandeln. Geruch, Konsistenz und Farbe des Ohrausflusses geben Hinweise auf die Art der Krankheit und auf die Arzneimittelwahl.

Homöopathika bei einer Gehörgangsentzündung		
Argentum nitricum	Verdickung und Wulstbildung in Gehörgang und Ohrmuschel; oft verursacht durch Schwimmen im kalten Wasser. Beim Cockerspaniel zusätzlich Graphites eingeben.	D12 D4
Belladonna (siehe S. 26)	plötzliche Entzündung; Ohren heiß, gerötet, geschwollen; eventuell mit Fieber; Mattigkeit. **Verschlechterung:** Kälte und Erschütterung.	D6
Dulcamara	akute Entzündung; Folge von Durchnässung, Schwimmen in verunreinigtem Wasser; Juckreiz. **Verbesserung:** Wärme, Bewegung.	D6
Graphites (siehe S. 35)	Vermehrter Ohrausfluss, mild, honigartig, süßlich riechend; Verdickung der Ohrmuschel und des Gehörgangs. Typmittel.	D4
Hepar sulfuris (siehe S. 36)	akute Entzündung mit Eiterbildung; Ohrschmalz übermäßig, halbflüssig, eventuell mit Blut vermischt, nach Käse riechend; Hund ist sehr schmerz-, berührungs- und kälteempfindlich.	D6
Mercurius solubilis	akute Entzündung; Sekret gelb bis grünlich, eitrig, riecht faulig. **Verschlechterung:** bei Wärme, nachts.	D8
Psorinum	chronischer Ohrausfluss, gelblich-braun, eitrig, wund machend, riecht nach gekochtem Fleisch; Neigung zu nässendem, krustigem Ekzem; Hund friert leicht, tritt besonders im Winter auf.	D30
Silicea (siehe S. 44)	Chronische Entzündung; Neigung zu Eiterungen; Ohrausfluss dünn, ätzend, übelriechend. **Verschlechterung:** durch Kälte, im Winter, morgens .	D12
Tellurium	chronische Entzündung; Ohrmuschel verdickt, geschwollen; Sekret wässrig oder gelblich, scharf-beißend, übelriechend nach Fischlake. → Mittel wirkt sehr langsam, hat aber eine lange Nachwirkung.	D30
Silicea (siehe S. 44)	Zum Abschluss einer Behandlung → fördert den Heilungsprozess. **Einnahme:** 1-mal täglich 1 Gabe über 2 Wochen.	D30

Äußerliche Anwendung:

Calendula-Tinktur wirkt antiseptisch und fördert die Wundheilung. Die Tinktur 1:10 verdünnen und sanft mit einem weichen Tuch reinigen und einmassieren.

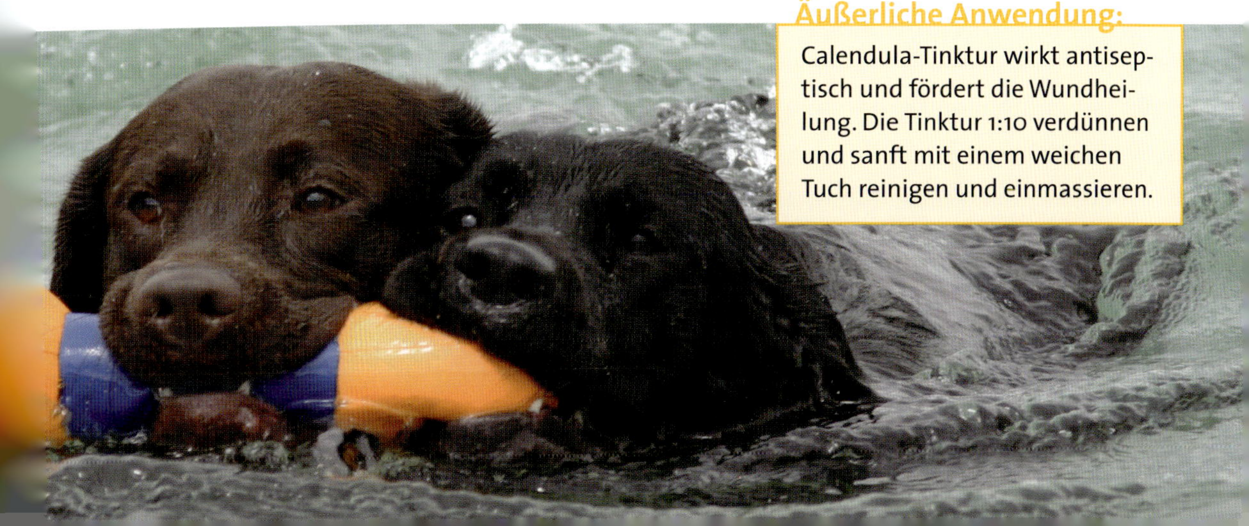

Othämatom (Bluterguss an der Ohrmuschel)

Das Othämatom ist ein Bluterguss im Ohrlappen und entsteht oft als Folge einer Ohrentzündung. Manche Hund haben auch genetisch bedingt eine Veranlagung zur Bildung eines Othämatoms. Der Hund reagiert auf das gereizte, juckende Ohr mit häufigem Kopfschütteln, Kratzen oder Anschlagen des Kopfes an einen harten Gegenstand, wie zum Beispiel die Tischkante. Die Ohrmuschel schwillt an, die feinen Blutgefäße im Ohr platzen und es bildet sich ein dicker Bluterguss, auch als »Blutohr« bezeichnet.
Wenn ein Othämatom im Anfangsstadium behandelt wird, kann man einen operativen Eingriff vermeiden.

Homöopathika bei Othämatom		
Arnica + Bellis perennis + Hamamelis	Einnahme im perakuten Fall (plötzlich): alle 2 Stunden	D4 D2
	Einnahme im subakuten Fall (über mehrere Tage bestehend): 2-mal täglich 1 Gabe über 2 Wochen. ➔ beschleunigt die Wundheilung.	D3

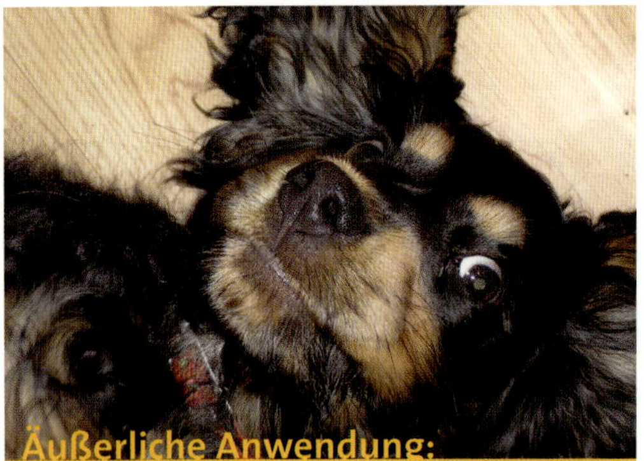

Äußerliche Anwendung:

Traumeel-Salbe mehrmals täglich in beide Ohrseiten sanft einmassieren.

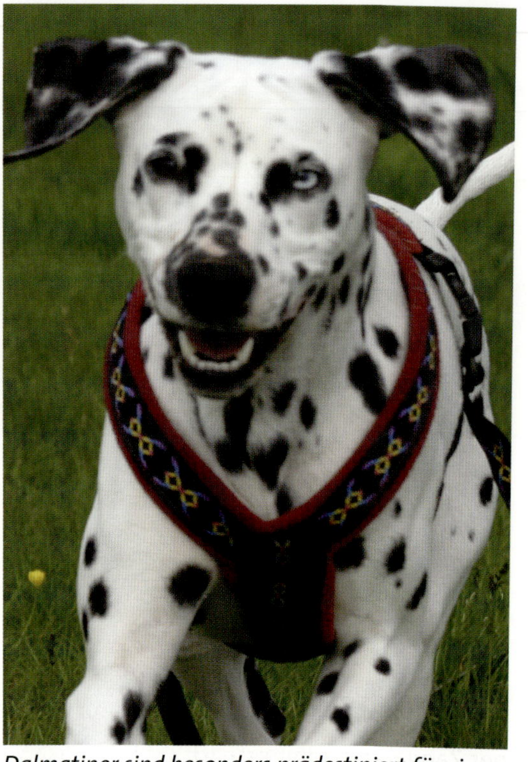

Dalmatiner sind besonders prädestiniert für eine angeborene Taubheit.

Taubheit

Taubheit entsteht durch eine Blockade der Schallübertragung zur Gehörschnecke und kann erworben oder angeboren sein.

Die angeborene, vererbte Taubheit kommt oft bei Rassen mit weißer Pigmentierung vor, wie zum Beispiel beim Dalmatiner. Auch Hunde mit blauen Augen sind häufig vorbelastet.
Die Taubheit kann schon im Welpenalter von drei bis vier Wochen auftreten, der junge Hund reagiert weder auf Geräusche, noch auf Rufen. Um eine definitive Diagnose zu erstellen, muss der Hund fachmännisch untersucht werden.

Eine erworbene Taubheit kann die Folge von Mittel- oder Außenohrentzündungen sowie eines Fremdkörpers im Ohr sein.

Erkrankungen der Maulhöhle

Vor ca. 10.000 Jahren war der Hund ein Selbstversorger, er hat seine Beute gejagt, und mit seinem Raubtiergebiss erfasst, gerissen und verschlungen.
Heute bekommt der Hund sein Futter »napfgerecht« präsentiert, das Gebiss wird zum Beispiel bei der Aufnahme von Dosenfutter unterfordert. Deshalb braucht das Gebiss eine regelmäßige Kaubeschäftigung, mit Kauknochen, Büffelhautknochen, Ochsenziemern ...
Zudem fördern Kauknochen die natürliche Mundhygiene. Durch die Reibung wird der Zahnbelag entfernt, es werden Enzyme freigesetzt, die den Zahnbelag lösen und den Hund vor Zahnstein und Zahnfleischerkrankungen schützen.

Eine regelmäßige Zahnkontrolle Ihres Hundes ist sehr wichtig. Leichten Zahnstein kann man selbst entfernen. Durch die Früherkennung einer Zahnerkrankung erspart man dem Hund unnötige Schmerzen, die für das Tier ebenso qualvoll sind wie für den Menschen. Jedoch mit dem Unterschied, dass der Hund oft erst im fortgeschrittenen Krankheitsstadium eine Schmerzreaktion zeigt.
Gerötetes Zahnfleisch, Appetitlosigkeit bis Nahrungsverweigerung, vermehrter Speichelfluss und Mundgeruch können Anzeichen einer Zahnerkrankung sein.

Gebissentwicklung

Hunde werden zahnlos geboren, der Durchbruch des Milchgebisses beginnt in der 2. bis 3. Woche und ist in der 5. bis 8. Woche abgeschlossen. Im Alter von 4 bis 6 Monaten erfolgt der Zahnwechsel und Ende des 6. Monats ist das vollständige Gebiss mit 42 Zähnen entwickelt. Gerade während des Zahnens kann man homöopathisch eine optimale Zahnentwicklung des Gebisses fördern.

Homöopathika bei Zahnen		
Belladonna (siehe S. 26)	rotes Zahnfleisch; Speichelfluss; schmerzend; schlechtes Allgemeinbefinden, evtl. mit Fieber; Überempfindlichkeit auf Licht, Geräusche, Geschmack, Berührung.	D6
Chamomilla	Mundschleimhaut entzündet; Speichelfluss; Mundgeruch; Durchfall, Unruhe; Krämpfe; Tier ist überempfindlich.	D6

Homöopathika zur Gebissförderung		
Calcium carbonicum Calcium phosphoricum Calcium fluoratum	**Einnahme:** 3-mal täglich im täglichen Wechsel.	D6 D12 D12

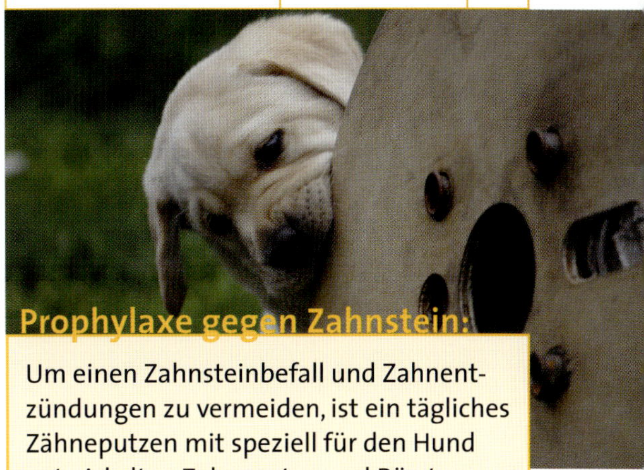

Prophylaxe gegen Zahnstein:

Um einen Zahnsteinbefall und Zahnentzündungen zu vermeiden, ist ein tägliches Zähneputzen mit speziell für den Hund entwickelten Zahnpasten und Bürsten ratsam.
Man sollte möglichst im frühen Alter damit beginnen, so gewöhnt sich der Hund an das Putzen und die Reinigung wird toleriert.
Eine Zahnsteinbildung wird ebenfalls deutlich reduziert, wenn der Hund regelmäßig enzymhaltige Kaustreifen oder Kauknochen bekommt.

Entzündung der Maulschleimhaut (Stomatitis)

Dies ist eine Entzündung der Maulschleimhaut, die dabei gerötet und geschwollen ist. Die Ursachen können eine Vergiftung, Vitaminmangel (besonders Vitamin A), zu heißes Futter, eine Allergie, eine Zahnerkrankung, eine Infektion der Maulhöhle oder ein Fremdkörper im Maul sein. Der Hund knabbert beispielsweise an einem Holzstück, ein Holzspan setzt sich in der Maulschleimhaut fest und die Stelle entzündet sich. Deshalb ist ein regelmäßiger Blick in den Fang wichtig, um festzustellen, ob sich eventuell ein Fremdkörper im Maul befindet. Entzündungen der Maulschleimhaut können auch bei Allgemeinerkrankungen wie bei Nierenerkrankungen, Diabetes oder Infektionserkrankungen wie Staupe auftreten.

Lefzenekzem

Das Lefzenekzem kommt besonders bei Hunden mit ausgeprägten Hautfalten unter der Unterlippe vor. Die Lefzenhautfalten werden ständig mit Speichel benetzt und reiben aneinander. Die Haut entzündet sich und in dem feuchten Milieu bildet sich ein schmerzhaftes Ekzem, das üblen Mundgeruch verursacht. Damit sich kein Ekzem bilden kann, sollte darauf geachtet werden, die Lefzen immer trocken und sauber zu halten.

Froschgeschwulst (Ranula)

Wenn sich die Speichelgänge unter und neben der Zunge entzünden, anschwellen oder durch Speichelsteine verstopft sind, können Speichelzysten entstehen. Diese Speicheldrüsenerkrankung sollte vom Tierarzt diagnostiziert werden.

Zahnfleischentzündung (Gingivitis)

Das Zahnfleisch ist gerötet und entzündet. Bei fortgeschrittener Entzündung können Zahntaschen entstehen, in denen sich Bakterien festsetzen.

Homöopathika bei Stomatitis		
Belladonna + Echinacea Urtinktur	akuter Beginn: Maulschleimhaut hochrot, geschwollen, entzündet, trocken; Zunge glänzend, rot; sehr schlechtes Allgemeinbefinden.	D6 ∅
Acidum sulfuricum	Entzündung mit Bläschen- und Geschwürbildung, leicht blutend, schmerzhaft; flüssiges, dunkles Blut; starker Speichelfluss; übler Mundgeruch; Zunge rot und feucht, Neigung zu Parodontose; Hund ist schwach und erschöpft. **Verbesserung:** Wärme.	D4
Mercurius solubilis	blau-rötliche Entzündung; Blasenbildung mit Blutungs- und Eiterungsneigung; Sekret gelb-grünlich; Zunge geschwollen, schmierig-belegt; fadenziehender Speichel; übler Mundgeruch; Lymphknotenschwellung; Zahnfleisch schwammig, leicht blutend. **Verschlechterung:** Wärme	D12
Echinaca Urtinktur	als Zusatzmittel. → zur Stärkung des Immunsystems.	∅
Homöopathika bei Lefzenekzem		
Hepar sulfuris	Ekzem nässend, nach altem Käse riechend.	D6
Kreosotum	Ekzem blutig, wundmachend, übelriechend; starker Speichelfluss; Zahnfleisch bläulich-rot.	D6
Homöopathika bei Froschgeschwulst		
Thuja	im Anfangsstadium; Maulschleimhaut geschwollen; Bläschenbildung; zäher Schleim.	D6

Zahnfleischschwund (Parodontose)

Am Zahnhals entsteht ein Zahnfleischschwund. Das entzündete Zahnfleisch löst sich vom Zahn, es entstehen Hohlräume, in denen sich Bakterienherde ausbreiten können, die bis zur Zahnwurzel vordringen können.

Zahnfleischwucherung (Epulis)

Wucherungen der Zahnfleischhaut können sich aus der Schleimhaut entwickeln. Sie fühlen sich weich oder hart an. Bei fortschreitender Entwicklung bilden sich verhärtete Wucherungen. Das wuchernde Zahnfleisch wölbt sich langsam vor und kann die Zähne überdecken. Ob der Tumor gut- oder bösartig ist, muss der Tierarzt feststellen.

Zahnstein

Zu den häufigsten Zahnerkrankungen beim Hund gehört der Zahnstein. Durch die Ablagerung von Salzen aus dem Speichel bildet sich der gelblich-braune raue Zahnstein, der an das Zahnfleisch heranwächst. Das entzündete Zahnfleisch weicht zurück und der Zahnstein kann sich zwischen Kiefer und Zahnwurzel einlagern. Es entstehen Bakterienherde und es bilden sich Zahnfleischtaschen. Die Zahnfleischtaschen und der Zahnhals beginnen zu eitern, was sich auch durch einen üblen Mundgeruch äußert. Das Endstadium ist die Lockerung und schließlich der Verlust des Zahnes. Es sind jedoch nicht nur die Zähne betroffen, denn die Bakterienherde verteilen ihre Krankheitskeime über die Blutbahn im gesamten Körper und schädigen so lebenswichtige Organe wie Herzklappen, Leber, Nieren und Gelenke. Deshalb ist es notwendig, dass der Hund regelmäßig vom Tierarzt auf Zahnstein kontrolliert und dass er entfernt wird!

Zähneziehen (Extraktion)

Muss ein Zahn gezogen werden, beschleunigen Homöopathika den Wundheilungsprozess.

Homöopathika bei Zahnfleischentzündung		
Chamomilla	Entzündung und Infektion mit viel Speichelfluss; auch beim Zahnen; Maulgestank; berührungsempfindlich. → wirkt schmerzlindernd.	D6
Mercurius solubilis	Zahnfleisch entzündet; leicht blutend; übler Mundgeruch; fadenziehender Speichel.	D12
Lachesis (s. S. 39)	Blaufärbung der Maulränder; Rachenanschwellung.	D12
Staphisagria	Zahnfleisch leicht blutend, schwammig, Zahnfleischgeschwüre, schlechte Zähne	D12
Homöopathika bei Parodontose		
Silicea + Natrium phosphoricum	→ zur Stärkung des Gewebes. **Einnahme:** 3-mal täglich über 8 Wochen.	D4 D4
Homöopathika bei Zahnfleischwucherungen		
Hekla lava	sehr harte Wucherungen, besonders im oberen Kieferbereich.	D30
Symphytum	verhärtete Wucherungen an der Knochenhaut.	D2
Silicea	harte Wucherungen, schlecht heilend.	D6
Thuja	weiche Wucherungen an verschiedenen Stellen.	D6
Homöopathika bei Zähneziehen		
Calendula	→ zur Wundheilung **Einnahme:** danach 3-mal täglich 3 Wochen	D2
Arnica (siehe S. 24)	→ Kräftigungsmittel; fördert den Wundheilungsprozess. **Einnahme:** 3 Tage davor und danach 1-mal täglich.	D30

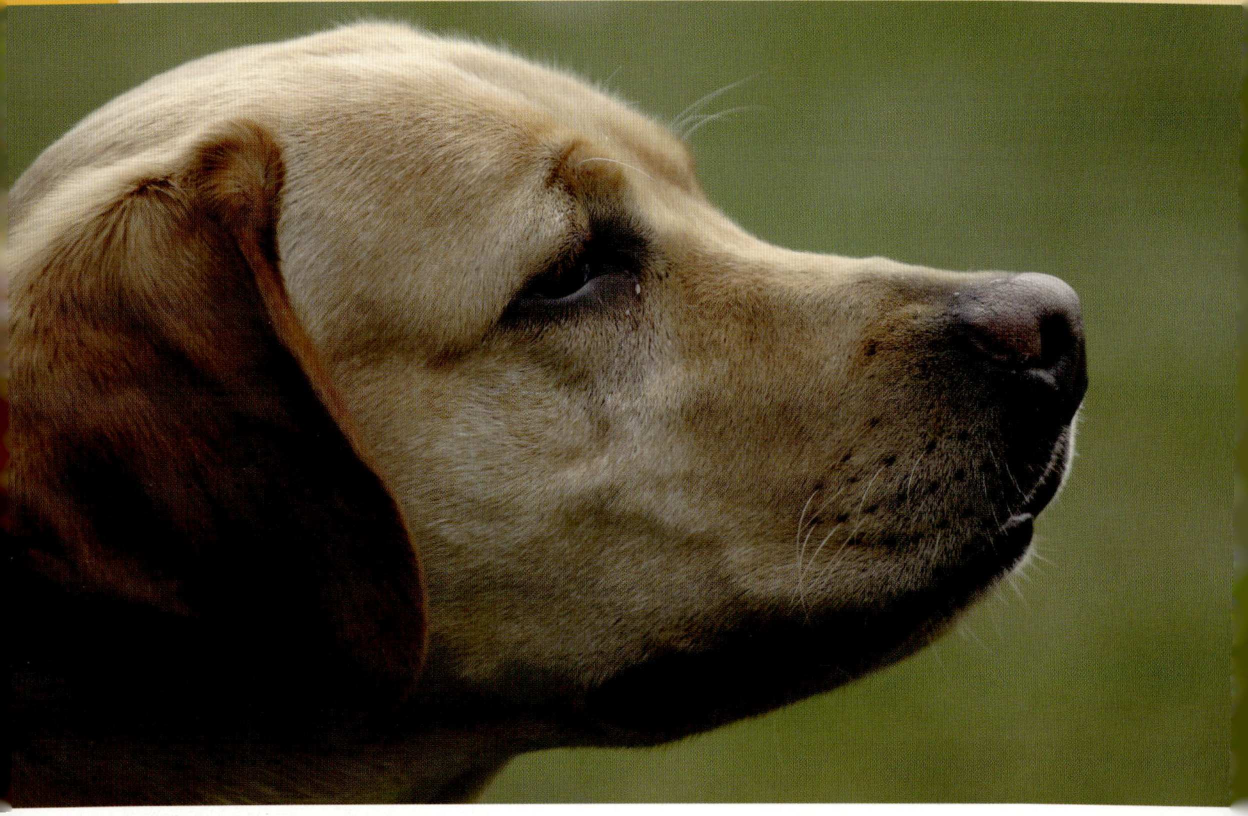

Erkrankungen der Atemwege

Nase

Die Nase ist das wichtigste Sinnesorgan des Hundes und ist für die Erwärmung, Reinigung und Befeuchtung der Atemluft zuständig. Am beeindruckendsten ist der ausgeprägte Geruchssinn des Hundes, sein Riechvermögen ist um das ein Millionfache mal besser, als das des Menschen. Ein Zehntel des Hundehirns ist für das Riechzentrum zuständig, beim Menschen macht es nur ein Prozent aus.

Der Hund »sieht« seine Umwelt mit der Nase, er kann sogar Gerüche »stereo« riechen, Gerüche, die von links oder rechts kommen, unterscheiden. Wird man sich des ausgeprägten Geruchssinns des Hundes bewusst, so kann man sich vage vorstellen, wie sensibel die Hundenase auf Gerüche wie Parfum, Putzmittel, Zeckenhalsbänder, Raumsprays, Zigarettenrauch oder Abgase reagiert, wodurch beim Hund in vielen Fällen auch Allergien ausgelöst werden können.

Nasenausfluss (Rhinitis)

Der akute einfache Schnupfen beginnt mit einem anfangs spärlichen und wässrigen Nasenausfluss und ist mit homöopathischen Mitteln gut zu behandeln. Er geht meistens nach wenigen Tagen vorüber.

Ist dies jedoch nicht der Fall und der Nasenausfluss wird immer trüber und dickflüssiger und es sondert sich Eitersekret ab, so ist der Tierarzt zu konsultieren.

Bei einem chronischen Nasenausfluss sind nicht nur die Nasenschleimhäute betroffen, sondern auch die Nasennebenhöhlen. Dies ist eine ernst zu nehmende Sache. Die Ursachen können vielseitig sein: ein viraler oder bakterieller Infekt, ein vereiterter Zahn oder Tumore (Neoplasien), die Entzündungen hervorrufen.

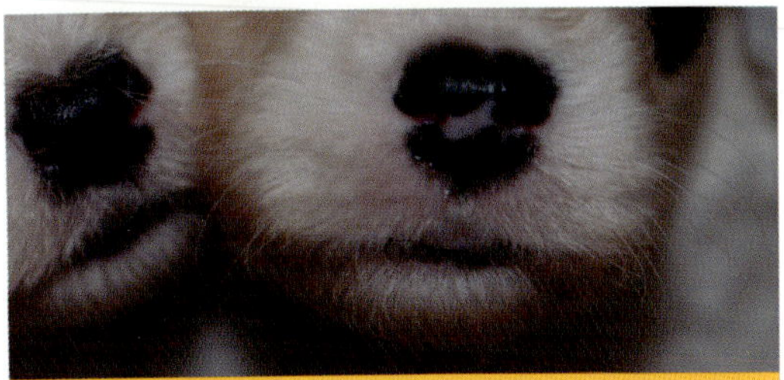

Homöopathika bei Nasenausfluss		
Allium cepa	im Anfangsstadium; Augen und Nasenausfluss mit Niesen; helles wässriges Sekret.	D2
Euphrasia (siehe S. 34)	Augen- und Nasenausfluss wässrig, mild, entzündet; auch bei Allergie.	D4
Euphorbium	heftiger Schnupfen, wässrig-scharf; starker Niesreiz; Hund reibt sich an Augen und Nase. **Verbesserung:** bei Bewegung.	D6
Hepar sulfuris (siehe S. 36)	subakuter Nasenausfluss; eitrig, festsitzend; riecht nach altem Käse; Nasennebenhöhlen entzündet.	D6
Kalium bichromicum	chronischer Nasenausfluss; Sekret weißlich-gelblich, fadenziehend, wundmachend.	D12
Luffa operculata	Sekret weiß-gelb, zäh, stockend oder fließend; trockene, verkrustete Nase; auch bei Allergie, **Verbesserung:** im Freien.	D4
Pulsatilla (siehe S. 42)	akut und chronisch; Sekret gelb-grün, mild; Typmittel.	D4
Echinacea Urtinktur	als Zusatzmittel → steigert die Immunabwehr.	Ø

Trockener Nasenspiegel

Der empfindliche Nasenspiegel ist für die Atmung, die Geruchswahrnehmung und die Regulierung der Körpertemperatur zuständig. Hunde regulieren über Hecheln ihre Körpertemperatur. Der Nasenspiegel sollte immer leicht feucht sein, ein trockener Nasenspiegel kann ein Symptom für eine innere Störung sein.

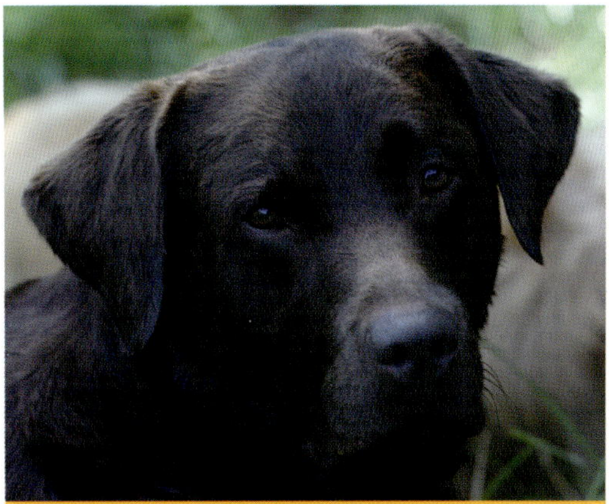

Homöopathika bei trockenem Nasenspiegel		
Antimonium crudum	trockener Nasenspiegel, rissig mit Schwielenbildung; Juckreiz; Stoffwechselstörung.	D12
Graphites (siehe S. 35)	Nasenspiegel trocken, borkig; Typmittel.	D12
Natrium muraticum	Nasenspiegel trocken; **Verschlechterung:** durch Hitze, Sonne.	D12
Petroleum	Nasenspiegel trocken, rissige Haut, Schrunden. **Verschlechterung:** bei kaltem Wetter.	D12
Causticum (siehe S. 32)	beim älteren Hund; Nasenspiegel trocken; Typmittel.	D12
Sepia	Nasenspiegel trocken mit Pigmentstörungen.	D6

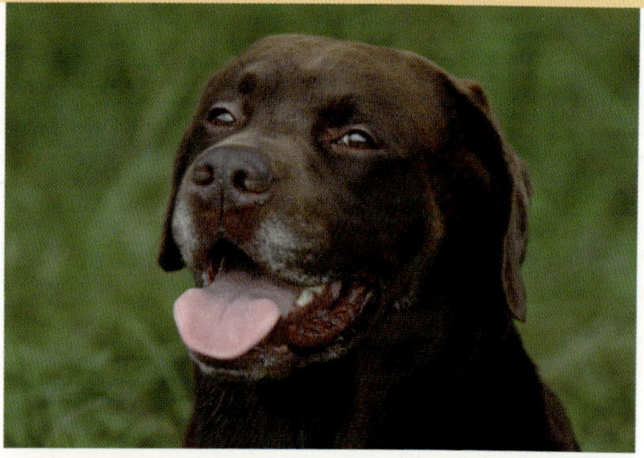

Hals

Mandelentzündung (Tonsillitis)

Die Mandeln gehören zum Lymphsystem und fangen virale und bakterielle Krankheitserreger ab, die über die Nase und den Rachenbereich eindringen wollen. Bei der Immunabwehr von zu vielen Krankheitserregern, schwellen die Mandeln an, entzünden sich und können eitern. Eine Mandelentzündung ist immer die Folge einer anderen Entzündung. Oft kehren die Entzündungssymptome immer wieder und es können auch Herz- und Nierenerkrankungen entstehen.

Um diesen Kreislauf zu durchbrechen, sollte gerade bei einer chronischen Mandelentzündung unter Aufsicht des Tierarztes oder Tierheilpraktikers homöopathisch behandelt werden.

Symptome:

- Husten und Schluckbeschwerden
- geröteter Rachen
- geschwollene Mandeln
- geschwollene Lymphknoten
- Fieber
- aufgrund der Schmerzen am Hals sehr berührungsempfindlich
- Mundgeruch!
- Appetitlosigkeit
- schlechtes Allgemeinbefinden, Mattigkeit, Müdigkeit

Homöopathische Mittel bei einer akuten und chronischen Mandelentzündung		
Apis (siehe S. 23)	mit Rachenentzündung und Blasenbildung; Schwellung hell, glasig; Hund ist durstlos, unruhig, ängstlich. **Verschlechtung:** Wärme.	D4
Belladonna (siehe S. 26)	akute Mandelentzündung; Mandeln und Rachen hochrot entzündet, heiß; oft mit Fieber; trockener Mund; Kopf heiß, Körper kalt.	D6
Hepar sulfuris (siehe S. 36)	chronische schmerzhafte, eitrige Mandelentzündung; drohender Abszess; Würgereiz; übler Mundgeruch; Hund fröstelt.	D30
Kalium chloratum	chronische Mandelentzündung; weißgrauer Belag auf Zunge; Schleim weißgrau, dick, zäh; Schwellung der Halslymphknoten.	D12
Lachesis (siehe S. 39)	Mandeln und Rachen stark geschwollen; blaurote Entzündung, wundmachend; oft mit Fieber; links beginnend oder linke Seite ist mehr betroffen; Hund verträgt keine Enge um Hals (Halsband).	D12
Lycopodium (siehe S. 38)	entzündete Mandeln, roh, wund; die rechte Seite ist mehr betroffen; Schwellung der Halslymphknoten; **Verschlechterung:** Wärme	D6
Mercurius solublius	Mandeln dunkel- bis bläulichrot mit Eiter und Abszessbildung, stark hervortretend; starke Speichelbildung; Schluckzwang; geschwollene Zunge; Schwellung der Halslymphknoten; fäulnisartiger Mundgeruch. **Verschlechterung:** bei kalter Luft.	D12
Phytolacca	Mandeln dunkelblau, geschwollen, hart; Halsschleimhaut entzündet; trockener, schmerzender Rachen; Schluckbeschwerden; Schwellung der Halslymphknoten. **Verschlechterung:** Warme Umschläge, nachts.	D12

Bronchien, Lunge, Brustfell

Husten

Für Husten gibt es viele auslösende Ursachen. Eine Infektion der Atemwege kann viral, bakteriell oder parasitär bedingt sein.
Neben Infektionserkrankungen und Erkältungen zählen zu den auslösenden Ursachen eine Allergie, Herz- und Kreislauferkrankungen. Husten tritt bei einer Entzündung des Rachens, der Lunge, der Bronchien, bei gereizten Stimmbändern und gereizter Luftröhre und auch bei einem schwachen Herz auf.
Husten ist eine Reaktion auf eine Reizung der Atemwege. Im Organismus findet ein Selbstreinigungsprozess statt, indem der Körper einen Fremdkörper oder Schleimansammlungen in den Atemwegen absondert, beziehungsweise aushustet. Der Husten sollte daher nicht unterdrückt werden. Mit der Einnahme von Homöopathika soll sich der oft zähe Schleim lösen, damit er abgehustet werden kann.

Ein fieberfreier Husten im Anfangsstadium kann homöopathisch gut selbst behandelt werden.
Dauert ein Husten jedoch einige Tage an und beeinträchtigt den Allgemeinzustand des Hundes, der oft noch erhöhte Temperatur hat, so ist **dringend** der Tierarzt oder Tierheilpraktiker aufzusuchen.

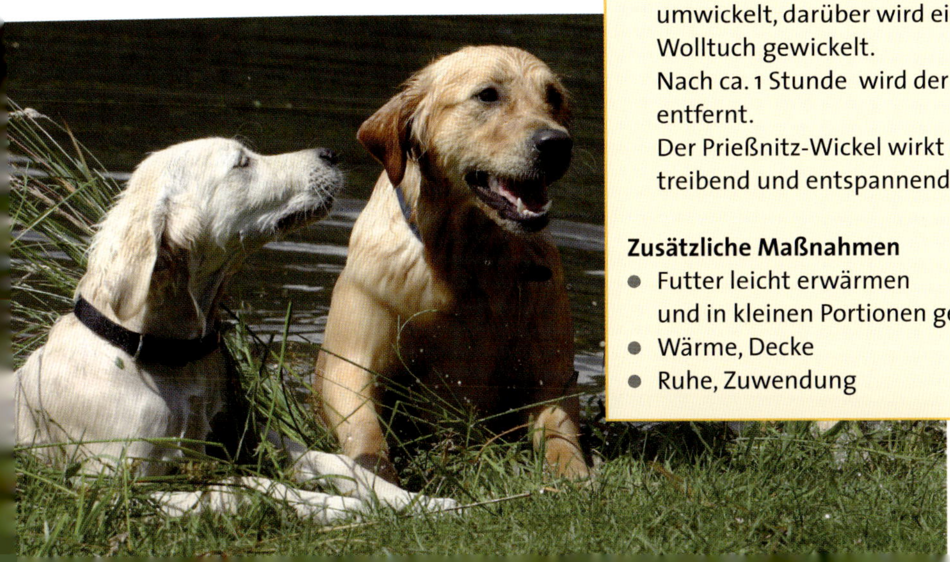

Ursachen bei Atemwegserkrankungen:

- Erkältung durch Nässe, Zugluft, Unterkühlung, zu feuchtes oder trockenes Klima
- Entzündungen der Luftwege (Schnupfen, Mandeln, Bronchien, Lunge)
- Mangelernährung
- Überanstrengung
- virale oder bakterielle Infekte (z. B. Staphylokokken, Streptokokken)
- Pilze
- Allergien z. B. auf Heustaub, Staubmilben, Pollen, Nahrungsallergene, Farbstoffe
- kann zu Bronchialasthma führen
- mechanische Schäden:
  - Inhalation von Gasen,
  - Chemikalien, Medikamente
  - Fremdkörper (z. B. Grannen)
- Parasitenbefall der Lunge, z. B. Lungenwürmer, Herzwürmer
- Herzerkrankung mit Folge von Bronchitis, Lungenentzündung, Lüngenödem

Äußerliche Anwendungen:

- **Prießnitz-Wickel**
  Ein Leintuch wird in kühles Wasser getaucht und ausgewrungen. Anschließend wird der Hals damit umwickelt, darüber wird ein trockenes Wolltuch gewickelt.
  Nach ca. 1 Stunde wird der Wickel entfernt.
  Der Prießnitz-Wickel wirkt schweißtreibend und entspannend.

Zusätzliche Maßnahmen

- Futter leicht erwärmen und in kleinen Portionen geben
- Wärme, Decke
- Ruhe, Zuwendung

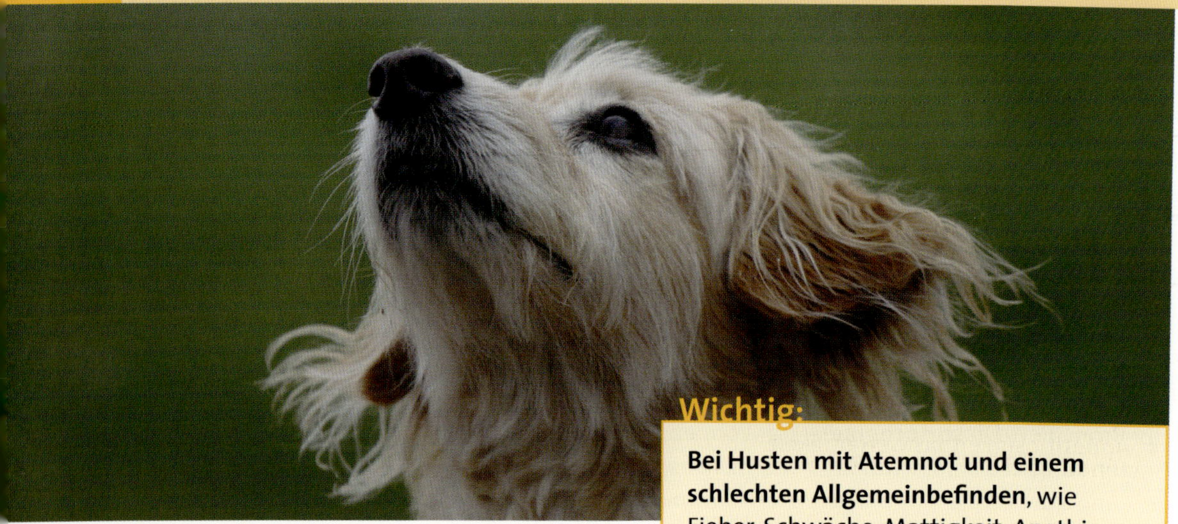

Wichtig:

Bei Husten mit Atemnot und einem schlechten Allgemeinbefinden, wie Fieber, Schwäche, Mattigkeit, Apathie, **sollte dringend der Tierarzt aufgesucht werden**. Nur der erfahrene Therapeut kann die Symptome unterscheiden sowie den Schweregrad der Erkrankung und das Risiko dabei richtig einschätzen. Der Hund hat zum Beispiel einen Husten ohne Temperatur. War der Auslöser des Hustens eine Herzerkrankung (Herzinsuffizienz), so können die Folgen lebensbedrohlich sein.

Reizhusten

Charakteristisch für den Reizhusten ist, dass es sich um einen trockenen Husten handelt, der meistens ohne Schleimabsonderung erfolgt. Der Hustenanfall kann attackenartig mit Atemnot auftreten. Reizhustenanfälle werden oft durch Stress, Aufregung, Angst, übermäßige Freude oder durch Zerren am Halsband ausgelöst. Auch Staub, Abgase, Rauch, zu kalte Luft oder eine Allergie können Reizhusten hervorrufen.

Entzündung der Bronchien (Bronchitis)

Ist eine Erkrankung der Schleimhäute der Bronchien, die sich entzünden und anschwellen. Der Husten ist anfangs eher kraftlos, trocken und schmerzhaft. Nach einer körperlichen Anstrengung ist ein pfeifendes Keuchen hörbar. Die Hustenanfälle können einige Minuten andauern, der Hund leidet unter Atemnot, er atmet kurz, hechelt vermehrt und ermüdet rasch. Hunde, die zu wenig Luft bekommen, können bis zur Erschöpfung husten. Je nach Schweregrad der Bronchitis, kann die Temperatur erhöht sein. Eine nicht auskurierte akute Bronchitis kann chronisch werden. Bei einer chronischen Bronchitis wird das Herz-Kreislaufsystem permanent massiv überbelastet. Es besteht die Gefahr, dass das Herz und die Lunge geschädigt werden.

Lungenentzündung (Pneumonie)

Die Lungenentzündung ist eine infektiöse, akute oder chronische Entzündung des Lungengewebes. Hierbei handelt es sich um eine sehr ernst zu nehmende Erkrankung. Die Symptome sind ähnlich wie bei einer Bronchitis, das Allgemeinbefinden des Hundes ist jedoch immens gestört. Er ermüdet schnell, ist appetitlos, apathisch und kann hohes Fieber haben. Der anhaltende Husten sondert ein klares oder ein schleimig-eitriges Nasensekret ab.
Kommt es zu Stauungen in der Lunge und zu einer vermehrten Flüssigkeitsansammlung, so spricht man von einem Lungenödem.

Brustfellentzündung (Pleuritis)

Eine Pleuritis ist eine Entzündung des Brustfells, einer dünnen Gewebeschicht, die die Lungen bedeckt und den Brustkorb innen auskleidet. Die Atmung ist erschwert, flach, kurz und schmerzhaft. Die Therapie und Prognose der Pleuritis richtet sich nach der zugrunde liegenden Krankheitsursache.

Zwingerhusten

Darunter versteht man eine virale und bakterielle infektiöse Entzündung der Luftröhre und der Bronchien. Diese hochgradig ansteckende Entzündung, die zum Tode führen kann, muss **sofort** vom Tierarzt behandelt werden. Häufig sind Hunde betroffen, die in einem Rudel gehalten werden oder aus einem Tierheim stammen. Es ist ratsam, seinen Hund prophylaktisch gegen diese Infektion impfen zu lassen.

Da die Übergänge der Atemwegserkrankungen häufig fließend sind und sich nicht genau abgrenzen lassen, sind die homöopathischen Mittel in alphabetischer Reihenfolge angegeben.

Homöopathische Mittel bei Atemwegserkrankungen		
Aconitum + Belladonna + Bryonia	Beginn einer akuten Erkältung/Entzündung der Atemwege; Reizhusten, plötzlich, trocken, hart, krampfartig; hohes Fieber; Schleim löst sich nicht. **Einnahme:** alle 20 Minuten 1 Gabe im Wechsel.	D6 D6 D6
Aconitum (siehe S. 22)	plötzlicher heftiger, trockener, rasselnder Husten; Fieber; Atemnot; Atmung mit Pfeifen; Hund ist müde und erschöpft; ausgelöst durch Zugluft.	D6
Belladonna (siehe S. 26)	plötzlicher Husten trocken, krampfig; weißer schwerlöslicher Schleim, Rachenwand hochrot, Würgereiz, Atemnot, heißer Kopf; Husten verursacht Schmerzen; insbesonders im Brustbereich; sehr schlechtes Allgemeinbefinden. **Verschlechterung:** abends, im Liegen.	D6
Bryonia (siehe S. 28)	Husten trocken; Schleimhäute gerötet, trocken; Entzündungen des Rachens, der Bronchien, des Lungengewebes; großer Durst; oft mit Fieber; geringste Bewegung verursacht Schmerzen.	D6
Causticum (siehe S. 32)	chronischer, trockener Husten; Schleimansammlungen lösen sich nicht; ausgelöst durch trockene Kälte; Hund ist sehr durstig; Typmittel.	D12
Cuprum aceticum	Husten trocken, rasselnd, krampfhaft, quälend; viel Schleim; Atemnot; gereizte Bronchialschleimhaut; Hund ist sehr unruhig; **Verschlechterung:** nachts, Berührung; **Verbesserung:** trinken von kaltem Wasser.	D6
Drosera	Reizhusten trocken, krampfartig; heftige Hustenanfälle mit Atemnot bis zum Erbrechen; zähe Sekrete; Brustschmerzen; akute Bronchitis; **Verschlechterung:** durch Husten, nach Mitternacht; **Besserung:** frische Luft.	D12
Ipecacuanha	Krampfhusten mit Brech- und Würgereiz (oft nach Schneefressen) mit Atemnot; Rasselgeräusche beim Atmen; großblasiger zäher Schleim, der nicht ausgehustet wird; Bewegung verursacht Husten; Hund ist erschöpft und abgeschlagen.	D3
Spongia	Reizhusten trocken, rau, bellend, wundmachend; schwere Atemnot; sehr spärlicher, heller Schleim; Kehlkopfentzündung; Berührungsempfindlichkeit am Hals; Erwachen mit Atemnot; **Verbesserung:** Fressen und trinken.	D12
Sulfur (siehe S. 45)	→ als Genesungsmittel zur Ausscheidung aller Krankheitsstoffe, auch nach Einnahme von Antibiotika. **Einnahme:** 3 Wochen lang, 2-mal täglich.	D6

HERZERKRANKUNG

Fast jeder zehnte Hund leidet unter einer Herzschwäche. Vollbringt das Herz aufgrund vielfältiger Ursachen eine ungenügende Pumpleistung und wird der Organismus dadurch nicht ausreichend mit Blut versorgt, so spricht man von einer Herzinsuffizienz.

Herzerkrankungen können akut auftreten, sich kontinuierlich entwickeln oder angeboren sein. Angeborene Herzerkrankungen können fehlentwickelte Herzklappen, Gefäßverengungen oder Löcher in der Gefäßscheidewand sein. Welpen mit einer angeborenen Herzerkrankung bleiben oft in ihrer körperlichen Entwicklung zurück. Je früher der Herzdefekt vom Tierarzt oder Tierheilpraktiker erkannt wird, desto rascher kann eine gezielte Therapie eingeleitet werden.
Bei kleinen Hunden wie Pudel, Dackel oder Terrier besteht eine Veranlagung für einen Herzklappenfehler.
Ist eine Klappe »undicht«, kann also Blut in die falsche Richtung (rückwärts) fließen, so spricht man von einer Klappen-Insuffizienz.
Bei einer Linksherzinsuffizienz (linksseitige unzureichende Herzfunktion) kann das ein Anzeichen für eine Stauung im Lungenkreislauf sein und äußert sich durch Husten und Atemnot. Eine Bauchwassersucht oder Brustwassersucht kann die Folge einer Rechtsherzinsuffizienz (rechtsseitige unzureichende Herzfunktion) sein.
Junge Hunde und auch größere Hunde wie Doggen, Boxer oder Bernhardiner sind eher für Herzmuskelerkrankungen empfänglich.

Generell sollte der Tierarzt die Herzerkrankung diagnostizieren. Vor einer Selbstmedikation ohne Diagnose ist abzuraten! Homöopathisch kann man Herzerkrankungen gut behandeln, jedoch nach Absprache und unter Aufsicht des Tierarztes oder Tierheilpraktikers.

Folgende Symptome

können auf eine Herzerkrankung hinweisen:

- Angstsymptome, Unruhe, Nervosität
- Bewegungsunlust
- Nachlassen von Leistungsfähigkeit und Ausdauer
- Rasche Ermüdung, besonders bei Hitze
- Kreislaufschwäche
- Husten
- Kurzatmigkeit, Atemnot vermehrtes Hecheln
- blaue Zunge
- stumpfes Fell
- weicher Kot
- Gewichtsverlust oder
- Fettsucht (Adipositas)

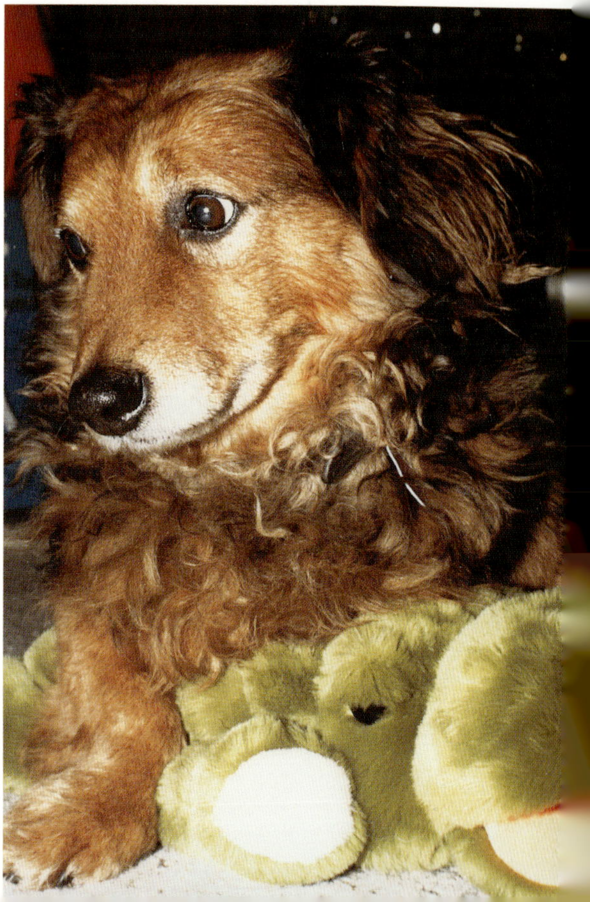

Homöopathische Herz- und Kreislaufmittel		
Cactus	Herzschwäche, bei Überanstrengung; Klappenfehler; Gefäßverkalkung; Bluthochdruck. **Verschlechterung:** beim Linksliegen; **Verbesserung:** beim Gehen, frische Luft, Ruhe. ➜ wirkt tonisierend und entkrampfend.	D3
Digitalis	Verlangsamter Herzschlag; Ödembildung; kaum Urin. ➜ wirkt gefäßerweiternd, verbessert die Durchblutung, steigert Fördervolumen des Herzens. ! **Digitalis sollte nur nach Absprache mit dem Therapeuten eingenommen werden!**	D4
Carbo vegetabilis (siehe S. 31)	Herz-Kreislaufschwäche; mangelnde Blutzirkulation und Sauerstoffversorgung; Atemnot; kalte Ohren und Beine; schwacher, kaum fühlbarer Puls.	D4
Kalium carbonicum	unzureichende Herzfunktion und Schwäche; Herzstiche; bei Altersherz; Kurzatmigkeit; Ödemneigung; **Verschlechterung:** durch Liegen. ➜ zur Herzkräftigung.	D6
Veratrum album	Herz-Kreislaufschwäche, mit Kollapsneigung; eisige Kälte am ganzen Körper; Schleimhäute blassbläulich; Puls schwach und rasch, kaum fühlbar; **Verbesserung:** durch Liegen, Wärme.	D4

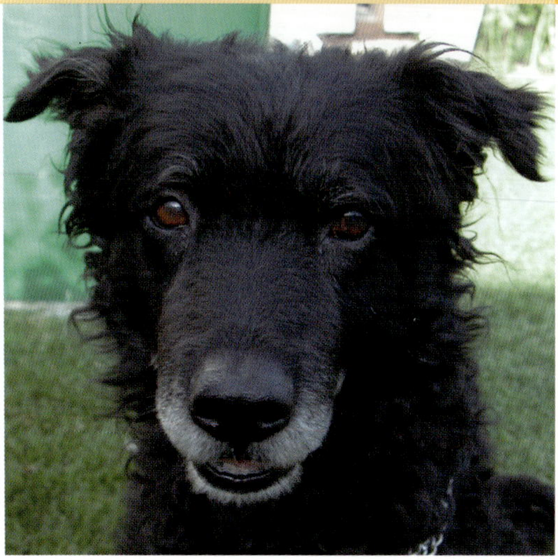

Altersherz

Beim älteren Hund schlägt das Herz nicht mehr so kräftig. Der Hund ermüdet schnell und ist aufgrund seines Alters nicht mehr so agil und belastbar.

Homöopathika bei Altersherz		
Crataegus	bei Leistungsschwäche; Herz schlägt zu langsam; ➜ Unterstützung der Herzfunktion, Herzkräftigung, Kreislaufregulierung, verhindert eine weitere Herzschwächung, sehr bewährtes Mittel. **Einnahme:** 2-mal 1 Gabe täglich als Langzeittherapie.	D1
Aurum metallicum	Altersherz; Herzenge; Herzneurose (Herzangst); psychosomatische, degenerative Herzbeschwerden; Blutdruckstörungen; Hund wirkt oft traurig und ängstlich. ➜ wirkt harmonisierend auf Herz-Kreislauf, stimmungsaufhellend auf die Psyche. **Einnahme:** 1-mal täglich 1 Gabe über 2 Monate.	D30

VERDAUUNG

Ernährung

Viele Erkrankungen, vor allen Dingen Verdauungsstörungen, entstehen aufgrund einer Fehlernährung des Hundes.

Eine ausgewogene, gesunde Ernährung ist eine elementare Grundvoraussetzung, um die Lebensqualität des Hundes zu sichern. Da die umfangreiche Thematik »Ernährung« den Rahmen dieses Buches sprengen würde, möchte ich auf Grundsätzliches zur Ernährung hinweisen:

- Geregelte Futterzeiten sind sehr wichtig. Eine unregelmäßige Nahrungsaufnahme kann auf den »Magen schlagen« und Magenerkrankungen verursachen.

- Das Futter sollte nicht direkt aus dem Kühlschrank gegeben werden. Zu kaltes oder zu heißes Futter kann zu einer Magenentzündung (Gastritis) führen.

- Zwischen der Futteraufnahme und dem Spaziergang sollte eine Ruhephase von mindestens einer Stunde sein, ansonsten besteht die Gefahr einer Magendrehung.

- Gewürzte Essensreste oder gewürztes Fleisch gehören nicht in den Hundenapf. Die Leber wird zu stark beansprucht und geschädigt.

- Gemüse immer vordünsten. Hunde können rohes Gemüse nicht aufschließen und die Vitamine nicht verarbeiten.

- Kein Schweinefleisch! Rohes Schweinefleisch kann die »Pseudotollwut« (Aujeszkysche Krankheit) verursachen, die meistens tödlich endet. Zudem enthält Schweinefleisch Purine, die der Hund nicht verträgt.

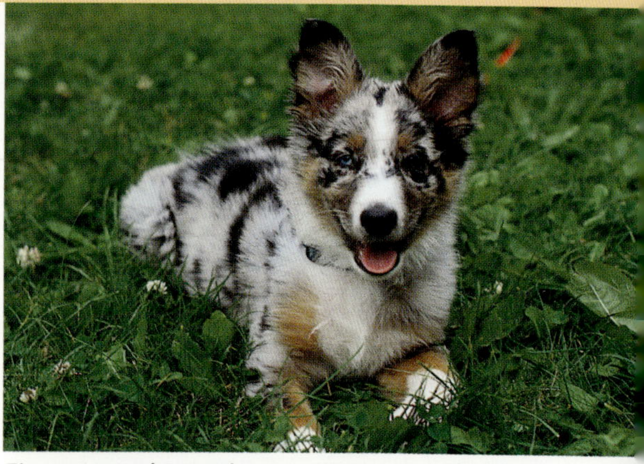

Eine artgerechte und ausgewogene Ernährung ist elementar für ein gesundes Wachstum.

- Der Hund verträgt keine Milch. Im Welpenalter sind Enzyme für die Milchverdauung vorhanden, später jedoch nicht mehr. Die Milchunverträglichkeit führt zu Durchfall.

- Möglichst keine Fleischknochen füttern. Knochenknorpel kann der Hund nicht resorbieren und Knochenteile können im Darm stecken bleiben. Eine Alternative sind Büffelhautknochen, Ochsenziemer oder Kauknochen, die auch für die Gebissförderung wichtig sind.

- Dosenfutter kann Farb- und Konservierungsstoffe enthalten, die der Hund nicht verträgt und die Hauterkrankungen oder eine Allergie auslösen können.

- Keine Schokolade! Kleine Hunde können schon nach Aufnahme von 30 Gramm Schokolade sterben. Besonders gefährlich ist Zartbitter- und Blockschokolade.

- Nicht zu viele Leckerlis füttern. Viele Hundeleckerlis enthalten Zucker, was ungesund ist und zudem auch beim Hund zu Karies führen kann. Viele Hunde leiden oft durch eine Überfütterung von Leckerlis an Fettsucht, verursacht vom eigenen Besitzer.

- Der Hund sollte täglich frisches Wasser bekommen, verunreinigtes oder abgestandenes Wasser kann zu Darmerkrankungen führen.

Fettsucht (Adipositas)

Unter Fettsucht ist eine übermäßige Gewichtszunahme und eine Vermehrung der Fettgewebsmasse zu verstehen. Übergewichtige, fette Hunde neigen zu Zucker (Diabetes mellitus), Herz-Kreislauferkrankungen, zu Verdauungsproblemen, zu Hauterkrankungen und zu Erkrankungen des Bewegungsapparates.
Lebensqualität und Lebenserwartung des Hundes sind immens eingeschränkt.

Manche Hunde haben eine genetische Veranlagung (Disposition) zur Fettsucht, wie der Retriever oder Cockerspaniel.

Ältere Hunde haben einen geringeren Energiebedarf als junge. Bei einer gleichbleibenden Zufuhr eines energiereichen Futters und geringerer Aktivität steigt das Risiko zur Fettsucht.

Bei kastrierten oder sterilisierten Hunden tritt aufgrund der hormonellen Umstellung Adipositas häufiger auf.
Bedingt durch eine hormonelle Störung, wie eine Schilddrüsenunterfunktion oder Morbus cushing, wird auch eine Fettleibigkeit begünstigt.

Die Hauptursache ist meistens eine unsachgemäße Fehlernährung mit einem Übermaß an Fetten, Kohlenhydraten und Eiweiß. Zudem mangelt es vielen Hunden an Bewegung.
Die Futtermenge muss reduziert und ein Diätplan erstellt werden. Homöopathika können eine Diät unterstützen, damit der Hund sein körperliches und seelisches »Gleichgewicht« wiederfindet.

Homöopathika bei Fettsucht		
Graphites (siehe S. 35)	Neigung zur Fettsucht; Lymphdrüsenerkrankungen; Fleisch wird schlecht vertragen; oft mit Verstopfung; Typmittel.	D4
Sulfur (siehe S. 45)	Typmittel. → hat Einfluss auf den Stoffwechsel; Fett kann besser abgebaut werden.	D12
Antimonium crudum	Fettsucht; Fresslust; Magenüberladung; Blähbauch nach Fressen; bei Stoffwechselstörungen.	D3
Natrium sulfuricum	Fettsucht; Fettleber und Stoffwechselstörung. → wirkt auf Leber, Galle und Niere, regt die Ausscheidungsvorgänge an.	D4

Begleitend zur Ernährungsumstellung sollte der Hund genügend Bewegung haben, körperliche Überanstrengungen sollten jedoch vermieden werden.

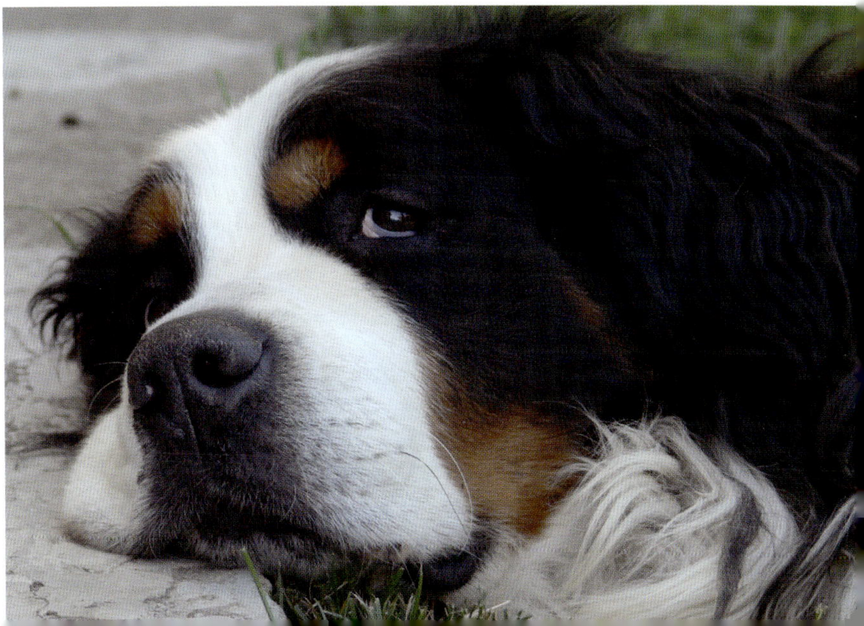

Abmagerung (Emaciatio)

Nimmt der Hund trotz besten Appetits und Fressens nicht zu, sondern magert nach einiger Zeit ab, sollte ein Tierarzt oder Tierheilpraktiker aufgesucht werden.
Die Ursache dafür kann zum Beispiel ein Wurmbefall sein oder der Hund kann an einer Schilddrüsenfunktionsstörung leiden.

Die homöopathische Arznei sollte mindestens zwei Wochen lang 1-mal täglich eingenommen werden.

Homöopathika bei Abmagerung		
Abrotanum	Heißhunger mit Abmagerung; Kräfteverfall; Wachstumsstörungen; Hund friert leicht; Durchfall und Verstopfung im Wechsel; Hund ist ruhelos. → Blutbildungs- und Rekonvaleszenzmittel zur Darmsanierung; auch nach Wurmkur	D30
Jodum	Heißhunger mit Abmagerung; Schwäche; Schilddrüsenüberfunktion; rascher Stoffwechsel; schnelles Wachstum; großer Durst, Wasser wird wieder erbrochen; Kotabsatz häufig, wird immer dünner; Durchfall; starker Bewegungsdrang; ständiger, starker Haarwechsel.	D30
Phosphorus (siehe S. 41)	Schilddrüsenüberfunktion; Hund ist immer hungrig, auch Nachtfresser; Hund hat einen starken Bewegungsdrang; Typmittel.	D30

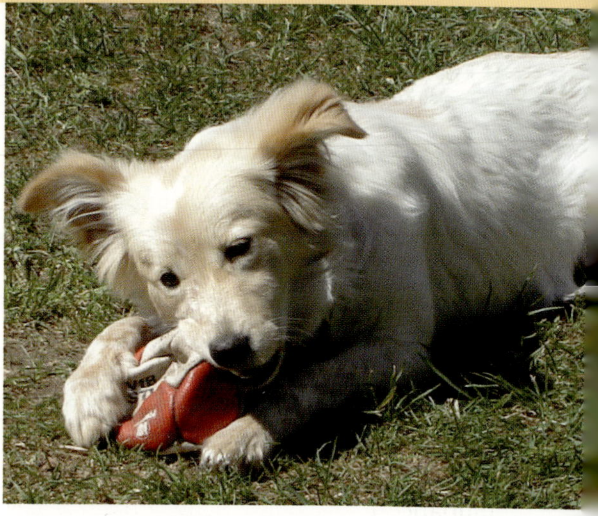

Abartiger Appetit

Manchmal zeigen insbesondere Welpen, aber auch erwachsene Hunde eine Gier nach abartigen Dingen, die uns ekelig erscheinen. Ein junger, neugieriger, unbedarfter Hund neigt dazu, alles zu verschlingen, was er findet. Oft genügt eine erzieherische Maßnahme, es muss klargestellt werden, was der Hund nicht fressen darf. Besteht trotz Ermahnungen weiterhin der Drang nach Dingen wie Kalk, Steine, Papier, Erde oder Fäkalien, so liegt oft ein Vitamin- oder Mineralmangel, eine Stoffwechselstörung oder falsche Ernährung zugrunde.
Eine Ernährungsumstellung sollte überdacht werden, und es muss auch geklärt werden, wann und ob der Hund entwurmt wurde.
Bei Mineralstoffdefizit, Mangelerscheinungen und Stoffwechselstörungen eignen sich Homöopathika sehr gut. Die Arznei sollte über einen längeren Zeitraum von sechs bis acht Wochen eingenommen werden.

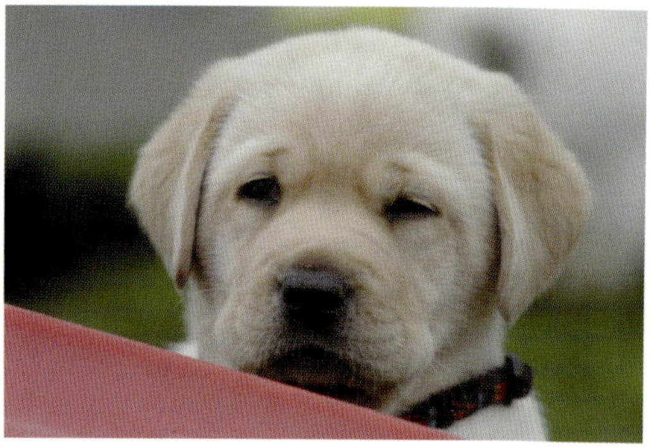

Homöopathika bei Mangelzuständen		
Calcium carbonicum (siehe S. 29)	Hund leckt Kalk an den Wänden, frisst Lehm. ➜ reguliert den Kalkmangel.	D3
Calcium phosphoricum	Hund frisst Papiertaschentücher, Papier, Holz, Gier nach Salzigem.	D6
Calcium fluoratum	Hund frisst fremden Kot.	D6
Lycopodium	Hund hat Vorliebe für Kieselsteine.	D6
Natrium muriaticum	Verlangen nach Salzigem; Lecken an Händen, Füßen, Wänden; Mangelernährung; Mineralstoffmangel. ➜ reguliert den Wasserhaushalt.	D6
Ferrum metallicum	Hund frisst Sand.	D8
Ignatia	Hund frisst Dreck.	D6
Veratrum album	Hund frisst eigenen Kot; gestörte Magen-Darmflora.	D3
	Hund frisst Gras, siehe S. 76.	

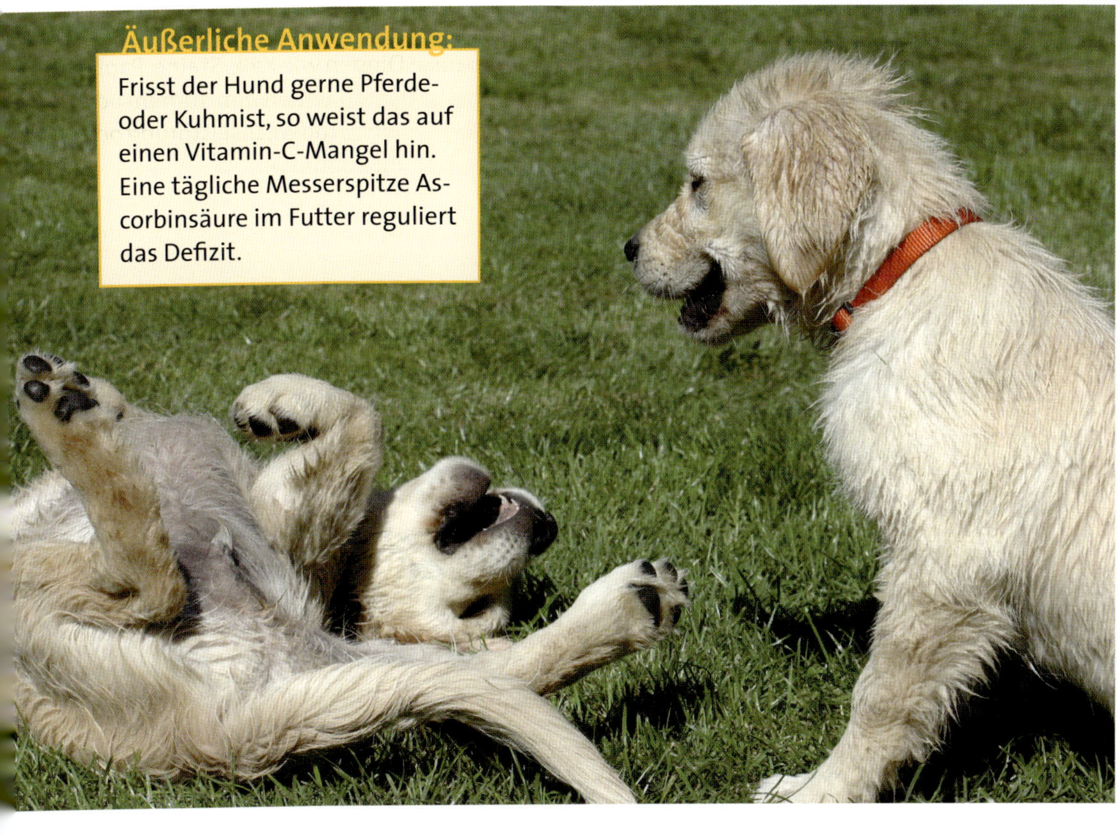

Äußerliche Anwendung:

Frisst der Hund gerne Pferde- oder Kuhmist, so weist das auf einen Vitamin-C-Mangel hin. Eine tägliche Messerspitze Ascorbinsäure im Futter reguliert das Defizit.

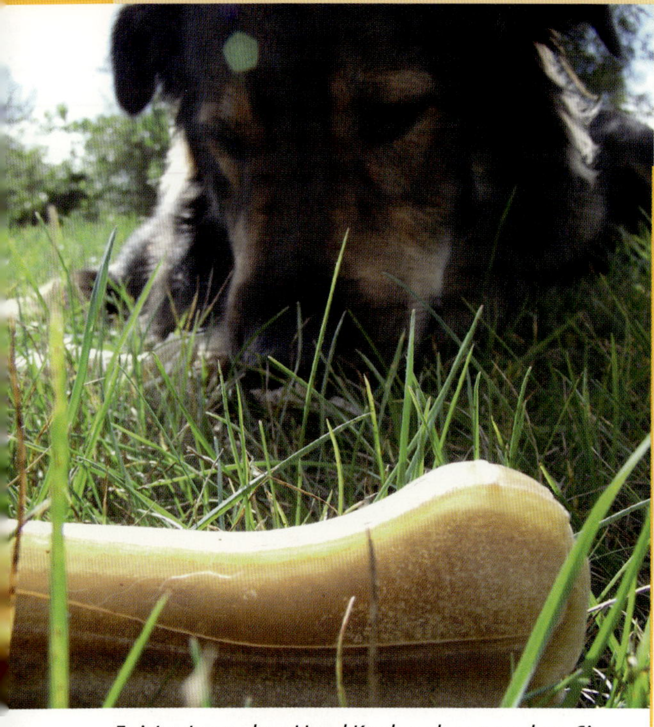

Es ist ratsam, dem Hund Kauknochen zu geben. Sie sind verdaulich und gebissfördernd. Fleischknochen können Verstopfung mit Erbrechen verursachen.

Ursachen von Erbrechen:

- zu schnelle Aufnahme großer Futtermengen
- zu kaltes, zu heißes Futter
- verdorbenes Futter, Schnee
- Futterwechsel, Futterunverträglichkeit
- Toxine wie Schneckenkörner, Medikamente
- Wurmbefall, besonders bei Welpen
- Milchunverträglichkeit bei Welpen
- Erkrankungen des Magendarmtraktes sowie der Leber, der Nieren.
- Gifte aus Stoffwechselstörungen
- Infektionserkrankungen wie Staupe, Leptospiren (Bakterien)
- Fremdkörper im Rachen- oder Halsbereich
- Tumore (Wucherungen)
- Störungen des Gleichgewichtszentrums, Übelkeit und Erbrechen bei Reisekrankheit, wie Autofahren, im Flugzeug, Schiff
- psychisch bedingt, Aufregung, Stress
- Großhirnerkrankungen, Epilepsie
- Sonnenstich, Hitzschlag

Erbrechen (Vomitus)

Erbrechen ist ein wichtiger, aktiver Abwehrmechanismus. Ein Reflex des Körpers, sich von unverdautem Futter oder Fremdkörpern zu befreien und zu entleeren. Bei Übelkeit fressen viele Hunde Gras, um damit den Brechreiz anzuregen. Erbrochen wird das in Schleim verpackte Gras, eventuell mit etwas Galle. Wenn dies gelegentlich der Fall ist, so ist das kein Grund zur Besorgnis.

Erbricht der Hund häufig und das Allgemeinbefinden ist nicht beeinträchtigt, so kann man den Hund gut selbst mit Homöopathika behandeln.

Sollte innerhalb von 2 Tagen keine Besserung eintreten und das andauernde Erbrechen zu einer zunehmenden Verschlechterung des Allgemeinbefindens wie Fieber, Durchfall, Atemnot und Schwäche führen, so muss umgehend ein Tierarzt aufgesucht werden.

Magenschleimhautentzündung (Gastritis)

Im Magen wird der vorverdaute Futterbrei gespeichert und mit saurem Magensaft vermischt, der in der Magenschleimhaut produziert wird. Durch den Magensaft werden Eiweiß und Kohlenhydrate vorverdaut und Verdauliches vom Unverdaulichen getrennt. Außerdem wirkt der Magensaft bakterientötend.

Bei einer Magenschleimhautentzündung (Gastritis) ist die Zusammensetzung des Magensaftes gestört, das heißt, es wird zu viel oder zu wenig Magensaft produziert. Beides irritiert die Magenschleimhaut und es kommt zu einer Entzündung. Unterschiedliche »Reizfaktoren« können dafür verantwortlich sein: zu heißes,

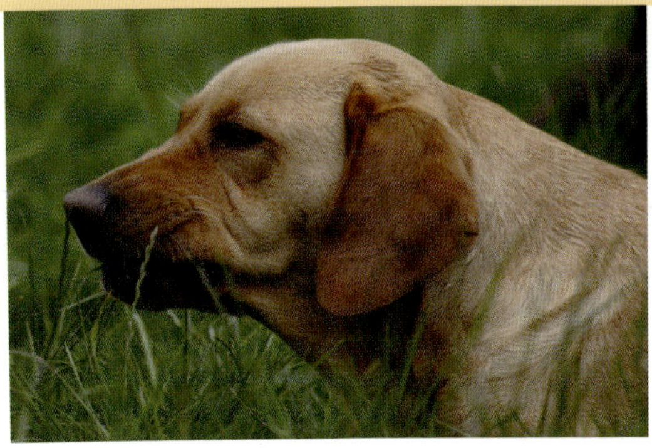

zu kaltes, verdorbenes, unverträgliches oder unverdautes Futter.
Auch Wurmbefall, Vergiftungen, die Folge von Infektionskrankheiten, ein Fremdkörper im Magen, Stress, schmutziges Pfützenwasser oder Schneefressen können eine Magenschleimhautentzündung hervorrufen.

Bei einer akuten Gastritis erbricht der Hund Magensaft mit Schleim oder unverdautem Futter, meist nach Futter- oder Wasseraufnahme. Er ist appetitlos und träge, gähnt viel und hat eventuell Fieber.

Übergibt sich der Hund permanent und kann keinerlei Flüssigkeit behalten, so besteht die Gefahr einer Austrocknung (Dehydratation). Der Tierarzt muss dem Tier sofort eine Infusion anlegen, um den Flüssigkeitshaushalt zu stabilisieren. Besonders betroffen sind Welpen, kleinere Rassen und ältere Hunde.

Wird eine akute Gastritis nicht auskuriert, so kann sie chronisch werden. Dies äußert sich durch unregelmäßiges Erbrechen, unterschiedlichen Appetit, Abmagerung und schlechtes Allgemeinbefinden.

Eine akute, leichte Magenschleimhautentzündung kann vom Hundebesitzer selbst behandelt werden, wobei wichtig ist, dass sich das Allgemeinbefinden des Hundes nicht verschlechtert. Treten Beschwerden wie Durchfall, Fieber, Atemnot oder Schwäche hinzu oder hat sich das Erbrechen nicht innerhalb von 24 Stunden gelegt, so sollte umgehend der Tierarzt aufgesucht werden.

Maßnahmen bei Erbrechen:

- Hund 24 Stunden fasten lassen, damit sich der gereizte Magen regenerieren kann.
- darauf achten, dass der Hund genügend Flüssigkeit in kleinen Mengen zu sich nimmt, am besten stilles Mineralwasser. Es wirkt beruhigend auf den Magen.
- **Schonkost am ersten Folgetag:** gekochter Reis oder Haferschleim und Hüttenkäse mit etwas Salz, mehrmals kleine Portionen am Tag verabreichen.
- Am Folgetag kann zur Schonkost mageres gekochtes Hühnerfleisch hinzugeben werden.
- Während der Magenerkrankung kein Trockenfutter füttern! Trockenfutter entzieht dem Körper zusätzlich Flüssigkeit und reizt die Magenschleimhaut.
- Langsame Umgewöhnung auf normale Ernährung.
- Ruhe, Stress vermeiden, keine Überanstrengungen.

Homöopathische Kur:

Bei allen Magen- und Darmerkrankungen zur Magen- und Darmtonisierung hat sich laut H.G. Wolff (siehe S. 159) folgende 3-wöchige Kur sehr bewährt:

Nux vomica beruhigt den Darm	D6
+ **Carbo vegetabilis** stabilisiert den Kreislauf	D6
+ **Okoubaka** leitet die Gifte aus	D2

Einnahme: je 1 Gabe 3-mal täglich

Homöopathika bei Erbrechen und Gastritis		
Acidum sulfuricum	zu viel Magensäure; Hund schleckt Erbrochenes wieder auf; Appetitlosigkeit; Schwäche, Zittern. **Verschlechterung:** nach Fressen, morgens.	D6
Arsenicum album (s. S. 25)	akutes Erbrechen mit Durchfall bis zur Erschöpfung; Wasser wird sofort wieder erbrochen; Typmittel.	D6
Bryonia (siehe S. 28)	sofortiges Erbrechen nach Futteraufnahme, mit Galle; Hund ist sehr durstig. **Verschlechterung:** Wärme und Bewegung, Typmittel.	D6
Ipecacuanha	Erbrechen von Unverdautem, mit viel weißem Schleim (auch nach Schneefressen), Galle; heftiges Würgen; dauernde Übelkeit; Durchfälle schleimig; starker Wasserverlust; Durst- und Appetitlosigkeit; Hund ist erschöpft und schwach. **Verschlechterung:** Wärme und Bewegung.	D4
Nux vomica (siehe S. 40)	akute Gastritis; nach vielem und fettigem Fressen, verdorbener Nahrung; erfolgloses Würgen; Verdauungsstörungen; erfolgloser Stuhlgang mit Verstopfung. **Verbesserung:** Abends, Wärme.	D6
Mercurius corrosivus	permanentes Erbrechen; Schleim schaumig mit Galle; übler Mundgeruch; starke Speichelbildung; viel Durst; Durchfälle grünlich-schleimig.	D12
Pulsatilla (siehe S. 42)	Erbrechen nach Magenüberladung; Fressen von zu kaltem Futter, Schnee fressen; Hund ist durstlos. → lässt sich gut im Akutfall mit Nux vomica kombinieren.	D12
Okoubaka	bei Erbrechen und Durchfall, durch verdorbene Nahrung, Toxinbelastungen nach Darminfekten. → leitet Giftstoffe aus; hebt den Allgemeinzustand.	D4
Veratrum album	Kollapsartiges Erbrechen mit sehr starken Durchfällen; eisige Kälte des ganzen Körpers; Kreislaufschwäche; Erschöpfungszustände bis zum Kollaps; sofortiges Erbrechen nach Wassertrinken. **Verschlechterung:** Trinken, Bewegung.	D6
Calcium carbonicum	Erbrechen von Milch, saures Erbrechen; Blähbauch; Behandlung bei Milchunverträglichkeit des Welpen.	D6
Behandlung bei Reisekrankheit, wie Fahrkrankheit im Auto		
Cocculus	Erbrechen; Speicheln; Harn- und Kotabsatz; Neigung zu Blähungen; Angst und Unruhe, Jaulen; Hund traut sich aus Angst nicht sich zu bewegen. **Einnahme:** 1/2 Stunde vor Fahrt und während Fahrt stündlich.	D6
Nux vomica (siehe S. 40)	klares, weißes Erbrechen; Aufstoßen; Nervosität und Unruhe. **Einnahme:** 1 Stunde vor Reiseantritt eine Gabe.	D6
Tabacum	Erbrechen mit Harn- und Kotabsatz; Hund bleibt still liegen; Tier fühlt sich kalt an; verträgt keinen Nikotinrauch; **Verbesserung:** an frischer Luft. **Einnahme:** 1/2 Stunde vor Fahrt und während Fahrt stündlich.	D6
Petroleum	galliges, saures Erbrechen; speicheln; Nervosität; **Verbesserung:** durch Fressen (nie nüchtern fahren); **Verschlechterung:** Benzingeruch. **Einnahme:** 1/2 Stunde vor der Fahrt und stündlich während der Fahrt.	D6

Bauchspeicheldrüse (Pankreas)

Die Bauchspeicheldrüse ist die wichtigste Drüse für die Verdauungsvorgänge und hat zwei Aufgaben: Zum Ersten sondert die Drüse den produzierten Bauchspeichelsaft (Pankreassaft) ab, der in den Darm abgegeben wird. Im Pankreassaft sind Enzyme enthalten, mit deren Hilfe Proteine, Fette und Kohlenhydrate aus der Nahrung gespalten und für den Organismus verwertbar gemacht werden.

Als Zweites werden in der Bauchspeicheldrüse die Hormone Insulin und Glucagon produziert, die in das Blut abgegeben werden und für die Regulierung des Blutzuckerspiegels zuständig sind (siehe S. 80).

Entzündung der Bauchspeicheldrüse (Pankreatitis)

Entzündungen der Bauchspeicheldrüse verlaufen akut oder chronisch. Eine akute Pankreatitis kommt beim Hund häufig vor, besonders bei fettleibigen (Adipositas) oder Hunden mit Fehlernährung. Eine fortgeschrittene Entzündung der Bauchspeicheldrüse führt zu massiven Verdauungsstörungen und kann schwer wiegende Organschädigungen zur Folge haben.

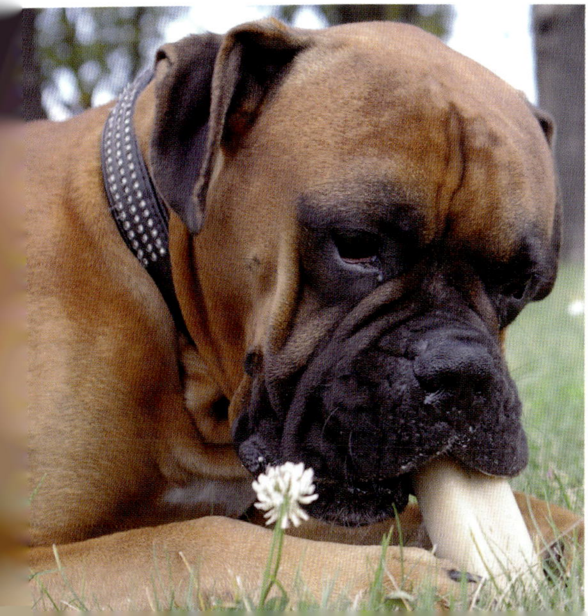

Symptome bei Pankreatitis:

- häufiges, heftiges Erbrechen – Gefahr der Austrocknung (Dehydrieren)
- Kot schaumig, weich oder Durchfälle immer heller werdend, eventuell mit Blut
- Blähungen
- Appetitlosigkeit bis Gefräßigkeit
- großer Durst
- erhöhte Temperatur
- Kreislauf-, Herzschwäche, Schockzustand
- schmerz- und berührungsempfindlich im Vorderbauchbereich
- verhärtete Buchmuskulatur
- gekrümmter Rücken
- **typische Haltung des Hundes, um den Schmerz zu lindern:** Die Vorderbeine sind nach vorne gestreckt, während die Hinterhand senkrecht stehen bleibt
- Bewegungsunlust
- Müdigkeit, Apathie

Bei Verdacht auf Pankreatitis sollte sofort der Tierarzt zu Rate gezogen werden, im Akutfall bedarf es einer schnellen Behandlung.
Bei einer länger andauernden chronischen Pankreatitis sind meistens die Schädigungen an der Bauchspeicheldrüse leider irreversibel, das heißt endgültig und nicht umkehrbar.

Der Patient braucht eine individuelle Behandlung und die Ernährung muss umgestellt werden. Bei der Fütterung sollten Pankreasenzyme zugesetzt werden.

Nach Absprache mit dem Therapeuten können nachfolgend genannte Homöopatika den Krankheitsverlauf lindern und den gesamten Organismus stabilisieren und stärken.

Homöopathische Mittel bei Pankreatitis		
Atropinum sulfuricum	trockenes Maul; Schluckbeschwerden; kolikartige Bauchschmerzen; Vorderbauchbereich sehr schmerz- und berührungsempfindlich. **Verbesserung:** nach Erbrechen.	D4
Iris versicolor	kolikartige Bauchschmerzen; Erbrechen sauer, gallig; starker Speichelfluss; saurer Mundgeruch; Durchfälle wässrig-grün oder fetter Stuhl; starke Bauchschmerzen; Hund ist sehr druckempfindlich; **Verschlechterung:** abends, nachts, Ruhe; **Verbesserung:** Bewegung.	D30
Haronga	verminderte Funktion der Bauchspeicheldrüse; schwache Magensaft- und Magensäureproduktion; Völlegefühl, Druckgefühl im Oberbauch; Blähungen; → **kräftigt die Bauchspeicheldrüse, beseitigt Verdauungsbeschwerden.** **Einnahme:** 2-mal täglich 1 Gabe über mehrere Wochen einnehmen.	D4
Jodum	Abmagerung trotz besten Appetits; Durchfälle fett, schaumig; extremer Durst mit Erbrechen; Schwäche; **Verbesserung:** Bewegung, nach Fressen.	D6
Carbo vegetabilis	→ zusätzlich zur Stabilisierung des Kreislaufs. **Einnahme:** 2-mal täglich 1 Gabe über mehrere Wochen einnehmen.	D6

Zuckerkrankheit (Diabetes mellitus)

Diabetes mellitus ist ein Insulinmangel. Man unterscheidet bei der Zuckerkrankheit zwei Formen. Die erste Form ist ein Insulinmangel aufgrund der Insulin produzierenden Zellen, die zerstört, nicht oder nur teilweise vorhanden sind. Die zweite Form ist eine Folgeerkrankung, der andere Erkrankungen zu Grunde liegen. Ein häufiger Grund ist eine falsche Ernährung. Übergewichtige Hunde sind für Diabetes prädisponiert.

Ein Symptom ist ein extrem gesteigerter Durst, mit erhöhtem Urindrang. Manchmal kann der Drang so groß sein, dass der Hund nachts urinieren muss. Zu Beginn der Erkrankung hat der Hund noch einen guten Appetit, er verliert jedoch an Gewicht.

Bei älteren Hunden kommt oft eine Linsentrübung hinzu. Bei fortschreitender Krankheit kann es zu Abmagerung, Appetitlosigkeit mit Erbrechen, Nieren- und Leberschäden, einem gestörten Allgemeinbefinden bis hin zur Apa-

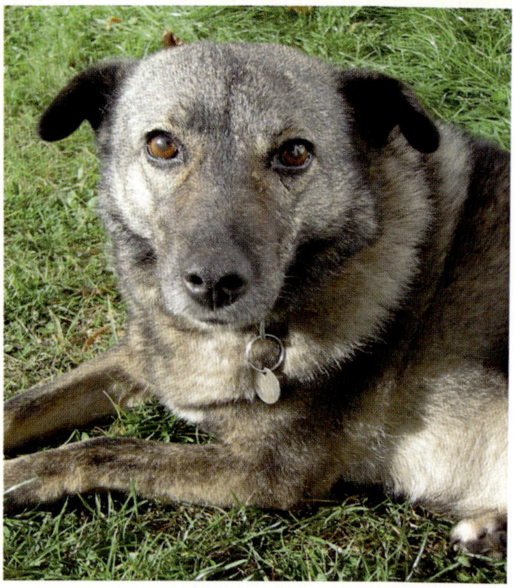

Das Risiko, an Diabetes zu erkranken, steigt beim Hund mit zunehmendem Alter an. Die Erkrankung tritt meist im Alter zwischen 7 und 9 Jahren auf.

thie des Hundes kommen. Bei Nichtbehandlung stirbt der Hund.
Wird bei der Blutzuckermessung Diabetes diagnostiziert, so muss der Tierarzt oder Tierheilpraktiker nach der auslösenden Erkrankung forschen. Insulin muss regelmäßig zugeführt bzw. gespritzt werden, und eine konsequente Diät ist unter Aufsicht des Therapeuten notwendig. Damit der Hund sein Normalgewicht erhält, braucht er genügend Bewegung, was auch seine Lebensqualität und Freude erhöht.

Zur Behandlung von Diabetes mellitus gibt es in der Homöopathie kein zuverlässiges Mittel, jedoch können Homöopathika den Stoffwechsel regulativ beeinflussen. Da Krankheitssymptome und Stadium beim Hund individuell unterschiedlich sind, bedarf es einer Konstitutionsbehandlung bei einem erfahrenen Tierhomöopathen.

Homöopathische Kur bei Diabetes		
1. Tag Flor de piedra	→ zur Entgiftung der überbelasteten Leber.	D3
2. Tag Arsenicum album	→ bei diabetischer Stoffwechselbelastung; wirkt spezifisch auf Leber, Niere, Darm.	D6
3. Tag Natrium sulfuricum	→ zum Entgiften der Nieren, baut Stoffwechselschlacken ab.	D6
4. Tag Sulfur	→ zur Unterstützung der Diabetes-Behandlung.	D6
	Einnahme: tageweise im Wechsel, 2-mal täglich 1 Gabe über 1 Monat	

Lebererkrankungen (Hepatopathien)

Die Leber ist das zentrale Organ des gesamten Stoffwechsels und hat viele lebenswichtige Funktionen. Sie bildet wichtige Verdauungsstoffe, produziert Gallenflüssigkeit, hilft bei der Regulation des Wasserhaushaltes sowie bei der Blutgerinnung und hält die Körpertemperatur aufrecht. Die Leber speichert Blut, fettlösliche Vitamine und Eisen und ist zuständig für den Stoffwechsel.
Die Leber ist auch das Hauptentgiftungsorgan, sie entgiftet körpereigene und körperfremde Stoffe und macht sie für die Nieren ausscheidefähig. Wird die Leber überbelastet und geschädigt, sammeln sich die Giftstoffe und schädlichen Stoffwechselprodukte in ihr an.
Bei leichten Störungen kann sich die Leber enorm regenerieren. Beim Hund werden leider schwer wiegende Leberfunktionsstörungen oft erst in einem späten Stadium erkannt.

Im Anfangstadium der Lebererkrankung hat der Hund einen wechselnden Appetit, er ist durstlos, erbricht gelegentlich oder auch häufig und der erbrochene Schleim ist grünlich-gallig. Der Hund neigt zu Durchfällen und die Farbe des Kots ist meist hellgelb. Der Hund ist auffallend müde, er gähnt und hechelt vermehrt und wirkt abgeschlagen. Auch die Resistenz gegenüber Parasiten nimmt ab, und der Hund neigt zu Hauterkrankungen.
Bei einer akuten Lebererkrankung ist der Hund appetit- und durstlos, Erbrechen und Durchfall (oder Verstopfung) häufen sich, der Urin ist dunkel und es kann zu einer Gelbfärbung der Augen kommen. Der Hund ist lustlos, apathisch und sein Gang ist steif.

Bei fortschreitender Erkrankung magert der Hund ab. Durch die Ansammlung der Stoffwechselgifte kann es zu Krampfanfällen kommen. Der Hund ist nicht mehr belastbar, eine Bauchwassersucht kann sich entwickeln.

Im Endstadium führt die Erkrankung oft zu einer Leberzirrhose.
Bei Verdacht auf eine Lebererkrankung ist der Besuch beim Tierarzt oder Tierheilpraktiker unbedingt erforderlich. Als zusätzliche Therapiemaßnahme ist eine spezielle Hundediät mit reduziertem Eiweiß und viel Kohlehydraten notwendig.

Ursachen einer Lebererkrankung:

- **Hauptursache: Ernährungs- und Fütterungsfehler**
- Dosenfutter mit Konservierungsstoffen
- Bakterien, Viren, Parasiten
- Vergiftungen, Rattengift, Pflanzengifte Pestizide, Insektide ...
- Medikamente, Wurmkuren
- Antiparasitenmittel (Zecken, Flöhe, Milben)
- Allergien
- Stoffwechselstörung
- Körperliche Überbeanspruchung, z. B. Welpen/Junghunde werden zu früh ans Fahrrad genommen oder übermäßig körperlich strapaziert
- Fieber: bei einer Temperaturerhöhung auf 41°C ist der Leberstoffwechsel so stark erhöht, dass das Organsystem zusammenbrechen kann.

Zusätzliche Maßnahme:

Löwenzahnkur
Die Bitterstoffe regen die Leber und die Nieren an. Einige Tropfen Löwenzahnsaft (Apotheke oder Reformhaus) unter das Futter mischen.

Einwöchige Frühjahrs-Leberkur
Zu Frühjahrsbeginn eignet sich besonders junger zarter Löwenzahn. Frische kleine Löwenzahnblätter (2–3) feinhacken und unter das Futter mischen.

Homöopathika bei Lebererkrankungen		
Flor de piedra	**Hauptlebermittel** akut oder chronisch; bei erhöhten Leberwerten; großer Durst;nach Trinken oft Erbrechen; Appetitmangel; gelbbreiiger Kot; Hautjuckreiz: Berührungsempfindlichkeit in der Lebergegend.	D4
Carduus marianus	Leberschwellung; gestörter Gallefluss; kolikartige Bauchschmerzen; Appetitlosigkeit, Erbrechen von saurem, grün-gelbem Schleim; Blähbauch; Stuhl eher hart, lehmfarben, oft auch wechselnd. → mildes Drainagemittel, wirkt auf Leber, Gallenblase und Venen.	D4
Chelidonium	Lebererkrankung; Gelbsucht; Erbrechen von Galle und Schleim; gelb belegte Zunge; Verstopfung und Durchfall im Wechsel; Stuhl goldgelblehmig, grau oder kreideweiß; Appetitlosigkeit, aber Besserung nach Fressen; großer Durst; Urin braungelb; Schmerz unter rechtem Schulterblatt; **Verschlechterung:** Bewegung, Berührung. → regt Gallen- und Leberproduktion an.	D6
Lycopodium (siehe S. 38)	bei verminderter Gallensekretion und Leberstauung; Erbrechen von Galle; Abneigung gegen fette Speisen; Blähbauch; Flatulenzen; Stuhl häufig, hart, trocken; Schmerzempfindlichkeit in der Lebergegend. **Verschlechterung:** Wärme, Liegen auf der rechten Seite.	D6

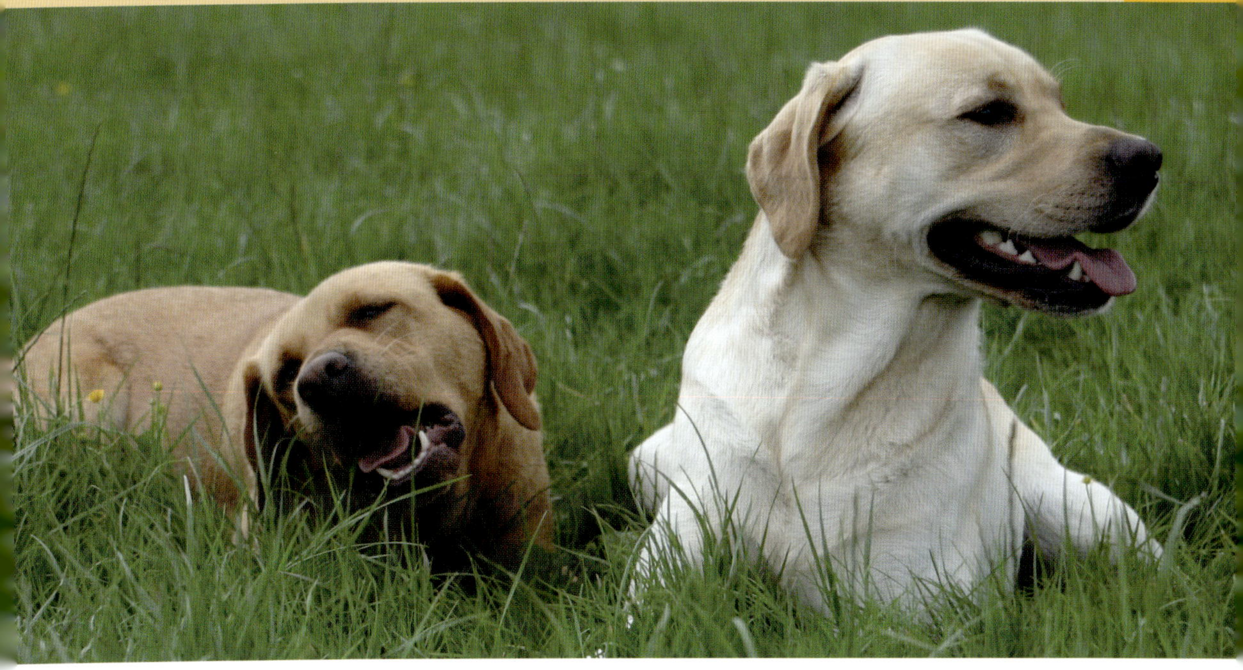

Darmerkrankungen

Die Nahrung wurde im Magen durch die Magensäfte grob in ihre Bestandteile aufgelöst und gelangt in den Dünndarm, wo nützliche Teile verdaut und über die Darmschleimhaut aufgenommen werden.
Dem restlichen Darminhalt wird im Dickdarm Wasser entzogen (Wasserresorption). Der Darminhalt wird eingedickt und wandert weiter zum Mastdarm, wo der Kot gesammelt wird.
Die zunehmende Füllung des Mastdarms löst durch den analen Schließmuskel willkürlich den Drang zur Stuhlentleerung aus.

Der Nahrungstransport wird durch die fortschreitende Bewegungen der Darmmuskulatur (Peristaltik) vorangetrieben.

Um die Darmtätigkeit anzuregen, benötigt der Hund unverdauliche Ballaststoffe (Fasersubstanzen, Zellulose) und eine ausreichende Flüssigkeitszufuhr. Zusammen mit Wasser quellen die Ballaststoffe auf und vermehren damit das Stuhlvolumen. Dieser Prozess ist für die Bildung von Gasen verantwortlich, die beim Hund oft Blähungen verursachen.

Darmentzündung (Enteritis)

Die Enteritis ist eine Entzündung des Darmes und wird meistens durch eine bakterielle oder virale Infektion hervorgerufen. Die Darmentzündung äußert sich im Auftreten von Durchfall und eventuell von Darmkrämpfen und Fieber. Bei schweren Infektionen kann es auch zu Blutungen aus dem Darm kommen. Bei Blut im Kot sollte umgehend der Tierarzt oder Tierheilpraktiker aufgesucht werden.

Dickdarmentzündung (Colitis)

Sind die Schleimhäute des Dickdarms entzündet, so handelt es sich um eine Colitis.
In leichteren Fällen kann der Kot von Schleim umhüllt sein. Er ähnelt einer Wursthaut.
Verläuft die Entzündung chronisch und schubweise, so ist der Kot bei den Durchfällen sehr schleimig und kann auch blutig, himbeergeleeartig sein. Im fortgeschrittenen Stadium hat der Hund oft keine Kontrolle mehr über den Kotabsatz.

Bei dieser schweren Erkrankung ist eine Diät und eine Behandlung durch den Tierarzt oder Tierheilpraktiker notwendig.

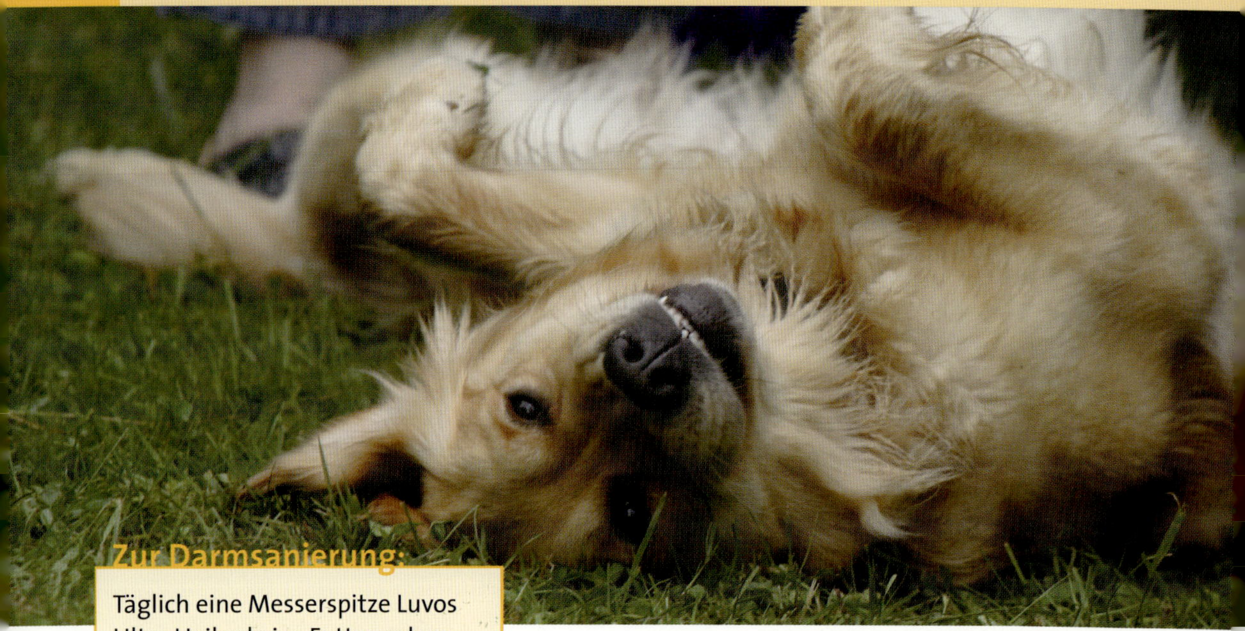

Zur Darmsanierung:

Täglich eine Messerspitze Luvos Ultra Heilerde ins Futter geben. Sie bindet u. a. überschüssige Säuren, Giftstoffe und Darmbakterien.

Die gestörte Darmflora

Der Darm leistet weit mehr als die Verdauung. Er hat auch die wichtige Aufgabe, Krankheitserreger abzuwehren. Man spricht von einer Darmflora, was eine Besiedlung des Darms mit »guten« Bakterienstämmen beinhaltet, die den Hund vor Keimen schützt und immunisiert. Ist die Darmflora im Ungleichgewicht, so steigt das Risiko für Erkrankungen.
Krankmachende Bakterien können sich vermehren, Giftstoffe produzieren und über die Darmschleimhaut ins Blut gelangen, was zu Stoffwechselerkrankungen und Entzündungen führen kann. Zudem ist das Immunsystem geschwächt und die Darmschleimhaut kann sich nicht mehr ausreichend gegen Krankheitserreger und Parasiten wehren. Ein gestörter Darm zieht immer auch ein geschwächtes Immunsystem nach sich.

Durchfall (Diarrhoe)

Als Durchfall bezeichnet man häufigen, reichlichen und dünnflüssigen Kotabsatz. Der Kot enthält größere Mengen an Wasser und Salzen, unverdauliche Futterbestandteile, die mit Schleim oder gar mit Blut vermengt sein können. Der Durchfall kann vom Dünn- oder Dickdarm ausgehen und akut oder chronisch verlaufen. Oft haben Erbrechen und Durchfall einen engen Bezug zueinander.
Da beim Durchfall wichtige Nährstoffe und Flüssigkeit verloren gehen, ist es wichtig, den Flüssigkeitsverlust wieder auszugleichen, notfalls auch mit Infusionen. Ansonsten besteht die Gefahr der Austrocknung (Dehydration), wovon besonders Welpen betroffen sind.

Wenn der Hund innerhalb von 48 Stunden mehrmals heftigen Durchfall hat, vielleicht noch erbricht, das Futter verweigert, einen müden Eindruck macht, eventuell Fieber und Kreislaufprobleme auftreten, so sind das Alarmzeichen, einen Tierarzt aufzusuchen.
Es kann sich um eine Entzündung des Dünndarms (Enteritis) oder des Dickdarms (Colitis) handeln.

Homöopathisch kann man einen leichten Durchfall gut selbst behandeln. Wichtig ist, dass man die Konsistenz, die Farbe und den Geruch des Kotes untersucht. Sie geben oft Aufschluss auf das richtige Mittel.

Ursachen für Durchfall:

- Futterwechsel
- Überfütterung
- Futtermittelallergien, Konservierungs- und Farbstoffe
- Verdorbenes, gefrorenes Futter, Fressen von Schnee
- Knochen
- Bakterien, wie Colibakterien, Salmonellen
- Darmbesiedlung durch Hefen, Schimmelpilze
- Viren, wie Parovirus, Coronaviren
- Darmparasiten, z. B. Spulwürmer
- Toxine, wie Reinigungsmittel, Sprays, Dünger, Giftpflanzen,
- Stress, Ängste
- Reisekrankheit
- zu lange leerer Darm oder leerer Magen
- Aufnahme von unverdaulichen Dingen mit eventuellem Erbrechen
- Magen-Darmgrippe
- Medikamente, Antibiotika
- durch Erkrankungen der Nieren, Leber oder Bauchspeicheldrüse

Maßnahmen bei Durchfall:

- ein Tag Futterentzug, damit sich die Darmscheimhaut regenerieren kann
- genügend Wasserzufuhr
- kein Trockenfutter, es entzieht dem Körper zusätzlich Flüssigkeit
- danach für ein bis zwei Tage Diät in kleinen Portionen: Fettlose Fleischbrühe mit Reis und Hüttenkäse oder Haferschleim mit Hüttenkäse, etwas Salz hinzugeben
- danach gekochtes Hühnchen mit Reis und Hüttenkäse, etwas Salz hinzugeben

Bei hartnäckigem Durchfall:

- 1/2 Kohletablette
- Perentherol (natürliches Mittel) enthält Darmbakterien, die die Darmflora wieder aufbauen und das Immunsystem stärken

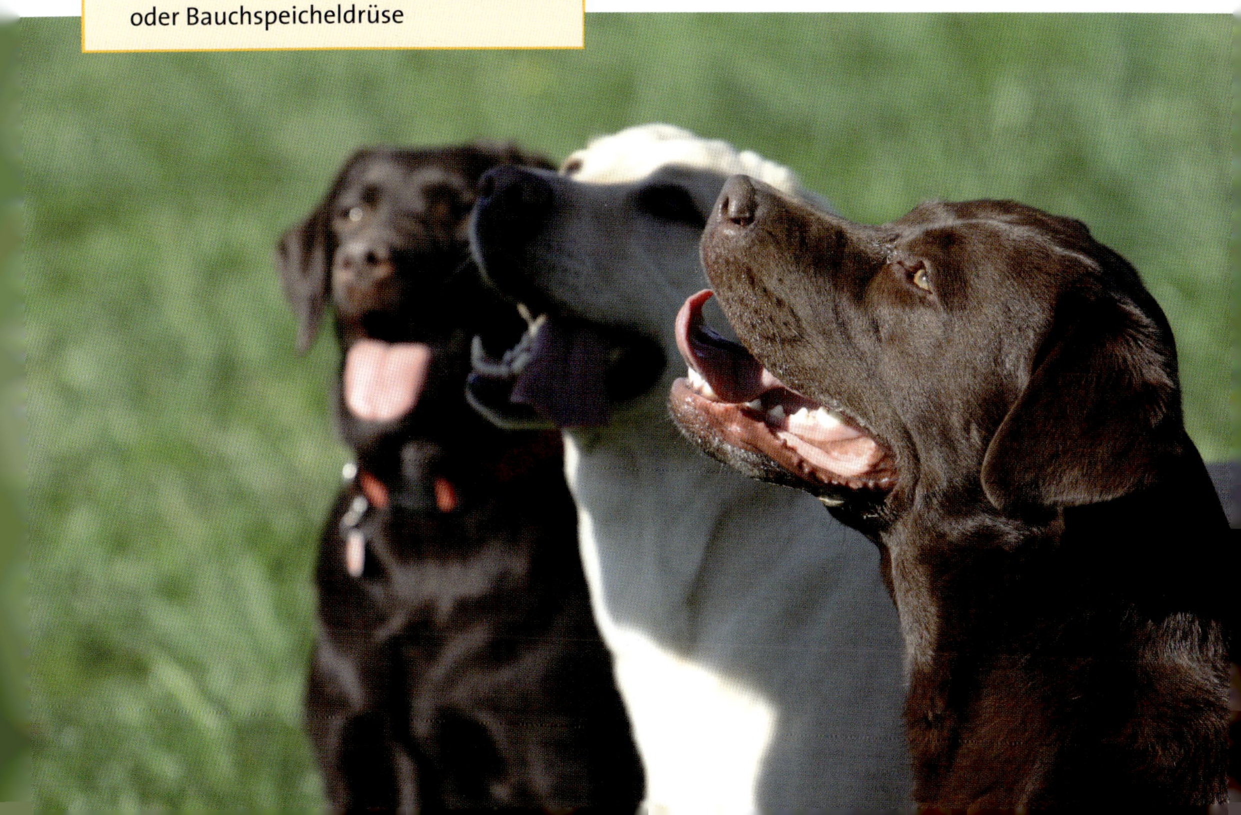

Homöopathische Mittel bei Durchfall		
Magnesium phosphoricum	Durchfall und Erbrechen; kolikartige, krampfartige Magen-Darm-schmerzen; Blähungen; Durchfall hartnäckig, wässrig, gelb-grünlich; riecht vergoren und sauer. **Verschlechterung:** bei Berührung, Kälte.	D12
Aloe	Durchfall schleimig, auch blutig, spritzend, übelriechend; nach Fressen und Trinken; Blähungen; beim Urinieren unwillkürlicher Stuhlabgang. **Verschlechterung:** morgens, Wärme.	D12
Arsenicum album (siehe S. 25)	Durchfall häufig, wässrig, auch blutig; aashaft stinkend; nach Trinken wird sofort erbrochen; Ruhelosgkeit; bei verdorbenem Futter, zu kaltem Futter, Schnee fressen; Viruserkrankungen.	D6
Carbo vegetabilis (siehe S. 31)	akuter und subakuter Durchfall sehr wässrig, dunkel, stinkend; meist mit Erbrechen; Hund fühlt sich kalt an; Herz und Kreislauf sind angegriffen; nach verdorbenem Futter, Bakterien- und Virusinfekten.	D6
China	akuter, immer wiederkehrender Durchfall bis zur Erschöpfung; Verdauungsschwäche mit Blähungen, Appetitlosigkeit und Heißhunger im Wechsel; hoher Flüssigkeitsverlust, rasche Abmagerung. **Verbesserung:** fester Druck, Wärme.	D6
Lycopodium (siehe S. 38)	Durchfall mit Blähungen; schlechte Verdauung; Heißhunger, jedoch nach wenigen Bissen schnell satt; Stuhl erst normal, dann wässrig-breiig; oft Dickdarmentzündung. **Verbesserung:** Bewegung.	D12
Mercurius solubilis	Durchfall schleimig-breiig; weiß-gelblich, auch mit Blut, übelriechend; Schleimhautentzündungen von Magen und Darm; schmerzhaft, wundmachend; Hund leckt am entzündeten After.	D12
Natrium muriaticum	Durchfall nur morgens, nachmittags normaler Stuhl.	D12
Okoubaka	akuter Durchfall und Erbrechen; nach verdorbenem Futter; Medikamente. → leitet Giftstoffe aus.	D4
Phosphorus (siehe S. 41)	Durchfall wässrig mit Erbrechen, wässrig mit Blut, Hund trinkt viel und erbricht wieder, Typmittel.	D12
Podophyllum	Durchfall gelb-grünlich mit Schleim, wie ein Wasserstrahl aus Hydranten, stinkt faulig; Blähungen; Appetit- und Durstlosigkeit; galliges Erbrechen. **Verschlechterung:** morgens, nach Futteraufnahme.	D3
Pulsatilla (siehe S. 42)	Durchfall schleimig-gelblich; wechselnde Konsistenz, bei Futterunverträglichkeit, zu fettem Futter, Typmittel.	D12
Pyrogenium	Durchfall heftig, wässrig, auch blutig, übel riechend, bis zur Erschöpfung; mit erhöhter Temperatur; bei Viruserkrankungen; Hund friert leicht. **Verschlechterung:** durch Kälte.	D12
Veratrum album	starker Durchfall wässrig, schleimig-blutig, mit Erbrechen; Hund fühlt sich eiskalt an; bläuliche Schleimhäute; Kreislaufschwäche; kaum fühlbarer Puls. **Verbesserung:** durch Liegen, Wärme.	D12

Darmparasiten

Viele Erkrankungen des Verdauungstrakts sind auf den Befall von Parasiten zurückzuführen. Die Spul-, Band-, Haken- und Peitschenwürmer ernähren sich im Darm, verletzen die Magen-Darm-Schleimhaut und belasten auch andere Organe.

Die häufigsten Darmparasiten beim Hund sind der Spul- und der Bandwurm. Der ansteckende Bandwurm wird unter anderem durch Flöhe übertragen, Spulwürmer durch den Kontakt mit Kot anderer Hunde.

Welpen sind besonders anfällig für Wurmbefall. Sie können sich bereits im Mutterleib infizieren und mit einer Spulwurminfektion auf die Welt kommen oder sich über die Muttermilch anstecken. Die geschwächten Welpen können infolge des Wurmbefalls so schwer erkranken, dass sie nicht überleben.

Deshalb ist es ratsam, die Mutterhündin ca. 10 Tage vor der Geburt zu entwurmen. Nach der Geburt sollten die säugende Hündin und die Welpen ab der zweiten Woche regelmäßig in 2-wöchigem Abstand gegen Würmer behandelt werden.

Ab einem Alter von ca. 8–10 Wochen sollten die Welpen nach dem Absetzen nach ca. 2 Wochen nochmals gegen Spul- und Hakenwürmer entwurmt werden.

Junghunde sollten ab der 12. Lebenswoche vierteljährlich entwurmt werden.

Eine regelmäßige, routinemäßige Wurmkur ist beim erwachsenen Tier sinnvoll. Nach der Entwurmung zur Darmsanierung, zur Verhinderung von Nebenwirkungen und zur Kräftigung des Organismus bewähren sich Homöopathika.

Symptome für Wurmbefall:

Welpen

- Erbrechen
- Durchfall schleimig, teilweise blutig
- Bauch aufgebläht, druckempfindlich »Wurmbauch«
- Koliken, eventuell mit Fieber
- Lungenentzündung, Husten
- Blut-, Eiweiß- und Nährstoffmangel
- Abmagerung
- Entwicklungsstörungen

Ausgewachsener Hund

- Durchfall und Erbrechen
- nur wenig oder aber viel Appetit
- Abmagerung
- Entzündungen des Dünn- und Dickdarms
- Fell struppig und glanzlos
- Blutarmut, Eiweiß- und Nährstoffmangel
- Im Kot befinden sich »kleine Gummis«, »Spaghettiteile« = Spulwürmer
kleine Segmente, platte Raupen, im eingetrockneten Zustand: Reiskörner = Bandwürmer
- Hund fährt »Schlitten«, Rutschen am After
- schlechtes Allgemeinbefinden

Homöopathische Mittel bei Entwurmung		
Abotranum	→ zur Darmsanierung **Einnahme:** 2 Tage vor und 2 Tage nach Entwurmung, 3-mal täglich eine Gabe.	D1
Nux vomica (siehe S. 40)	→ verhindert Nebenwirkungen des Wurmmittels wie Übelkeit, Brechreiz, Durchfall. **Einnahme:** 2 Tage vor und 2 Tage nach Entwurmung, 3-mal täglich eine Gabe.	D6

Verstopfung (Obstipation)

Bei einer Verstopfung im Mastdarm wird der Darm verzögert entleert und ein harter Stuhl abgesetzt, der zu Beschwerden bei der Darmentleerung führt. Bei einer akuten Verstopfung versucht der Hund häufig, unter heftigem Pressen den trockenen, harten, bröckeligen Kot abzusetzen. Bei längerer Erkrankung bewegt der Hund seinen Hinterkörper unkoordiniert und wehrt sich, wenn man ihn am Bauch berühren möchte.

Bei der Aufnahme von schlecht verdaulichen Knochen, kann es zur Bildung von steinhartem Kot kommen. Der Tierheilpraktiker oder Tierarzt verabreicht dem Hund Paraffinöl als Abführmittel und setzt einen Einlauf.

Befindet sich ein festsitzender Fremdkörper im Darm, so kommt der gesamte Verdauungsprozess zum Stillstand. Bei einem Darmverschluss leidet das geschwächte Tier an heftigsten, krampfartigen Leibschmerzen und muss sofort notoperiert werden!

Ursachen von Verstopfung:

- einseitige Fütterung, zu schweres oder unverdauliches Futter
- Knochen, Knochenreste bleiben im Darm
- Trockenfutter, ohne ausreichende Wasserzugabe
- starke Haaraufnahme
- Mangel an Ballaststoffen, Kalium
- Bewegungsmangel
- Erkrankungen wie Prostatavergrößerung, Darmbruch, Geschwülste im Bereich der Eingeweide
- Lähmung des Mastdarms
- Muskelschwäche im Unterleib
- Analdrüsenentzündung

Zusätzliche Maßnahme:

Immer darauf achten, dass der Hund ausreichend Flüssigkeit zu sich nimmt.

Homöopathische Mittel bei Verstopfung		
Alumina	starkes Pressen; oft kein Stuhl; harter, kleinknolliger, schwarzer Kot; verhärtetes Darmgewebe; Trockenheit aller Schleimhäute; After trocken, wund, schmerzend; oft beim älteren, abgemagerten Hund mit Muskelschwäche. **Verbesserung:** im Freien.	D6
Bryonia (siehe S. 28)	Kot dunkel, hart; meist morgens; zu trockene Schleimhäute; großer Durst; Bewegungsunlust. **Verschlechterung:** durch Bewegung, Wärme.	D6
Nux vomica (siehe S. 40)	kleine Kotmengen; heftiges, krampfartiges Pressen; eventuell auch mit Durchfall im Wechsel; Erbrechen; harter Bauch; Rücken gekrümmt; bei Fehlernährung, nach Medikamenten. **Verbesserung:** Abends, Wärme.	D6
Magnesium phosphoricum	Schafskot, hart, schwarz, oder gelb-bröckelig; Spasmus des Afterrings; **Verschlechterung:** Kälte, Bewegung, Berührung.	D6
Sulfur (siehe S. 45)	Verstopfung mit harten, knolligen Stühlen; meist mit morgentlichen Durchfällen; stinkende Blähungen (faule Eier); After rot und gereizt; Tier riecht unangenehm, »hundelt«. **Verbesserung:** mäßige Bewegung, Wärme nachts.	D6

Analdrüsenentzündung

Beim Hund befinden sich die Analdrüsen beidseitig neben der Afteröffnung.
Die Drüsen produzieren ein bräunliches übelriechendes Sekret, das mit dem Kot zusammen abgesetzt wird und ihm eine bestimmte Duftnote gibt. Die individuelle Duftmarkierung oder »persönliche Visitenkarte« des Hundes dient zur gegenseitigen Erkennung. Wenn die Ausführungsgänge der Drüsen verstopft sind, entzünden sich die Analbeutel und schwellen an. Häufig bildet sich ein Abszess. Die Entzündung ist für den Hund sehr schmerzhaft. Oft ist eine Verstopfung die Ursache, die eine natürliche Entleerung des Drüsensekrets verhindert.

Symptome:

- der Hund »fährt Schlitten«, er scheuert mit seinem Hinterteil am Boden
- häufiges Lecken am After, auch Schwanzbeißen
- Stuhl schmerzhaft, verlangsamt
- Verstopfung
- After ist beidseitig rot und geschwollen, auch mit Abszessbildung
- After kann blutig-verklebt sein

Bei Verdacht auf eine Analdrüsenentzündung müssen die Drüsen vom Tierarzt oder Tierheilpraktiker ausgedrückt und entleert werden.

Homöopathika bei Analdrüsenentzündung		
Aesculus	entzündete Analdrüsen; After gerötet, gereizt, wund, schmerzend.	D6
Calcium sulfuricum	chronisch entzündete Analdrüsen mit Eiterung; Abszess; Sekret dick, klumpig, gelb, eitrig.	D30
Causticum (siehe S. 32)	chronische entzündete Analbeutel mit Juckreiz, zähes Sekret; beim älteren Hund; Typmittel.	D6
Hepar sulfuris (siehe S. 36)	entzündete Analdrüsen mit Abszessbildung, → fördert Eiterungsprozess; beschleunigt die Eiterreifung und Durchbruch.	D3
Myristica sebifera	Analdrüsen mit eitriger Abszessbildung; (wenn Hepar sulfuris nicht wirkt) → fördert rasche Reifung von Abszess; leitet Eiterung aus; sogenanntes »homöopathisches Messer«.	D4
Silicea (siehe S. 44)	chronisch entzündete gerötete, Analdrüsen, mit Abszess-, Fistelbildung. → fördert den Heilungsprozess.	D30

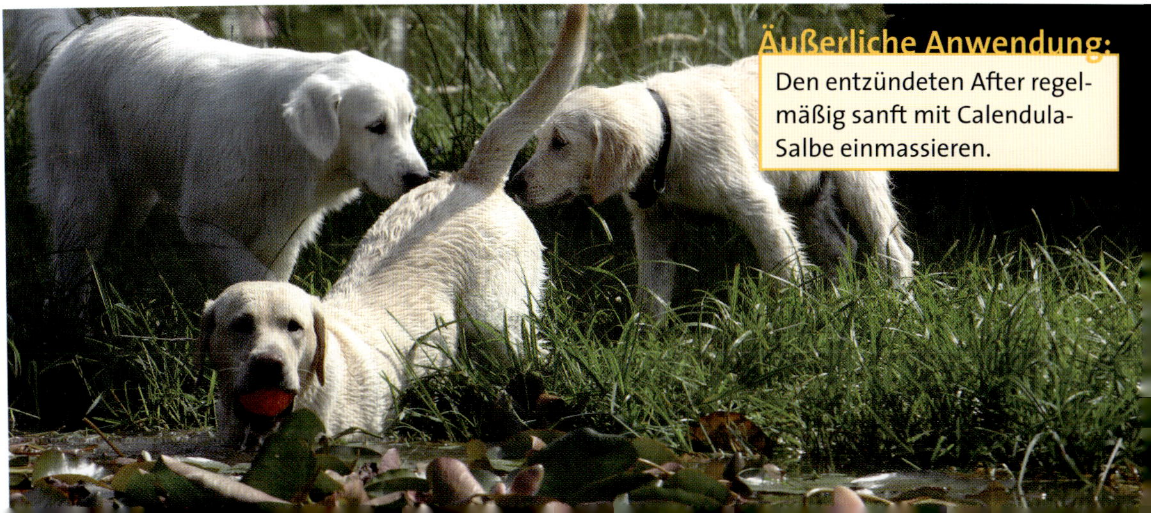

Äußerliche Anwendung:

Den entzündeten After regelmäßig sanft mit Calendula-Salbe einmassieren.

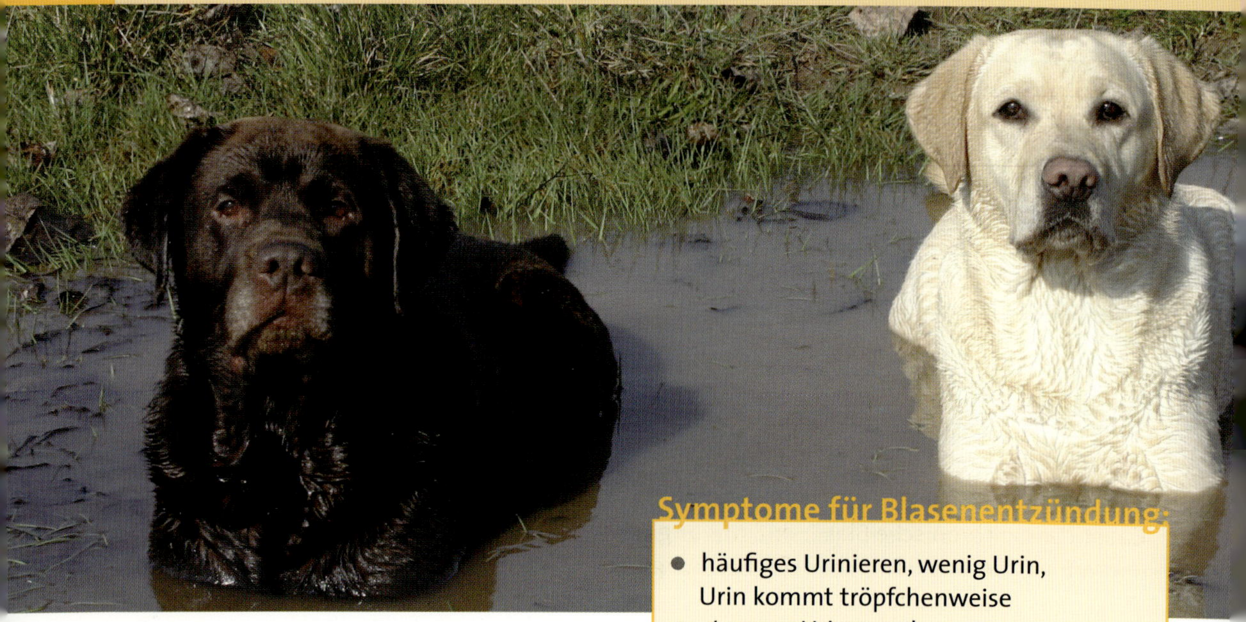

Symptome für Blasenentzündung:

- häufiges Urinieren, wenig Urin, Urin kommt tröpfchenweise
- strenger Uringeruch
- Urin trübe, mit Schleim
- Urin dunkel bis rötlich
- eventuell Fieber
- gekrümmter Rücken
- Hund winselt beim Urinieren
- schlechtes Allgemeinbefinden
- Berührungsempfindlichkeit im Blasen- und Rückenbereich

Harnableitende Wege

Die Blase

Die Blase ist ein muskulöses, sehr dehnbares Hohlorgan und dient zur Urinspeicherung. Ihr Verschluss erfolgt durch die Muskulatur am Blasenhals. Wenn die Blase gefüllt ist, gelangt der Urin durch die Harnröhre nach außen.

Die Blasenentzündung (Zystitis)

Die Harnröhre ist bei der Hündin kürzer als beim Rüden, daher sind Hündinnen anfälliger für Blasenentzündungen. Beim älteren Hund zeigt sich oft eine Schwäche des Blasenschließmuskels, was Harnträufeln oder Inkontinenz verursacht und meist eine Blasenentzündung zur Folge hat.
Wird die Blasenwand durch Bakterien, Pilze, Parasiten, Viren oder Steine gereizt, so schwillt sie an und entzündet sich. Es entsteht ein Entzündungsherd und es kann zu Schleimhautblutungen kommen. Auslöser können Erkrankungen wie Diabetes mellitus oder Morbus Cushing sein. Die Hauptursachen sind jedoch Unterkühlungen, Durchnässungen und Erkältungen, die durch Nässe und Kälte ausgelöst werden und meist bakteriell bedingt sind. Wenn der Hund bei Kälte ins Wasser springt und im nassen Zustand zudem auf dem kalten Boden liegt, kann es zu einer Blasenentzündung kommen.

Wenn es sich um eine anfängliche, leichte Blasenentzündung handelt, sich im Urin kein Blut befindet und das Allgemeinbefinden des Hundes nicht beeinträchtigt ist, so kann man die Entzündung mit Homöopathika selbst in den Griff bekommen.

Tritt innerhalb von zwei bis drei Tagen keine Besserung ein, das allgemeine Befinden des Hundes ist geschwächt oder es ist Blut im Urin, so sollte unverzüglich der Tierarzt aufgesucht werden. Eine nicht auskurierte Blasenentzündung kann schnell chronisch werden und die Nieren in Mitleidenschaft ziehen.

Homöopathische Mittel bei Blasenentzündung		
Aconitum (siehe S. 22)	Akutmittel; brennende Schmerzen mit ständigem Harndrang; Urin spärlich, tropfenweise, auch blutig; großer Durst; Hund ist sehr unruhig; Folge von trockener Kälte oder Zugluft. **Verschlechterung:** Wärme, nachts.	D6
Cantharis (siehe S. 30)	**wichtigstes Blasenmittel**; katarrhische Entzündung; ständiger heftiger, Harndrang; heftige Schmerzen vor, während, nach dem Urinieren; Urin kommt tröpfchenweise, Urin enthält Schleim, eventuell mit Blut.	D4
Berberis (siehe S. 27)	Blasenentzündung; Blasensteinerkrankungen; Nierenbeckenentzündung; Urinfarbe im Wechsel klar-wässrig oder trüb-dunkel; wechselnder Durst; **Verschlechterung:** Bewegung.	D6
Causticum (siehe S. 32)	chronische Blasenentzündung; Überdehnung der Blase; Schließmuskelkrampf; Folge von Prostatavergrößerung; keine Blasenkontrolle; besonders beim älteren Hund.	D12
Equisetum arvense	bakterielle, entzündliche Harnwegserkrankung; Nierengries; Urin trüb, oft mit Schleim; ständiger Harndrang; danach Schmerzen; unfreiwilliges Harnlassen, auch nachts; Schmerzen in der Nierengegend, berührungsempfindlich. → zur Durchspülung; wirkt harntreibend; schwemmt Nierengries aus; stimuliert und kräftigt das Immunsystem.	D6
Dulcamara	Reizblase; vermehrter, schmerzhafter Harndrang oder Harnträufeln; unwillkürlich; Harn trübe, stinkend; Folge von plötzlichem Wechsel von Wärme zu Kälte, Durchnässung und Kälte, z. B. Hund liegt zu lange auf kaltem, nassem Boden. **Verbesserung:** durch Wärme.	D6
Pareira brava	chronische Blasenentzündung; Verhärtung der Blasenmuskulatur; permanenter Harndrang; sehr heftiges schmerzhaftes Pressen; dunkler Urin, riecht nach Amoniak und enthält Schleim; kolikartige Schmerzen; **Verbesserung:** Krümmen des Rückens.	D12
Rhus toxicodendron	vermehrter Urinabsatz; ständiger Drang; Juckreiz; steife, schmerzhafte Glieder; Folge von Durchnässung, bei feucht-kaltem Wetter.	D6
Mercurius sublimatus corrosivus	akute Blasenentzündung; häufiges Urinieren; Urin mit Blut; heftige, krampfartige, brennende Schmerzen; keine Linderung durch Entleerung. **Verschlechterung:** nachts, bei Berührung; **Verbesserung:** Ruhe.	D6

Zusätzliche Maßnahmen:

- verstärkte Flüssigkeitsaufnahme, damit die Gifte herausgespült werden
- Nieren-Blasentee
- **Wärme:** Patient darf nicht auf kaltem Boden liegen. Immer eine Decke auf den Untergrund legen.
- Prinzipiell bei Nässe, Hund mit einem Tuch abtrocknen.

Nieren-Blasentee:

je 10 g Ackerschachtelhalm,
Brennnessel und
Löwenzahn mischen
2 knappe Teelöffel der Mischung mit 1/4 l siedendem Wasser übergießen, 10 Minuten zugedeckt ziehen lassen, abseihen. Lauwarmen Tee mit etwas Honig in den Wassernapf geben.

Harnsteine (Urolithiasis)

Harn- bzw. Blasensteine werden häufig in der Blase entdeckt. Sie können aber auch in der Harnröhre, der Harnleiter oder in den Nieren gefunden werden. Sie entwickeln sich aus überschüssigen Mineralstoffen und organischen Substanzen.

Die Steinbildung wird durch verschiedene Faktoren beeinflusst, wie eine Harnwegsinfektion, eine einseitige Ernährung, zu wenig Wasseraufnahme oder eine erbliche Veranlagung. Bestimmte Rassen, wie z. B. Dalmatiner, sind für Harnsteine anfälliger als andere.
Harnsteine kommen häufig bei älteren Hunden vor, insbesonders bei Rüden. Bei der langen Harnröhre besteht die Gefahr, dass die Harnsteine die Harnwege blockieren.

Eine Steinbildung kann auch eine Folgeerkrankung einer nichtbehandelten Blasenentzündung oder einer Stoffwechselerkrankung sein. Harnsteine verursachen schwere Reizungen und Entzündungen in der Blase und in der Harnröhre. Ein verstopfter Harnweg ist äußerst schmerzhaft, kann zu schwersten Nierenerkrankungen führen und lebensbedrohlich sein.

Wenn der Hund Schwierigkeiten beim urinieren hat, erkennt man dies an seinem gekrümmten Rücken. Die Symptome sind ähnlich wie bei einer Blasenentzündung. Der Harndrang ist stark, jedoch wird kein oder nur tröpfelnder Urin ausgeschieden.
Bei **Harnsteinen** ist meistens auch **Blut im Urin.** Blasen- und Harnsteine bleiben oft unbemerkt und werden erst bei extremen, krampf- und kolikartigen Schmerzen auffällig.

Bei den genannten Symptomen ist unverzüglich der Tierarzt aufzusuchen. Die Blasensteine müssen sofort ausgespült oder operativ entfernt werden!

Nach der Behandlung und den Therapiemaßnahmen braucht der Hund oft eine Spezialdiät. Es muss immer für genügend Flüssigkeitszufuhr gesorgt werden.

Homöopathisch kann man begleitend dazu beitragen, die Tätigkeit der überbeanspruchten Entgiftungsorgane Leber und Niere zu stimulieren, zu regulieren und zu optimieren.
Damit sich in Zukunft keine neuen Harnsteine mehr im Körper bilden, bedarf es einer homöopathischen Konstitutionsbehandlung. Die Ursache für die Harnsteine muss gefunden werden, damit eine effektive Heilung erfolgen kann.

Harngries

Der Vorbote von Harnsteinen ist oft der Harngries. Es haben sich bereits winzige Steinkristalle gebildet, die die Harnwege verstopfen können, meistens aber auf dem natürlichen Weg im Urin ausgespült werden.
Hat der Hund Schwierigkeiten und Schmerzen beim Urinieren und ist womöglich Blut im Urin, so sollte beim Tierarzt eine Urinprobe abgegeben werden.

Werden Kristalle im Urin festgestellt, so eignen sich **im Anfangsstadium** Homöopathika besonders gut. Auf sanfte und natürliche Weise werden die Kristalle ausgepült und der Patient ist bald wieder schmerzfrei.

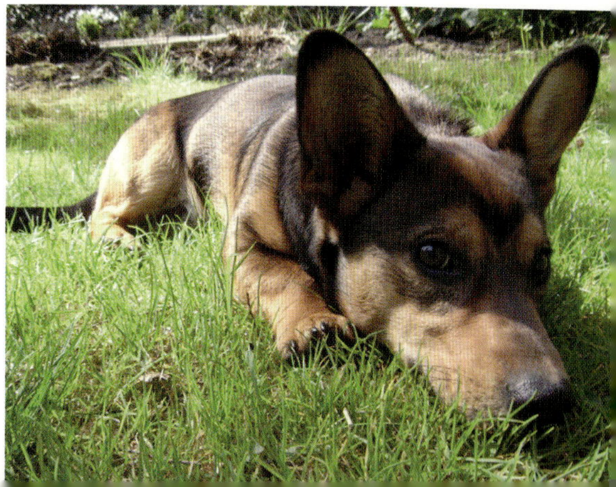

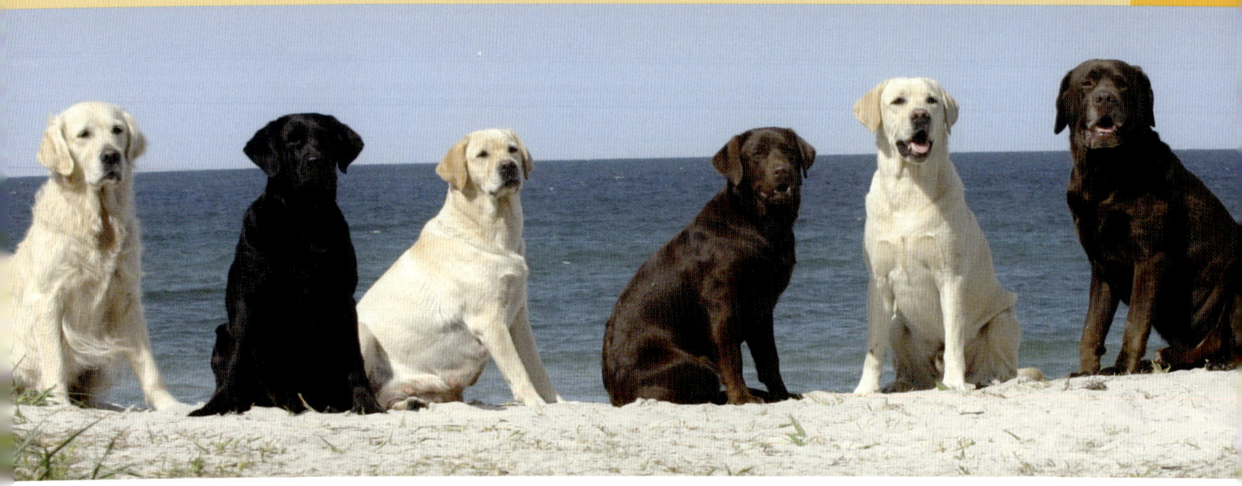

Homöopathische Mittel bei Harngries		
Cantharis (siehe S. 30)	leichter Harngries; dauernder Harndrang; Urin kommt tröpfchenweise; starkes, schmerzhaftes Pressen. **Verschlechterung:** beim Trinken.	D5
Sabal serrulatum	bei Harngries, Blasenentzündung, Harndrang vermehrt und schmerzhaft, Urin trübe, schleimig-blutig, wird als»Homöopathischer Katheter« bezeichnet. **Verschlechterung:** nachts.	D3
	Bei Harnsteinen begleitend, um Leber- und Nierentätigkeit zu fördern	
Berberis (siehe S. 27)	sehr schmerzhaftes Urinieren; Harngriesbildung; plötzlicher Harndrang, **Verschlechterung:** Bewegung. → verhindert Steinbildung; wirkt entkrampfend; Harnausscheidung wird angeregt.	D6
Lycopodium (siehe S. 38)	chronische Blasen-, Nierenentzündung, Nierensteine, Blasensteine; Schmerzen in der Nierengegend. → wirkt stimulierend auf die Entgiftungsorgane Leber und Nieren, die Giftstoffe werden leichter ausgeschieden.	D12
Solidago	Blasenentzündung, Reizblase, Harngries; Urin schleimig, trübe; stechender Geruch. → wirkt harntreibend; entkrampfend; vorbeugend bei Steinbildung; entzündungshemmend; durchspült Nieren- und Harnwege. **Einnahme:** als 4-wöchige Kur, 2-mal täglich 1 Gabe.	D2

Die Nieren

Die Nieren liegen beiderseits in der Lendengegend und sind die größte Filteranlage im Körper. Die Ausscheidungsorgane sind nicht nur für Harnaufbereitung und Ausscheidung zuständig, sondern nehmen eine zentrale Stellung für Produktions- und Steuerungsorgane und für wesentliche Kreislauf- und Stoffwechselfunktionen ein.
Eine wichtige Aufgabe der Nieren besteht darin, den Körper von Giftstoffen zu befreien.

Eine gesunde Niere filtert giftige Abfallprodukte des Stoffwechsels wie Schlackenstoffe, harnpflichtige Substanzen (z. B. Harnstoff, Harnsäure), Fremdstoffe (z. B. Medikamente), toxische Fremdsubstanzen (z. B. Umweltgifte) sowie überschüssige Salze und scheidet sie aus.

Die Nieren regulieren zudem den Blutdruck, den Wasser- und Salzhaushalt und sorgen für die Aufrechterhaltung des Säure-Basen-Gleichgewichts.

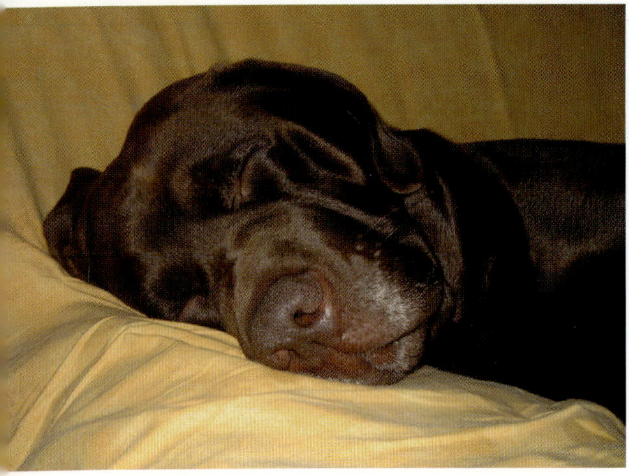

Vermehrtes Trinken, Apathie und Schwäche können auf eine Nierenerkrankung hinweisen.

Nierenerkrankungen

Eine Nierenerkrankung kommt leider besonders bei älteren Hunden vor. Bei einer eingeschränkten Nierenfunktion werden nicht mehr alle Stoffwechselprodukte ausgeschieden und es bleiben Giftstoffe im Körper zurück. Hunde, die an einer Nierenerkrankung im Anfangsstadium leiden, zeigen keinerlei Symptome. Oft ist schon ein großer Teil der Niere bereits zerstört, wenn die ersten Beschwerden auftreten. Die hohe Konzentration an »Stoffwechselgiften« steigt an und diese werden nicht mehr über die Niere ausgeschieden. Die Schädigungen eines zerstörten Nierengewebes sind irreversibel!

Bei geringstem Verdacht auf eine Nierenerkrankung besteht ein dringender Handlungsbedarf. Der Tierarzt muss sofort aufgesucht werden. Vorbeugende Maßnahmen, wie regelmäßige Vorsorgeuntersuchungen ab dem 7. Lebensjahr und die rechtzeitige Erkennung und Behandlung der Erkrankung, können das Leben des Hundes verlängern.

Vermehrter Durst beim Hund

Bei nierenkranken Hunden kann die Niere den Urin nicht mehr so gut konzentrieren und der Hund scheidet häufig den unkonzentrierten Harn aus. Den großen Wasserverlust gleicht der Hund dementsprechend durch »mehr trinken« aus und hat permanent ein Durstgefühl. Um dieses Defizit zu regulieren, ist es von großer Wichtigkeit, dass der Hund **immer genügend frisches Wasser zur Verfügung hat**, ansonsten besteht die Gefahr einer zusätzlichen Nierenschädigung oder einer Austrocknung.

Symptome für Nierenerkrankungen:

- **vermehrter Durst**
- Fieber
- chronisches und häufiges Erbrechen
- Durchfall
- Harndrang häufig
- Urin dunkel, rötlich
- Urin mit zuviel Eiweiß
- verminderter Appetit, Abmagerung
- Mundgeruch, nach Urin riechend
- Entzündungen der Maulschleimhaut
- gekrümmter Rücken, gespannter Gang
- Fell glanzlos, schuppig
- schlechtes Allgemeinbefinden
- Schwäche, Müdigkeit, Apathie
- oft langsame Entwicklung oder die Symptome kommen plötzlich, ohne Vorwarnung
- Herz-Kreislauf-Probleme
- bei akutem Nierenversagen, Schocksymptomatik

Wenn der Tierarzt eine Nierenerkrankung diagnostiziert, erhält der Hund meist neben den Therapiemaßnahmen eine proteinreduzierte, natriumarme Spezialdiät, damit die Nieren entlastet werden.

Eine homöopathische zusätzliche Behandlung (nach Absprache mit dem Tierarzt) zur Unterstützung der Niere bietet sich hier als sanfte, aber sehr effektive Hilfe an.

Homöopathische Mittel bei Nierenerkrankungen		
Arsenicum album (siehe S. 25)	subakute und chronische Nierenerkrankungen; Urin spärlich und dunkel; manchmal unwillkürlicher Abgang; Hund ist sehr durstig, trinkt jedoch wenig; fettige Haut; struppiges Fell; Mundgeruch; Abmagerung.	D12
Cantharis (siehe S. 30)	Nierenentzündung, Nierensteine- oder Gries; häufiger, heftiger Harndrang; tröpfchenweiser Urin, teilweise mit Blut; schmerzhaftes Pressen mit Brennschmerz; Durst groß, aber Abneigung gegen Trinken; sehr berührungsempfindlich. **Einnahme:** 2-mal täglich 1 Gabe im täglichen Wechsel mit Apis.	D12 D6
Berberis (siehe S. 27)	subakute und chronische Nierenerkrankungen; Nierensteine; Gries; Nierenbeckenentzündung; Überbelastung der Leber; Wechsel der Urinfarbe von trüb zu rötlich-schleimig, von hell zu dunkel; Harnzwang; häufiges Urinieren; Schmerzen beim und während dem Urinieren; Wechsel von großem Durst zu Durstlosigkeit; Nierengegend berührungsempfindlich; fette, schuppige Haut; Geruch unangenehm. **Verschlechterung:** Bewegung. **Verbesserung:** Urinieren.	D4
Phosohorus (siehe S. 41)	Urin bräunlich, mit Blut, dunkel, trüb, spärlich; übelriechend; unwillkürlicher Harnabsatz; verursacht Schmerzen; großer Durst, Wasser wird wieder erbrochen. Typmittel.	D12
Lycopodium (siehe S. 38)	chronische Nierenerkrankung; Schmerzen beim und nach dem Urinieren; Urin dunkel, spärlich; Blasenreizung durch Sand oder Gries.	D12
Solidago	chronische Blasen- und Nierenentzündung, Harnabsatzprobleme; Urin dunkel, trübe, spärlich; stechender Geruch. → wirkt harntreibend, entkrampfend, entzündungshemmend; Nieren- und Harnwege werden durchgespült. **Einnahme :** 2-mal täglich 1 Gabe mit Berberis im täglichen Wechsel als Kur über 6 Wochen.	D2 D4

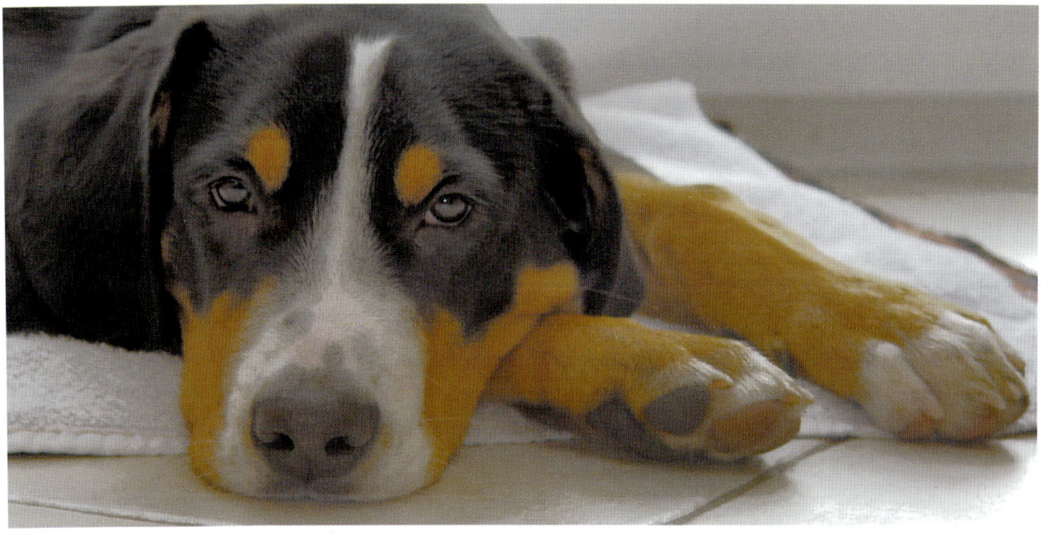

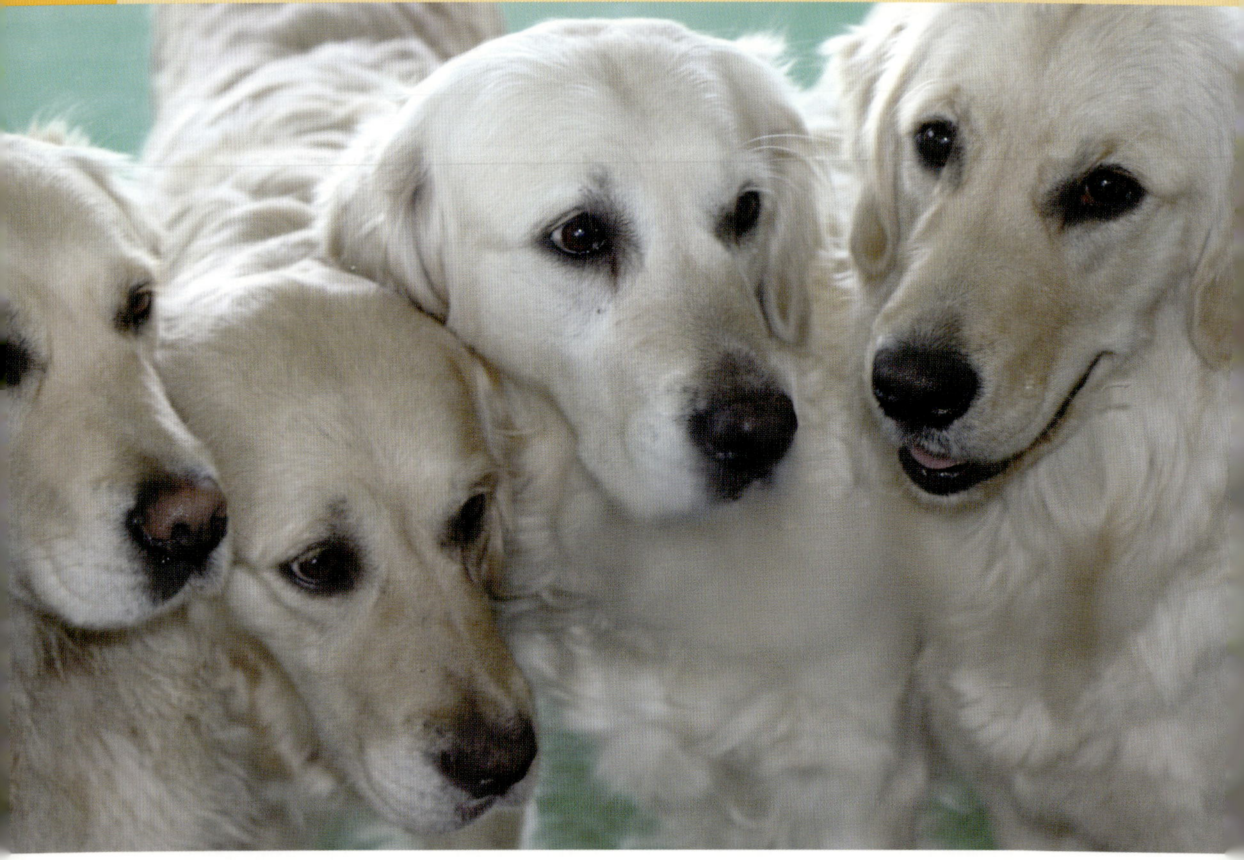

Die Läufigkeitsintervalle variieren von Hündin zu Hündin von drei Monaten bis zu einem Jahr.

Geschlechtserkrankungen der Hündin

Allgemeines zur Läufigkeit

Die erste Läufigkeit tritt bei Eintritt der Pubertät auf und liegt bei einer Hündin zwischen dem 6. und 12. Lebensmonat. Manche Hündinnen brauchen etwas länger, besonders bei großen Rassen kann die erste Läufigkeit erst nach mehr als einem Jahr beginnen. Die Intervalle der Läufigkeit variieren bei Hündinnen von 3 Monaten bis zu einem Jahr. In der Regel dauert die Läufigkeit einer Hündin etwa 3 Wochen.
Die Vorboten einer Läufigkeit sind das gesteigerte Interesse der Rüden und dass sich die Hündin oft hinten putzt. Die Schamlippen (Vulva) schwellen an und es besteht ein fleischfarbener bis dunkelroter blutiger Scheidenausfluss, der individuell 1–2 Wochen andauert.

Die »heiße« Zeit, in der die Hündin deckbereit ist, liegt zwischen dem 8. und 16. Tag nach Läufigkeitsbeginn, individuelle Schwankungen sind möglich. Die Hündin lässt sich vom Rüden an den Genitalien beschnüffeln, stellt ihre Rute zur Seite und ist paarungsbereit.
Der Scheidenausfluss ist in der »heißen Phase« heller, wässriger und geringer als zu Beginn der Blutung.

Zyklusstörungen

Die Ursachen von Zyklusstörungen, wie eine zu lange, zu starke, zu frühe oder keine Blutung, sind vielfältig und individuell. Auslöser können eine Gebärmutterentzündung, eine Zystenbildung in den Eierstöcken, ein Bakterienbefall, hormonelle und organische Störungen oder der Einfluss von Medikamenten sein. Zudem spielt die Psyche der Hündin eine gewichtige Rolle. Da zwischen Psyche und Körper ein

enges Wechselspiel besteht, kann ein seelisches Trauma, Deckzwang, Ängste, Unruhe, Nervosität, Erschöpfung und depressive Störungen einen großen Einfluss auf den Zyklus haben. Auch phychische Faktoren spielen eine Rolle, zum Beispiel neigen übergewichtige Hündinnen zu längeren Zyklusabständen.
Bei Unregelmäßigkeiten im Zyklusablauf sollten der Tierarzt oder Tierheilpraktiker aufgesucht werden.

Hömöpathisch kann man regulativ und auf sanfte Weise einen unregelmäßen Zyklus positiv beeinflussen.

Wichtig ist, dass man die Läufigkeitsdauer und Stärke, den Ausfluss nach Konsistenz, Farbe und Geruch und den Abstand zwischen der Menses genau beobachtet und dokumentiert. Die Symptome geben Auskunft über die richtige homöopathische Mittelwahl.

Homöopathika bei Zyklusstörungen		
Agnus castus	Zyklusunregelmäßigkeiten; Menses stark, häufig , schmerzhaft; Hündin ist niedergeschlagen; **Verschlechterung:** Kälte, Nässe. → harmonisiert und reguliert Zyklusstörungen; stimuliert Hormonbildung in den Eierstöcken; normalisiert den Eisprung und fördert hormonelles Gleichgewicht.	D4
Apis (siehe S. 23)	zu kurzer Zyklusabstand; Menses zu lange, helles Blut; Schambereich stark geschwollen; stechender Schmerz; Neigung zu Ödembildung.	D6
Pulsatilla (siehe S. 42)	Menses zu Beginn sehr schwach, zu lang, bleibt aus, unregelmäßig; Unterfunktion der Eierstöcke; Schleim milchig, gelblich, mild; Hündin ist weinerlich, sehr anhänglich; hat kaum Durst; Typmittel.	D6
Cimicifuga	mangelnde Menses, zu früh, zu stark, zu lang, ausbleibend; aufgrund Störung der Eierstöcke; unruhige Hündin ist immer in Bewegung; wirkt niedergeschlagen; in Beckengegend extreme Berührungsempfindlichkeit; meist schwache, steife Muskeln; **Verbesserung:** Wärme. → wirkt krampflösend und regulierend auf Hormonsystem.	D4
Millefolium	Stark anhaltende, heftige hellrote wässrige Blutung; **Verschlechterung:** Kälte, Druck; **Verbesserung:** Bewegung. → wirkt kräftigend, tonisierend und positiv auf Blutgerinnung.	D4
Sabina	Menses zu früh, stark, heftig, hellrote Blutung, schmerzend. **Verschlechterung:** Bewegung, Wärme.	D6
Sepia	Menses zu spät, zu schwach oder kein Zyklus; oft vor und nach Läufigkeit bräunlicher Ausfluss; Unterfunktion der Eierstöcke; Hündin ist nervösreizbar, gleichgültig, ablehnend, will ihre Ruhe; mag keine Kleinkinder und Junghunde; neigt zu Pigmentflecken; morgentliche Schwäche, abendliche Munterkeit. **Verschlechterung:** Trost, Berührung, Kälte, Zugluft. → wirkt tief auf den gesamten Genitialbereich.	D6
	Einnahme aller Mittel: 4 Wochen vor Menses über 5 Wochen 2-mal täglich 1 Gabe einnehmen.	

Scheinträchtigkeit (Pseudogravidität)

Bei vielen Hündinnen, die nicht gedeckt wurden, kommt es nach ca. 5 bis 9 Wochen nach der Läufigkeit hormonell bedingt zur Scheinschwangerschaft. Dies äußert sich durch eine auffallende Verhaltensänderung, deren Ausprägungen von Hündin zu Hündin variieren.

Die Hündin wird unruhig, launisch, depressiv, manchmal auch hysterisch. Sie baut ein Wurfnest, bemuttert das Spielzeug, Hausschuhe usw. und hat oft Milch im Gesäuge, denn rein theoretisch wäre das ja der Zeitpunkt des Geburtstermins.

Wenn die Scheinträchigkeit das Allgemeinbefinden nicht zu stark beeinträchtigt und sich keine übermäßigen körperlichen oder psychischen Auswirkungen zeigen, kann man den gestörten Hormonhaushalt gut selbst homöopathisch regulieren.
Die Arznei kann auch vorbeugend 2 Wochen vor der beginnenden Scheinschwangerschaft über 6 Wochen lang eingenommen werden.

Zudem braucht die Hündin besonders viel Aufmerksamkeit und Zuneigung. Sie sollte durch lange Spaziergänge oder Spielen abgelenkt werden. Die »Ersatzkinder« (Plüschtiere, Hausschuhe ...) sollten vorübergehend entfernt werden.

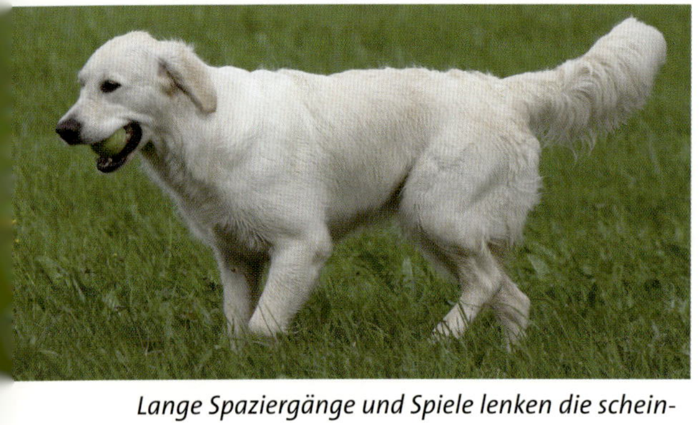

Lange Spaziergänge und Spiele lenken die scheinschwangere Hündin ab.

Homöopathika bei Scheinschwangerschaft		
Asa foetida	Gesäuge mit viel Milch; unruhige, nervöse, aggressive Hündin; auch gegen Besitzer; ausgeprägte Berührungsempfindlichkeit; nächtliche Unruhe. → die Milchproduktion wird gestoppt.	D30
Cyclamen	müde, matte, gleichgültige Hündin; ausgeprägter Durst. **Verbesserung:** durch Wärme → reguliert den Hormonhaushalt.	D30
Ignatia	wechselnde Stimmungen, weinerlich-hysterisch, ängstlich-nervös; Ersatzwelpe wird permanent umsorgt; Milchdrüsenschwellung; keine Milchsekretion; Hündin sucht warme Plätze, mag zugedeckt werden; **Verschlechterung:** abends, nachts. → reguliert die Hormonstörung.	D30
Pulsatilla (siehe S. 42)	Hündin ist sehr liebesbedürftig, launisch, depressiv; Milchsekretion gering; gestörter Hormonhaushalt; geht liebevoll mit »Ersatzkindern« um. **Verbesserung:** draußen, Fürsorge und Trost.	D30
Sepia	Hündin ist nervös-reizbar, mürrisch, launisch, gleichgültig gegenüber Artgenossen und Menschen; möchte nicht angefasst werden; morgendliche Schwäche; Besserung des Befindens gegen Abend.	D30

Gebärmutterentzündung (Endometritis)

Entzündet sich die Gebärmutterschleimhaut, so handelt es sich um eine Gebärmutterentzündung, die akut oder chronisch verlaufen kann. Meistens handelt es sich um eine bakterielle Infektion, in manchen Fällen um eine Fehlfunktion der Eierstöcke. Hündinnen jeden Alters können davon betroffen sein, bei älteren Tieren tritt die Erkrankung jedoch vermehrt auf.

Akute Gebärmutterentzündung

Besonders gefärdet sind Hündinnen nach der Läufigkeit, nach einer Scheinträchtigkeit oder nach einer Hormonbehandlung.

Während der Läufigkeit ist der Muttermund geöffnet und Bakterien können ungehindert in die Gebärmutter eindringen, was zu Entzündungen führt. Eine akute Gebärmutterentzündung kann sich leicht nach einer Geburt oder nach einem Abgang entwickeln. Ist die Hündin nach einer schweren Geburt verletzt oder mangelt es bei der Geburtshilfe an Hygiene, so kann sich die gereizte Gebärmutter leicht entzünden. Es entsteht eine Infektion und die kranke Hündin bekommt einen stinkenden Ausfluss. Das allgemeine Befinden ist geschwächt, was sich meist durch Fieber, Apathie, übermäßigen Durst und Appetitlosigkeit äußert.

Um das Leben der Hündin und der Welpen nicht zu gefärden, sollte sofort der behandelnde Tierarzt konsultiert werden.

Chronische Gebärmutterentzündung

Bei manchen Hündinnen kann eine verlängerte Läufigkeit über Wochen bestehen bleiben. Die permanente Anziehungskraft auf Rüden bleibt erhalten und die Hündin hat einen bräunlich-blutigen Ausfluss. Bei diesen Alarmzeichen sollte umgehend ein Tierarzt besucht werden. Es besteht der Verdacht auf eine chronische Gebärmutterentzündung.

Eitrige Gebärmutterentzündung (Pyometra)

Bei einer eitrigen Gebärmutterentzündung bildet sich im Innenraum der entzündeten Gebärmutter zusätzlich Eiter. Die Erkrankung entsteht während der Läufigkeit, der Muttermund ist über längere Zeit geöffnet und Bakterien können über die Scheide eindringen. Sie finden in der Gebärmutter optimale Bedingungen zur Vermehrung. Nach der Läufigkeit schließt sich der Muttermund wieder und der gebildete Eiter kann nicht mehr abfließen. Aus der Gebärmutter wird ein Eitersack, der zu platzen droht. Die giftigen Abbauprodukte der Bakterien gehen in die Blutbahn über, und es kommt zu massiven Organschädigungen und Vergiftungen von Herz, Leber und Nieren, die ohne rechtzeitige Behandlung leider tödlich enden können.

Symptome:

- übermäßiger Durst
- Ausfluss meist eitrig-blutig oder gelb-dunkelbraun
- übel riechender Ausfluss
- Hündin leckt häufig den Genitalbereich
- Tier hinterlässt Flecken am Liegeplatz
- meist Fieber
- schlechtes Allgemeinbefinden, wie Apathie, Mattigkeit, Müdigkeit
- Bewegungsunlust
- geringer Appetit bis Appetitlosigkeit
- häufiges Erbrechen mit Gefahr der Austrockung (Dehydrierung)
- vermehrter Bauchumfang
- Schmerzhaftigkeit im Unterleib
- vermehrter Harnabsatz
- häufiger Durchfall
- Fell glanzlos, struppig
- Haut trocken
- Hündin hat unangenehme Körperausdünstung
- bei chronischer Gebärmutterentzündung Abmagerung

Je nach Schweregrad der Gebärmutterentzündung gehört die Behandlung unter tierärztliche Aufsicht. Von einer Selbstmedikation ist abzuraten.

Folgende genannten Homöopathika sollten nach Absprache mit dem behandelnden Tierarzt oder Tierheilpraktiker eingenommen werden.

Homöopathische Mittel bei Gebärmutterentzündung		
Sabina danach Hepar sulfuris	bei eitriger Gebärmutterentzündung → zur Entleerung krankmachender Keime in der Gebärmutter, zur Gebärmutterrückbildung. → Zum Abschluss zur endgültigen Ausheilung des Eiterherdes eine einmalige Gabe.	D12 D30
Pulsatilla (siehe S. 42)	Gebärmutterentzündung; oft schleimig-eitriger Ausfluss und Entzündung der Vagina; sehr liebevolle, anhängliche Hündinnen. → zur Entleerung krankmachender Keime; dickflüssiger Inhalt aus der Gebärmutter; regt die Durchblutung der Gebärmutter an; beschleunigt die Heilung.	D30
Sepia	chronische Entzündung; Ausfluss bräunlich-rötlich; gleichgültige Hündin, will in Ruhe gelassen werden; meist ältere Hündinnen mit dunklen Hautpigmentierungen auf der Bauchhaut; Hündin riecht unangenehm. → wirkt auf gesamten Genitaltrakt, steuert Aktivität der Organe, reguliert hormonelles Ungleichgewicht, kräftigt die Gebärmutter.	D30
Secale cornutum	Gebärmutterentzündung mit dunklem Blut, oft mit Blutklumpen und faulig riechendem Ausfluss; Extremitäten eiskalt durch mangelhafte Durchblutung. → zur Entleerung; fördert Gebärmutterrückbildung; wirkt blutstillend.	D6
Lachesis (siehe S. 39)	akute Gebärmutterentzündung; Bakterieninfektion **mit Fieber**; meist dünner, eitriger Ausfluss.	D12
Caulophyllum	Entzündung; Ausfluss dunkelbraun. → fördert Gebärmutterkontraktion und Eiter kann abgestoßen werden.	D30
Hydrastis	Entzündung mit zähem, mildem-eitrigem Ausfluss. → wirkt auf Schleimhäute und lässt die Entzündung zurückgehen.	D30
Kreosotum	Entzündung mit geschwollener Scheidenschleimhaut; Ausfluss grüngelb, scharf und übelriechend.	D12
Mercurius solubilis	starke Schleimhautentzündung mit Rötung; Ausfluss grünlich, leicht rötlich gefärbt, schleimig; krampfartige Schmerzen. **Verschlechterung:** Wärme, nachts.	D6
Sabina	Entzündung; Ausfluss scharf, dick, gelb, übelriechend; kein gestörtes Allgemeinbefinden. → fördert Kontraktion und Durchblutung der Gebärmutter.	D6
Echinacea Urtinktur	Zusätzliche Basistherapie. → kräftigt das Immunsystem und körpereigene Abwehr. **Einnahme:** über 2 Wochen, 3-mal täglich 1 Gabe.	Ø

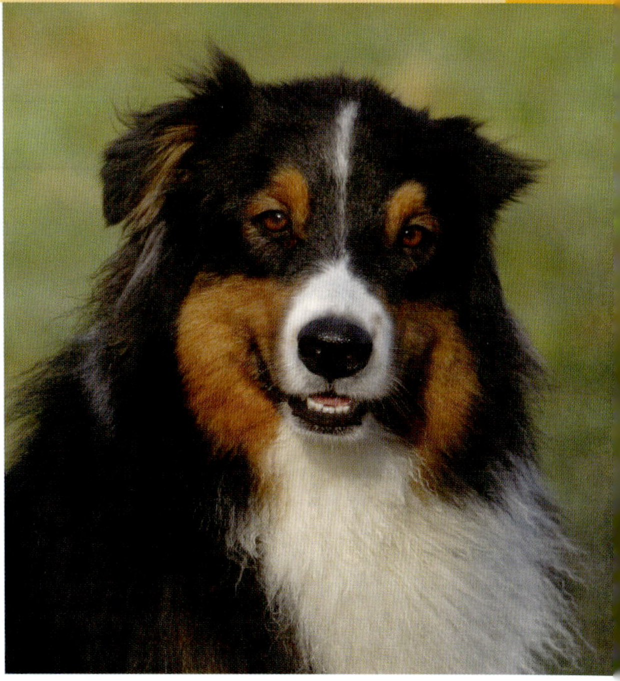

Deckunlust (Hündin)

Manche Hündinnen wollen nicht gedeckt werden, was bei oftgebärenden Zuchthündinnen, die häufig einen Deckakt über sich ergehen lassen **mussten**, verständlich ist.
Sensible Hündinnen können zeitlebens psychisch traumatisiert sein, was sich am Verhalten durch ausgeprägtes aggressives Verhalten gegenüber Rüden oder einer extremen Angst vor Rüden äußert.

Folgende Homöopathika können das Verhalten bei Deckunlust positiv beeinflussen, wenn das Simile passt.
Wichtig ist, dass die Arznei prophylaktisch vor der Läufigkeit eingenommen wird.

Homöopathika bei einer deckunwilligen Hündin		
Sepia	Hündin hat Abneigung gegen Deckakt, ist beißwillig gegenüber Rüden, will alleine sein, ist gleichgültig, reizbar und unfreundlich; ist sehr berührungsempfindlich; mag keine Kleinkinder und Junghunde; oft sind es ältere Hündinnen, die häufig geworfen haben; mit Zyklusstörungen; Unterfunktion der Eierstöcke; bräunlicher Ausfluss → wirkt positiv auf Psyche und Genitaltrakt; regt den Mutterinstinkt an.	D30
Agnus castus	Deckunlust sowohl bei der Hündin, als auch beim Rüden mit fortschreitendem Alter; Erschlaffung der Genitalien; Neigung zur Impotenz. → wirkt positiv auf Hormonsystem.	D30
Graphites (siehe S. 35)	Abneigung gegen Deckakt; oft dicke, faule, fröstelnde Tiere, mit unterentwickelten Genitalien. Typmittel.	D30
Pulsatilla (siehe S. 42)	Deckunlust ausgelöst durch Angst; Hündin ist deckbereit, reizt und lockt den Rüden an, jedoch bei Annäherung presst Hündin Hinterteil auf den Boden; meist junge Hündinnen; sehr anlehnungs- und liebebedürftig → wirkt regulierend auf Hormonsystem und Psyche.	D30
Natrium muriaticum	ausgeprägte Deckunlust; Funktionsstörung der Eierstöcke; Scheidenausgang trocken, weißer Ausfluss; Hündin reagiert aggressiv auf Artgenossen und Berührung; will alleine sein; Neigung zur Abmagerung trotz gutem Appetit; Folge von schlechter Behandlung, Verlust von Besitzer, Kummer; Hündin ist ängstlich, besonders bei allem, was fremd ist.	D30
	Einnahme aller Mittel: ca. 2 Wochen vor Läufigkeit. Jeweils 1-mal täglich über 4 Wochen einnehmen.	

GEBURTSVORBEITUNG

Möchte man das Erbgut und die Gesundheit der ungeborenen Welpen positiv beeinflussen, so eignet sich zur ganzheitlichen Gesundheitsvorsorge die **Eugenische Kur**.
Die gesamte Entwicklungsfähigkeit des Fötus wird gefördert, verbessert und die Krankheitsanlagen der Hündin werden nicht weitergegeben.

Die individuell auf den Hund zusammengestellten homöopathischen Rezepturen werden einmalig in Hochpotenzen verabreicht.
Diese sehr komplizierte homöopathische Arzneizusammenstellung gehört in die Hände eines erfahrenen Tierhomöopathen.

Elementar für eine gesunde Welpengeburt sind optimale Haltungsbedingungen und eine gesunde, ausgewogene Ernährung der Hündin.

Vorbeugende Maßnahmen

Manche Hündinen hatten vorangegangene Fehlgeburten oder schwere Geburten mit Komplikationen. Für eine möglichst komplikationsfreie, harmonische Geburt eignen sich folgende homöopathische Mittel zur Geburtsvorbereitung.

Homöopathika zur Geburtsvorbereitung und bei vorangegangenen Fehlgeburten		
Pulsatilla (siehe S. 42)	→ fördert Funktion der Eierstöcke; verhindert mögliche Fehllage des Welpen. Typmittel. **Einnahme:** 2 Wochen vor Geburtstermin 3-mal täglich 1 Gabe.	D6
Viburnum opulus	bei vorangegangenen Fehlgeburten. → schützt vor einer Fehlgeburt. **Einnahme:** nach der 3. Schwangerschaftwoche 1-mal täglich 1 Gabe über 3 Wochen lang	D30
Caulophyllum	wirkt positiv auf Gebärmuttermuskulatur; eignet sich für Zweitgebärende mit schwieriger Erstgeburt. → sorgt für einen normalen Schwangerschaftsverlauf. **Einnahme:** Während der Trächtigkeit alle 2 Wochen 2-mal täglich 1 Gabe; letzte Dosis 1 Tag vor Geburt.	D30

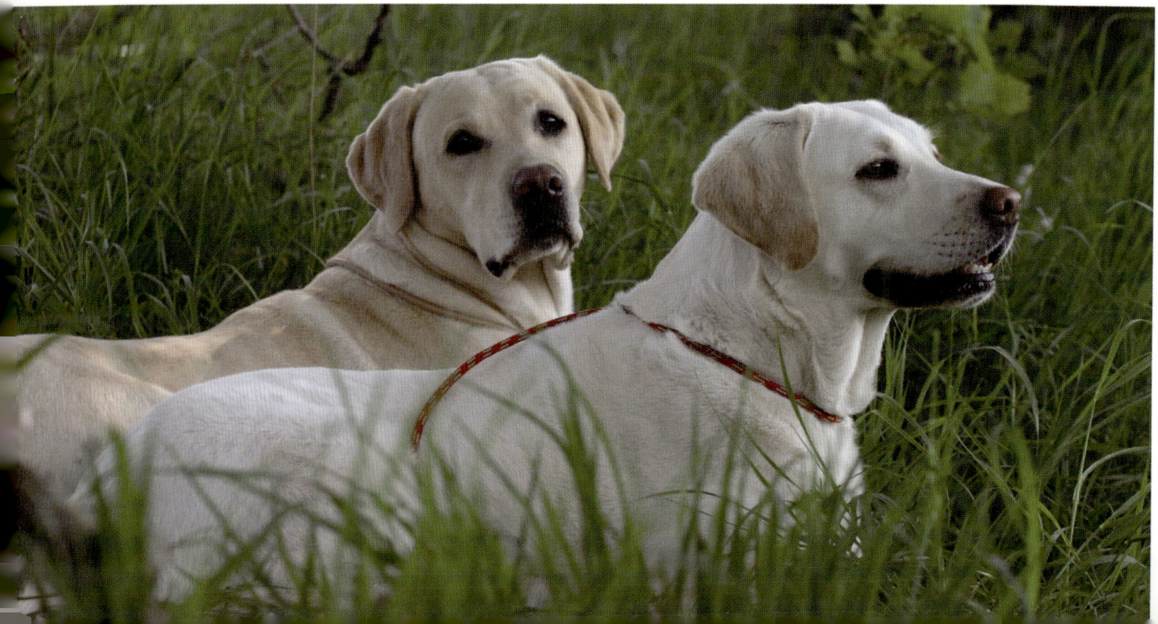

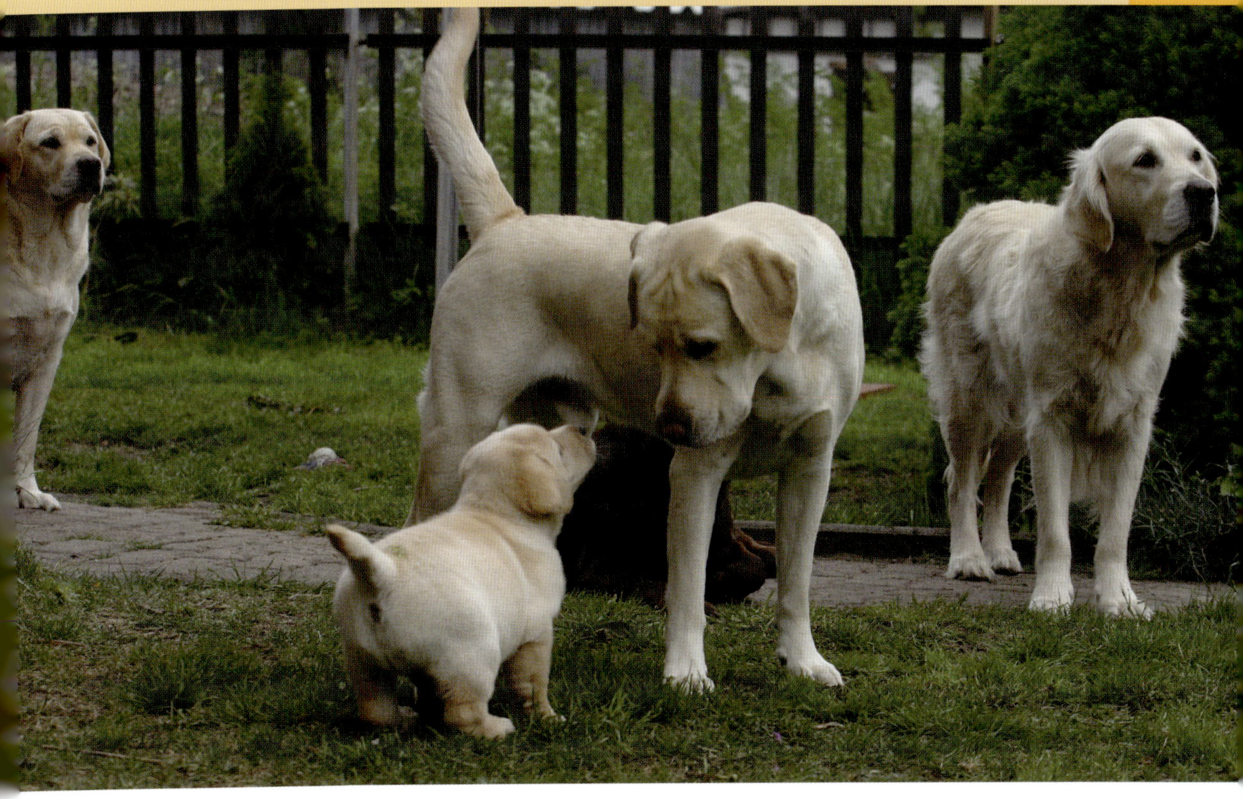

Tragezeit

Die Tragezeit bei der Hündin beträgt etwa 64 Tage und kann jeweils um 2 Tage mehr oder weniger variieren. Ungefähr 10 Tage vor dem Geburtstermin sollte die Hündin entwurmt werden, da sich ansonsten die Welpen über die Muttermilch mit Würmern infizieren können. Ab dem 50. Tag misst man morgens und abends regelmäßig im After die Körpertemperatur, um den Normalwert der Hündin zu ermitteln. (Normalwert liegt zwischen 38° und 39° Grad Celsius.)

Geburtstermin

Wenn die Temperatur um ca. 1 bis 2 Grad innerhalb von 12 Stunden fällt, so ist das ein Zeichen einer herannahenden Geburt. Meist hechelt die Hündin vermehrt, ist unruhig und zeigt ein intensives Nestbauverhalten.

Die Welpen werden voraussichtlich in den nächsten 8–24 Stunden geboren.

Homöopathika vor der Geburt		
Pulsatilla (siehe S. 42)	→ hat eine positive Wirkung auf alle Geschlechtsfunktionen; fördert die Erweiterung der Geburtswege. **Einnahme:** 3 Tage vor der Geburt 3-mal täglich 1 Gabe.	D6
Arnica (siehe S. 24)	→ fördert die Wundheilung, verhindert Nachblutungen. **Einnahme:** 3 Tage vor Geburtstermin und direkt nach der Geburt, 2-mal täglich 1 Gabe.	D30
	bei Unfall oder Stoß, wenn ein Frühabort droht → verhindert einen Abgang. **Einnahme:** alle 30 Minuten je 8–10 Tropfen.	D2

GEBURT

Die Dauer der Geburt ist abhängig von der zu erwartenden Welpenanzahl, dem Alter, der körperlichen Verfassung der Hündin und kann zwischen 6 bis 18 Stunden dauern.

Wenn der erste Welpe durch den Muttermund geschoben wird, beginnt die Austreibungsphase. Die Gebärmutterkontraktion verstärkt sich, die Austreibungswehen werden ausgelöst und es kommt zu einem verstärkten, sichtbaren Bauchpressen. Der Druck auf den Welpen in den Geburtskanal wird erhöht.
Die Austreibungsphase zwischen dem Platzen der äußeren Fruchthülle und dem Austreten der Welpen beträgt etwa 10–30 Minuten (manchmal bis zu 1 Stunde).

Unmittelbar nach der Geburt wird der Welpe sofort von der Hündin insbesonders im Kopf- und Nasenbereich beleckt und von der restlichen Fruchthülle befreit. Das passiert noch bevor der Welpe die ersten Atemzüge macht. Durch die Geburt des Welpen löst sich die Plazenta, und es kommt zu kleineren Blutungen und einem grünen Ausfluss. Die Nachgeburt wird normalerweise alle 5–15 Minuten nach der Entbindung eines Welpen ausgeschieden. Da die Welpen aus wechselseitigen Uterushörnern vorangetrieben werden, kann schon vor Abgang der Nachgeburt ein neuer Welpe entbunden werden.
Die Hündin unterstützt den Abnabelungsprozess, indem sie die Nabelschnur durchbeißt und die Nachgeburt frisst. Durch kräftiges Belecken der Mutter werden die Atmung, Darmtätigkeit und Ausscheidung des Welpen angeregt.

Bleibt die Hündin nach der Geburt des letzten Welpens entspannt liegen, säugt sie bereits die Neugeborenen und kommt es in den nächsten zwei Stunden zu keinen weiteren Wehen, so ist die Geburt im Normalfall abgeschlossen.

Mögliche Komplikationen:

Ein Tierarzt sollte bei folgenden Symptomen vor oder während der Geburt zu Hilfe gerufen werden:

- Geburtstermin ist da, jedoch ohne Temperaturabfall und Beginn der Geburt
- Nach Temperaturabfall kommt es innerhalb von 12–18 Stunden zu keinen Wehen
- Grüner Ausfluss bevor der erste Welpe geboren wird
- Die Austreibungsphase zwischen den Welpen beträgt mehr als 1,5 Stunden
- Wehenschwäche, wenn Hündin ca. 20 Presswehen braucht, um einen Welpen auszutreiben
- Platzen der Fruchtblase, grüner Ausfluss, Welpe wird nicht nach 15 Minuten ausgetrieben
- Presswehen bleiben aus, trotz Abgang von Gebärmutterschleim und Fruchtwasser

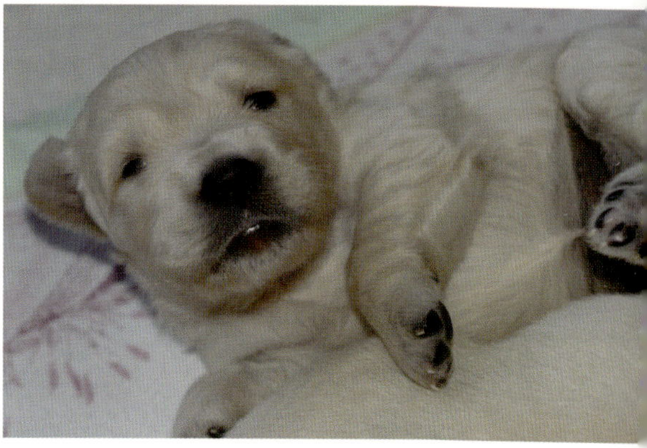

Um den Geburtsablauf zu fördern und zu unterstützen, eignen und bewähren sich homöopathische Mittel besonders gut. Man sollte schon vor dem freudigen Ereignis vorsorglich einige homöopathische Arzneien bereitgestellt haben.

Homöopathika während der Geburt		
Caulophyllum	**»Das homöopathische Wehenmittel«** bei Wehenschwäche während der Geburt; eingesetzte Wehen sind zu schwach und lassen nach; verkrampfter Muttermund, verspannte oder erschlaffte Gebärmuttermuskulatur. → löst Wehen aus; stärkt die Kontraktion der Gebärmuttermuskulatur; öffnet den Muttermund; unterstützt das Ausstoßen der Plazenta; verhindert Gebärmutterblutungen. **Einnahme:** alle 30 Minuten 1 Gabe, insgesamt 2–3 Gaben; nach der Geburt des Welpen ca. 1 Stunde warten und die Applikation wiederholen.	D6
Cimicifuga	zur Geburtserleichterung, undeutliche wiederkehrende Wehentätigkeit ohne Gebärmutterhalsöffnung; Abstand zwischen Welpen dauert länger als eine Stunde; Hündin ist sehr unruhig. → löst Pressen und Geburt aus, beeinflusst die Gebärmutterkontraktion. **Einnahme:** alle 30 Minuten 1 Gabe.	D6
Secale cornutum	Wehenmittel, zur Stärkung der Kontaktion der Gebärmuttermuskulatur. **Einnahme:** alle 15 Minuten je 1 Gabe im Wechsel mit Caulophyllum; nach der Geburt des Welpen ca. 1 Stunde warten und bei Bedarf die Applikation wiederholen.	D6
Pulsatilla (siehe S. 42)	Wehen zu langsam, spät, schwach, ausbleibend; bei offenem, lockerem Muttermund; sehr liebesbedürftige Hündinnen. Typmittel. → wirkt positiv auf die zurückgehaltene Plazenta. **Einnahme:** alle 15 Minuten 1 Gabe, nach der Geburt des Welpen ca. 1 Stunde warten und bei Bedarf Applikation wiederholen.	D6

Nach der Geburt

Nach der Geburt ist die Hündin sehr geschwächt, hat viel Körperflüssigkeit verloren und braucht Ruhe und Erholung.
Es sollte nochmals Fieber gemessen werden. Ist bei der Hündin ein Temperaturanstieg über 39,5 Grad festzustellen, sollte vom Tierarzt abgeklärt werden, ob sich noch Nachgeburtsreste oder möglicherweise ein abgestorbener Welpe in der Gebärmutter befinden.

Da sich die gereizte Gebärmutter leicht entzünden kann, eignen sich folgende homöopathischen Mittel vorbeugend gegen eine Gebärmutterentzündung. Zudem fördern die Arzneien die Rückbildung der Gebärmutter und stärken die geschwächte Hündin.

Homöopathika nach der Geburt		
Arnica (siehe S. 24)	lange Geburten mit Verletzungen der Geburtswege und Erschöpfungszustände. → raschere Erholung; Geburtswege bilden sich schneller zurück; unterstützt die Wundheilung. **Einnahme:** 2-mal täglich 1 Gabe 3 Tage lang.	D30
China	nach großem Flüssigkeitsverlust, starke dunkle Blutungen; schlecht gerinnend; große Schwäche, Erschöpfung. **Verbesserung:** bei Wärme. **Einnahme:** 1-mal täglich über 1 Woche lang.	D30

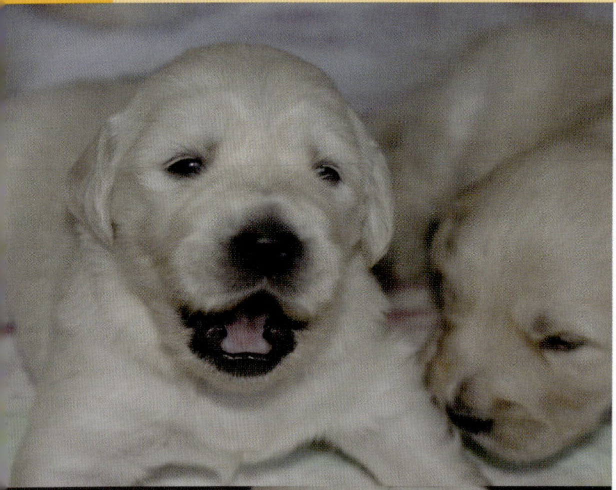

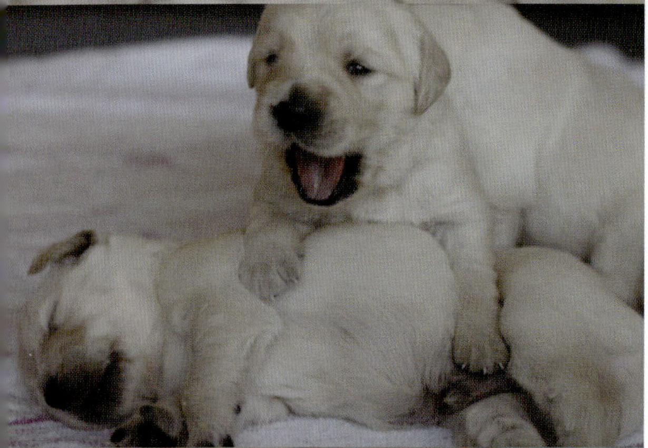

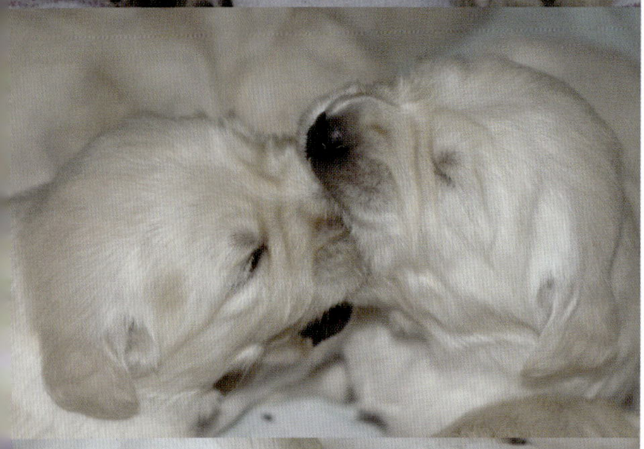

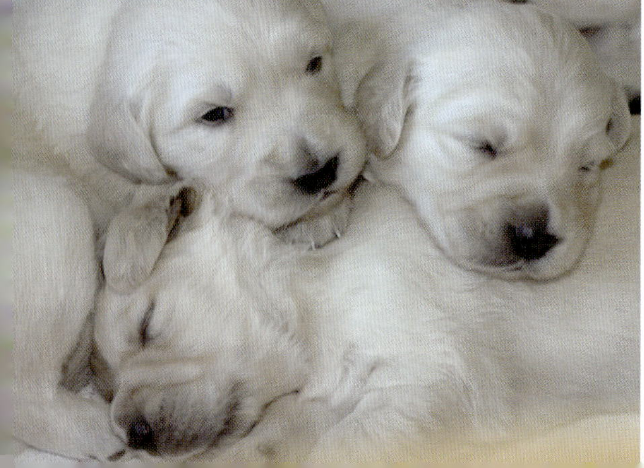

Homöopathika nach Geburt		
Lachesis (siehe S. 39)	Ausfluss dunkel, übel riechend; schlechtes Allgemeinbefinden mit Fieber über 39,5° C, Appetitlosigkeit, Mattigkeit. ➜ senkt Fieber; homöopathische Antibiotika bei Infektionen. **Einnahme:** 2-mal täglich 1 Gabe über 1 Woche lang.	D12
Pulsatilla (siehe S. 42)	um Gebärmutterentzündung vorzubeugen; sehr liebevolle, anhängliche Hündinnen. ➜ regt die Durchblutung der Gebärmutter an. Typmittel. **Einnahme:** 3-mal täglich 1 Gabe über 2 Wochen lang.	D4
Secale Cornutum	Nachgeburtsverhalten, schwarze, dünnflüssige Blutungen, mit Blutklumpen; Fieber. **Einnahme:** 3-mal täglich 1 Gabe über 1 Woche lang.	D6
Sepia	strafft die Gebärmutter, besonders bei älteren Hündinnen: verhindert eine Entzündung. **Einnahme:** 1 Gabe nach Geburt.	D30
Sabina	bei hartnäckigen Nachgeburtsblutungen, fest anhaftende Nachgeburt; sehr starke Nachwehen; Ausfluss ätzend, übelriechend. ➜ fördert die Ausscheidung der Nachgeburt und Rückbildung der Gebärmutter. **Einnahme:** 3-mal täglich 1 Gabe, 3–6 Tage lang.	D6

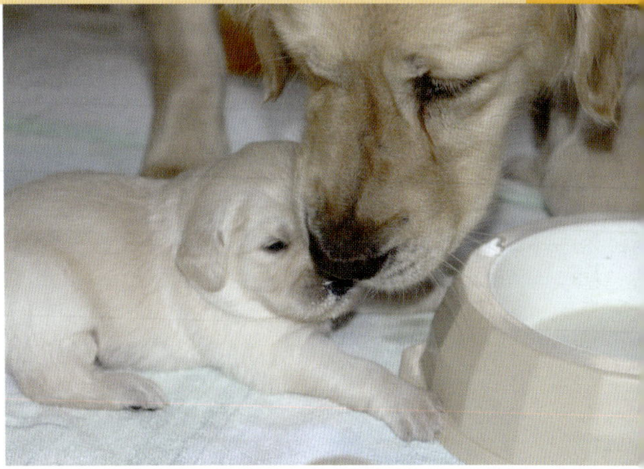

Milchmangel

Bis Ende der dritten Lebenswoche werden die Welpen vollständig von der Muttermilch ernährt. Die wertvolle Milch enthält wichtige Nähr- und Abwehrstoffe gegen Infektionskrankheiten, die das Immunsystem der Welpen stärken. Während der Säugephase ändert sich die Muttermilch der Hündin und passt sich an die Erfordernisse der Welpen an.
Kommt es anfänglich zu keiner ausreichenden Milchleistung, so kann man auf sanfte Weise mit Homöopathika die Milchproduktion anregen. Es kann passieren, dass die Hündin nicht genügend Milch hat, dann muss spezielle Ersatzmilch zugefüttert werden.

Es ist sehr wichtig, das Gesäuge der Hündin permanent zu beobachten und darauf zu achten, ob die Zitzen eventuell entzündet sind (siehe S. 108).

Homöopathika bei Milchmangel		
Phytolacca	verhärtete, geschwollene, wunde Milchdrüsen; Milchmangel. → unterstützt die Milchbildung.	D6
	bei Milchstau → lässt die Milch versiegen.	D1
Pulsatilla (siehe S. 42)	Milchmangel. → regt die Milchbildung an und unterstützt sie; wirkt regulativ auf das gesamte Hormonsystem.	D12
Urtica urens	Milchproduktion kommt nicht in Gang. → regt die Milchproduktion an. **Einnahme:** 1-malige Gabe.	D1
	bei Milchüberschuss, → stoppt den Milchfluss; hat eine tiefe Wirkung auf die Brustdrüsen.	D30

Homöopathische Welpenmittel

Wenn ein Welpe Durchfall bekommt, so sollte zuerst geklärt werden, ob eine Infektion oder Parasiten (Würmer) die Ursache dafür sind.
Die Welpen können sich über die Muttermilch mit Würmern infizieren. Bei manchen Welpen liegt eine Milchunverträglichkeit vor und sie reagieren mit Durchfall.
Auch hier bewähren sich schon im Welpenalter Homöopathika.

Homöopathika für Welpen		
Calcium carbonicum (siehe S. 29)	→ fördert die Entwicklung des Knochenaufbaus; zur Abwehrsteigerung. **Einnahme:** 1 Globulus 2-mal täglich über 3 Monate lang.	D12
	bei Milchunverträglichkeit; Durchfall hell, säuerlich riechend. **Einnahme:** 1 Globulus 3-mal täglich.	D12

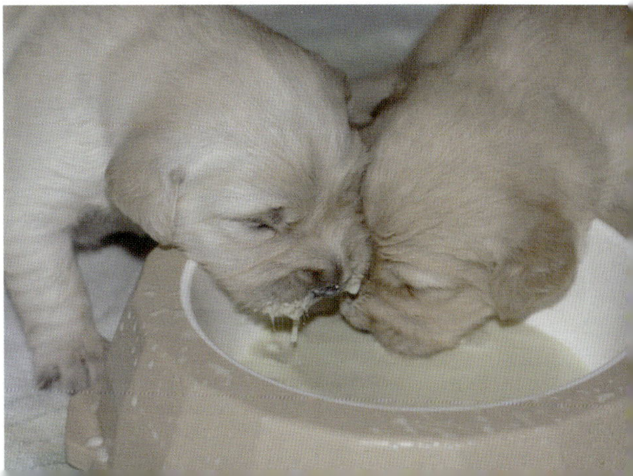

Entzündungen des Gesäuges (Mastitis)

Eine Entzündung des Gesäuges kann bei einer Hündin durch ein Trauma, wie einen Schlag oder Stoß, verursacht werden oder durch eine bakterielle Infektion entstehen. Auch scheinträchtige Hündinnen können an einer Gesäugeentzündung erkranken.
Besonders kritisch ist eine Gesäugeentzündung bei stillenden Hündinnen, und diese tritt vor allem während, unmittelbar oder nach der Säugezeit auf. Ein oder mehrere Brustdrüsen sind gerötet, heiß, hart, geschwollen und aufgrund des Schmerzes sehr berührungsempfindlich. Bei fortschreitender Entzündung kommt aus dem Gesäuge eine eitrige, blutige Flüssigkeit. Oft kommt Fieber hinzu, das Allgemeinbefinden der Hündin ist stark beeinträchtigt und sie leckt vermehrt am schmerzenden Gesäuge. Sie verweigert den Welpen das Säugen. Diese natürliche Abwehrreaktion verhindert, dass die gefärdeten Jungen eitrige Sekrete trinken.

Bei diesen sehr kritischen Symptomen ist umgehend der Tierarzt zu konsultieren.
Handelt es sich um eine Gesäugeentzündung im Anfangsstadium, so eignen sich Homöopathika zur Selbstbehandlung. Sie haben den Vorteil, dass die Arznei auch für die Welpen nebenwirkungsfrei ist. Wichtig ist, dass die Hündin fieberfrei ist und ein unverändertes, gutes Allgemeinbefinden hat.

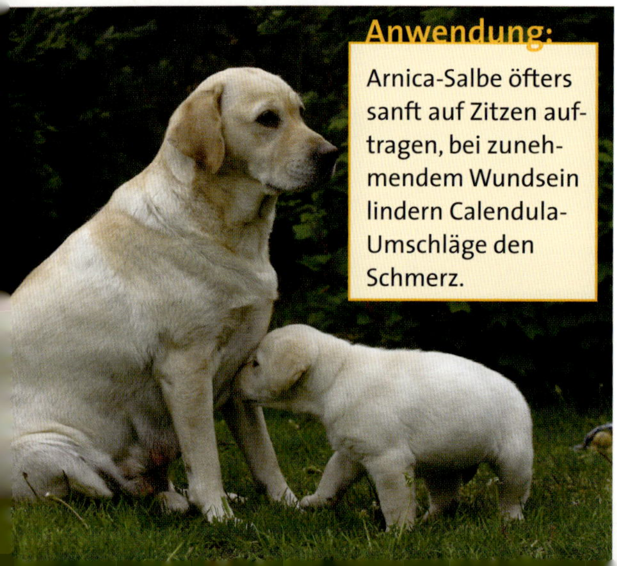

Anwendung:

Arnica-Salbe öfters sanft auf Zitzen auftragen, bei zunehmendem Wundsein lindern Calendula-Umschläge den Schmerz.

Homöopathika bei Mastitis		
Aconitum (siehe S. 22)	**plötzliche** Entzündung mit hohem Fieber; Schwellung hat sich teilweise manifestiert; Hündin ist ruhelos.	D6
Apis + Belladonna wechselnd	akute Entündung; Zitzen gerötet, Schwellung mit Ödembildung; Allgemeinbefinden ist stark beeinträchtigt, meist mit Fieber.	D4 D6
Bryonia (siehe S. 28)	akute Entzündung; Gesäuge gerötet, heiß, sehr schmerzhaft, geschwollen, verhärtet. **Verschlechterung:** Bewegung.	D6
Phytolacca	Entzündung warm, schmerzhaft, hart, knotig, gespannt, geschwollen; Sekret ist wässrig oder dicklich, eitrig; Schmerzen strahlen über den gesamten Körper aus; Lymphknotenschwellung; geschwächte Hündin. **Verbesserung:** Ruhe, Wärme. → wirkt tiefgreifend auf Drüsen; zur Ausschwemmung von Entzündungsstoffen.	D6
Asa foetida	Gesäuge ist sehr berührungsempfindlich; geringe Schwellung; Sekret stinkend; Hündin hält Milch zurück.	D6
Mercurius solibis	Entzündung außerhalb der Säugezeit; Gesäuge stark geschwollen, verhärtet, knotig, mit Eiterneigung; Sekrete erst scharf, ätzend, später eitrig-schleimig. **Verschlechterung:** nachts.	D4
Echinacea	Basistherapeutikum bei Mastitis. → zur Anregung der körpereigenen Abwehr.	∅

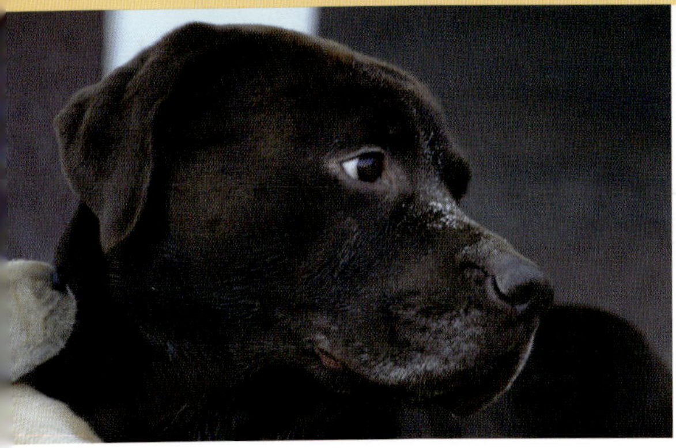

Geschlechtserkrankungen des Rüden

Geschlechtsreife

Im Alter von ca. neun Monaten werden Rüden geschlechtsreif, sie markieren häufiger, heben beim Harnabsatz das Bein und sind nun deckbereit.

In den beiden kugelförmigen Hoden haben sich die Spermien gebildet, die im Nebenhoden ausreifen. Von dort aus gelangen sie während einer Ejakulation über die Samenleiter und münden in die Harnröhre. Dort sind die Geschlechtsdrüsen (Prostata) angelagert, die eine Samenflüssigkeit erzeugen, die die Spermien befruchtungsfähig macht und weitertransportiert. Beim Paarungsakt kommt es zu einer Blutstauung und bis zur fünffachen Vergrößerung der Schwellkörper im Penis, der vom Penisknochen gestützt wird. Die Vergrößerung der Bulbourethraldrüse am Penis verhindert das Herausgleiten beim Deckakt. Die Hündin und der Rüde bleiben bis zu 45 Minuten miteinander verbunden. Eine gewaltsame Trennung würde in dieser Phase zu ernsthaften Penisverletzungen führen.

Vorhautentzündung (Pothitis)

Der empfindliche Penis wird von der Vorhaut geschützt. Wenn sich beim Rüden gelegentlich eine gelbe, dickflüssige Absonderung an der Vorhautöffnung befindet, so ist das normal und unbedenklich.

Leckt sich der Rüde jedoch häufig an der Vorhaut und verliert unkontrolliert eine dünnflüssige Absonderung, so handelt es sich um eine Vorhautentzündung.

Oft werden die Rüden durch den Geruch läufiger Hündinnen intensiv stimuliert, was zu einem starken Geschlechtstrieb führt. Dies äußert sich durch intensives, bzw. ständiges Lecken des Gliedes. Bakterien gelangen in die

Homöopathika bei Vorhautentzündung		
Hepar sulfuris (siehe S. 36)	eitrige Entzündung; dicker, stinkender Ausfluss; Rüde ist sehr berührungsempfindlich.	D30
Mercurius solubis	zu Beginn scharfes, ätzendes, wundmachendes Sekret; später schleimig grünlich-eitrig; oft mit Juckreiz.	D12
Silicea (siehe S. 44)	chronische Vorhautentzündung; Ausfluss dünnflüssig, stinkend.	D30
Pulsatilla	eitrige Entzündung mit dickem gelblich-grünem, mildem Sekret.	D12
Copaiva	Vorhaut- und Eichelentzündüng; häufiger Harndrang; schaumiger Urin, riecht süßlich; starker Juckreiz; häufiges Lecken an Vorhaut; gesteigerter Geschlechtstrieb.	D6
Echinacea	Basistherapeutikum bei Pothitis. → zur Anregung der körpereigenen Abwehr.	ø

Äußerliche Maßnahme:

Vorhautspülung

Echinacea-Tinktur 1:10 verdünnt mit Wasser abkochen, auf Körpertemperatur abkühlen lassen 2–3-mal täglich mit Einmalspritze spülen (ohne Nadel) und reinigen.

Vorhaut und ein Entzündungsherd entsteht. Eine leichte Vorhautentzündung kann man homöopathisch gut selbst behandeln.
Zusätzlich sollten regelmäßige Vorhautspülungen durchgeführt werden, damit die entzündete Vorhaut gereinigt und die Eiteransammlungen entfernt werden. Zudem sollten Plätze, an denen läufige Hündinnen ihre Duftmarken hinterlassen haben, vermieden werden, um den armen Rüden nicht unnötig sexuell zu reizen.
Bei sehr hartnäckigen, schweren Fällen muss der Tierarzt oder Tierheilpraktiker zu Rate gezogen werden.

Prostataentzündung (Prostatitis)

Die Prostata, die Vorstehendrüse, liegt im Becken des Rüden und hat im gesunden Zustand die Größe einer Kastanie. Prostatitis ist eine entzündliche Erkrankung der Prostata, die faustgroß oder größer anschwillt und oft auf die Harnröhre drückt, was für den Rüden äußerst schmerzhaft ist.
Meist wird sie durch eine bakterielle Infektion hervorgerufen. Auslöser können aber auch psychische Belastung, sexuelle Übererregung oder die Folge einer Blasenentzündung sein. Eine nicht auskurierte Prostataentzündung kann schnell chronisch werden und beim geringsten Anlass wiederkehren. Eine Prostatitis wiederum kann selber zum Krankheitsherd werden und Störungen sowie weitere Erkrankungen nach sich ziehen. Bei einer schweren akuten Prostatitis hat der Rüde meist Fieber und ein schlechtes Allgemeinbefinden.
Bei allen Prostataproblemen ist eine genaue Diagnose des Tierarztes wichtig, um eine gezielte, effektive Therapie einzuleiten.

Zusätzliche Maßnahme:

3–4 wöchige Kur mit Kürbiskernextrakt, täglich 1 Tablette einnehmen, fördert das Abschwellen der Prostata wirkt harmonisierend und entkrampfend auf Blase und Prostata.

Symptome bei Prostataerkrankung:

- Rüde leckt häufig an der Penisspitze
- Rüde verliert unabhängig vom Urin rosa oder blutige Tröpfchen
- Ausfluss, blutig, eitrig
- Prostata vergrößert
- hohe Schmerzhaftigkeit
- Fieber, beschleunigter Puls
- gestörtes Allgemeinbefinden, wie Schwäche, Apathie, Appetitlosigkeit
- vermehrter Bauchumfang
- hinterer Bauchbereich berührungs- und schmerzempfindlich
- Hund versucht, erfolglos Kot abzusetzen
- Harnabsatzbeschwerden
- schmerzhafter Harn-, Kotabsatz
- breitbeiniger, schwerfälliger Gang
- Hinterhandschwäche
- Bewegungsunlust aufgrund der Schmerzen
- Hund liegt mit gekrümmtem Rücken am Boden

Homöopathika bei Prostataentzündung		
Belladonna + Pulsatilla	akute Entzündung mit Schwellung. **Einnahme:** beide Arzneien stündlich im Wechsel.	je D6
Bryonia (siehe S. 28)	nach Abklingen der Entzündung; Prostata ist noch vergrößert.	D6
Pareira brava	akute Entzündung; ständiger, sehr schmerzhafter Harndrang; Urin dunkel, schleimig-eitrig, Nachträufeln. **Verbesserung:** durch Krümmen. **Verschlechterung:** nachts.	D4
Sabal serrulatum	entzündete Prostata mit Schwellung; Zystenbildung; häufiger Harndrang; »homöopathische Katheter«.	D6

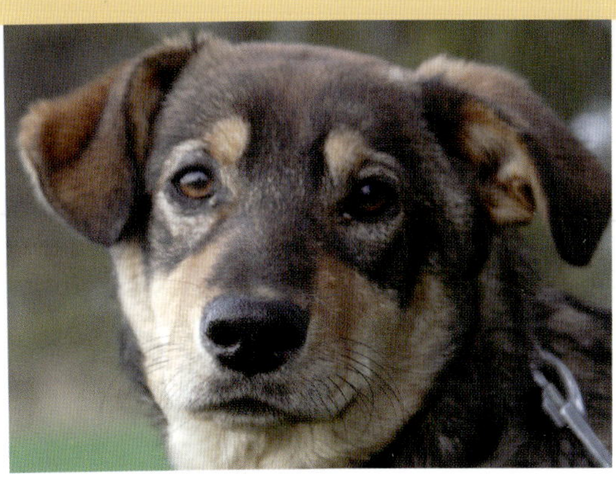

Prostatavergrößerung (Prostatahypertrophie)

Eine Prostatavergrößerung entsteht aufgrund einer hormoneller Veränderung oder einer chronischen Prostataentzündung. Es besteht auch die Gefahr, dass sich in der Geschlechtsdrüse Abszesse, Zysten oder Tumore bilden, die leider nicht immer gutartig sind.
Die Erkrankung tritt häufig bei älteren Rüden auf und führt zu massiven Harn- und Kotabsatzproblemen. Die vergrößerte Prostata drückt gegen den Enddarm und engt ihn ein. Beim Pressen wird der Druck auf den Enddarm verstärkt. Die Darmentleerung findet erschwert und unter Schmerzen statt. Die Form des Stuhls wird immer dünner (bleistiftförmig), der Rüde kann kaum noch Kot absetzen.
Da der Harnleiter mitten durch die Prostata verläuft, werden bei einer Prostatavergrößerung die Harnwege eingeengt. Der Rüde muss sich beim Urinieren vermehrt anstrengen. Im fortgeschrittenen Stadium kommt es zu keiner vollständigen Entleerung der Blase. Es bleibt ein Restharn in der Blase zurück, was zu schwersten Blasen- und Nierenschädigungen führt.
Die Symtome bei einer Prostatavergrößerung sind ählich wie bei einer Prostataentzündung. Hinzu kommen aufgrund von Durchblutungsveränderungen Blut aus der Penisspitze, besonders beim Aufstehen. Der Urin ist im fortgeschrittenen Stadium blutig. Die Bemühungen beim Kotabsatz verschlechtern sich zunehmend. Je nach Schwere der Erkrankung ist das Allgemeinbefinden geschwächt, der kranke Rüde nimmt ab, ist appetitlos, müde, abgespannt, apathisch und zeigt eine Hinterhandschwäche.
Bei diesen Alarmzeichen ist es dringend notwendig, den Tierarzt aufzusuchen.

Homöopathika bei Prostatavergrößerung		
Apis (siehe S. 23)	Prostatavergrößerung mit Zystenbildung. → fördert Auflösung der Zystenflüssigkeit.	D6
Sabal serrulatum	»homöopathische Katheter«; Bleistiftstühle; häufiger Harndrang; Urin schleimig-blutig; oft beim älteren Rüden.	D6
Staphisagria	junger Hund; sexuelle Überregbarkeit; Harnträufeln, schmerzend; am Hoden sehr berührungsempfindlich. **Verschlechterung:** morgens.	D4
Conium	Prostatavergrößerung und Verhärtung; Geschwulstbildung; Folge von sexueller Unterdrückung; Hinterhandschwäche; extremer Durst; voranschreitende Schwäche; beim älteren Hund.	D6
Pulsatilla	Prostatavergrößerung mit Tumorbildung. Typmittel.	D12
Pareira brava	ständiger, sehr schmerzhafter Harndrang; Urin dunkel, schleimig-eitrig; Nachträufeln; **Verbesserung:** durch Krümmen. **Verschlechterung:** nachts.	D4
Solidago	vergeblicher Harndrang; Urin spärlich, dunkel; Entzündung der Blase und Nieren. → wirkt harntreibend. Arznei nach 10 Tagen absetzen.	D2

Hodenentzündung (Orchitis)

Bei einer Hodenentzündung kommt es zu einer einseitigen oder beidseitigen Vergrößerung und Anschwellung des Hodens. Der warme, geschwollende Hoden ist bei Berührung äußerst schmerzhaft.
Meistens ist eine Prellung, ein Schlag, eine Quetschung oder eine Verletzung die Ursache. Auslöser kann aber auch ein bakterieller Infekt wie eine Prostata- oder Harnwegsinfektion sein, wobei die Bakterien über den Samenstrang in den Hoden gelangen.
Die Bakterien breiten sich schnell über die Blutbahn im gesamten Körper aus. Das Allgemeinbefinden des Rüden ist stark beeinträchtigt. Wird ein Rüde nicht rechtzeitig fachgerecht behandelt, kann dies eine Unfruchtbarkeit zur Folge haben. Die Erreger können auch beim Deckakt auf die Hündin übertragen werden, was zu Fruchtbarkeitsstörungen bei der Hündin führt.

Symptome bei Hodenentzündung:

- **ein oder beide Hoden sind gespannt, warm, geschwollen, äußerst schmerzhaft**
- steifer, breitbeiniger Gang
- Hund sitzt häufig
- häufiges Belecken des Hodens, was zusätzlich zu Entzündungen und Hautekzemen führt
- Hodenhautentzündung, nässend, mit Schwellung, starker Juckreiz
- schlechtes Allgemeinbefinden, wie Fieber, Mattigkeit, Müdigkeit, Apathie

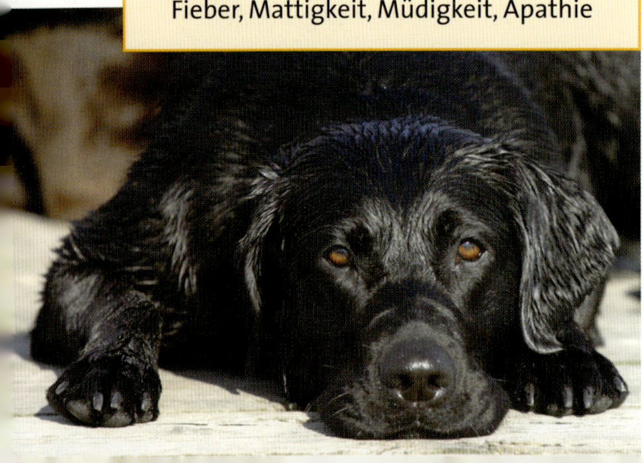

Äußerliche Anwendung:

Kalter Hamamelisumschlag:
Mischung aus 1 Teil Tinktur
+ 3 Teilen Wasser
Kühlende Umschläge mit Hamamelis. Getränktes Tuch um den Hoden wickeln, auch um den Nebenhoden.

Umschlagpaste:
Hoden mit Beinwellpaste sanft eincremen, wirkt schmerzlindernd und entzündungshemmend.

Homöopathika bei Hodenentzündung		
Arnica + Hypericum	akute Entzündung; durch Quetschung, Schlag, Stoß; → fördert den Heilungsprozess, lindert den Schmerz.	D6 D4
Conium	Hauptmittel; chronische Entzündung; harte Konsistenz, Knoten; Folge von Stoß, Schlag, Quetschung; Geschwulstbildung; meist bei älteren Rüden.	D30
Clematis	rechtsseitige Entzündung mit Schwellung; verhärtet; dünner Harnstrahl.	D4
Graphites (siehe S. 35)	chronische Entzündung mit trockenem, rissigen Ausschlag; gelbe Krustenbildung. Typmittel.	D30
Pulsatilla (siehe S. 42)	Entzündung, geröteter, heißer Hoden mit Schwellung; wechselnde Beschwerden. Typmittel.	D6
Rhus toxicodendron	linksseitige Entzündung; Bläschen am Hodensack; nässend und brennend.	D6
Thuja	chronische Entzündung mit weichem Hoden.	D6

Übermäßiger Geschlechtstrieb

Da nicht alle zeugungsfähigen Rüden eine Hündin decken dürfen und nur wenige für die Zucht auserkoren sind, leiden viele keusche Rüden unter diesem Zustand. Der Duft der läufigen Hündinnen stimuliert den Geschlechtstrieb sehr stark und der triebgesteuerte Rüde versucht, seinen Trieb durch Deckversuche an Personen oder Gegenständen zu befriedigen. Der Rüde ist von großer Unruhe und Nervosität geplagt, er kann aus seiner gewohnten Umgebung ausreißen und dem »Duft einer Hündin« vollkommen triebgesteuert folgen. Oft verweigert der Rüde vor lauter Kummer für einige Tage sein Futter. Es kommt vor, dass sich der Rüde vermehrt an Pfoten und Hoden leckt, was zu schlimmen Leckekzemen führt.
Bei besonders extremer Hypersexualität kann es zu einer Prostataentzündung kommen.

Bei einem stark gestörten Hormonhaushalt sollte ein erfahrener Tierhomöopath oder der Tierarzt zu Rate gezogen werden.

Homöopathika bei Hypersexualität		
Staphisagria	starker Geschlechtstrieb, will dauernd decken, was zur Prostataentzündung führt; im Hodenbereich und Hinterhand sehr berührungsempfindlich; Hund ist reizbar, aggressiv, überempfindlich, schnell beleidigt.	D6
Origanum	starke geschlechtliche Übererregung; gestörter Hormonhaushalt. → wirkt beruhigend	D6
Agnus castus	heftige Erregung, mit permanentem Winseln und Heulen; kalte Genitalie; Hund ist nervös. → normalisiert den Geschlechtstrieb	D4

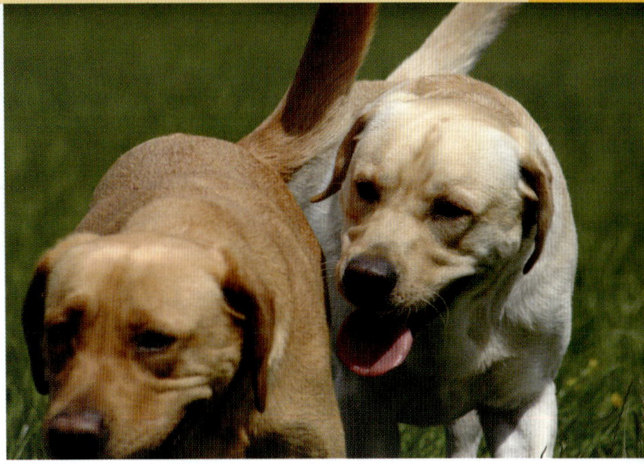

Deckunlust (Rüde)

Manchmal kann es vorkommen, dass der Rüde ein Desinteresse an der läufigen Hündin zeigt, keine Decklust hat oder keine Errektion bekommt. Die Störung des Nerven- und Hormonsystems kann unterschiedliche Ursachen haben, wie eine schmerzhafte Erkrankung am Genitalbereich, einen Ernährungsfehler, eine körperliche oder psychische Überbelastung oder Unerfahrenheit.
Die folgenden Homöopathika können eine Deckunlust positiv beeinflussen. Handelt es sich jedoch um eine tiefere Störung, so sollte die Ursachenbekämpfung konstitutionell von einem Homöopathen behandelt werden.

Homöopathika bei Deckunlust		
Arnica	psychische und körperliche Überlastung. → kräftigendes- und blutbildendes Mittel.	D30
Agnus castus	gestörter Hormonhaushalt; Deckunlust. → normalisiert den Geschlechtstrieb.	D4
Acidum phosphoricum + Damiana	Rüde ist körperlich erschöpft, schwach, nervös; Deckunlust, Impotenz. → wirkt tief auf die Geschlechtsorgane. **Einnahme:** beide Mittel 3-mal täglich 1 Gabe.	D6 D1

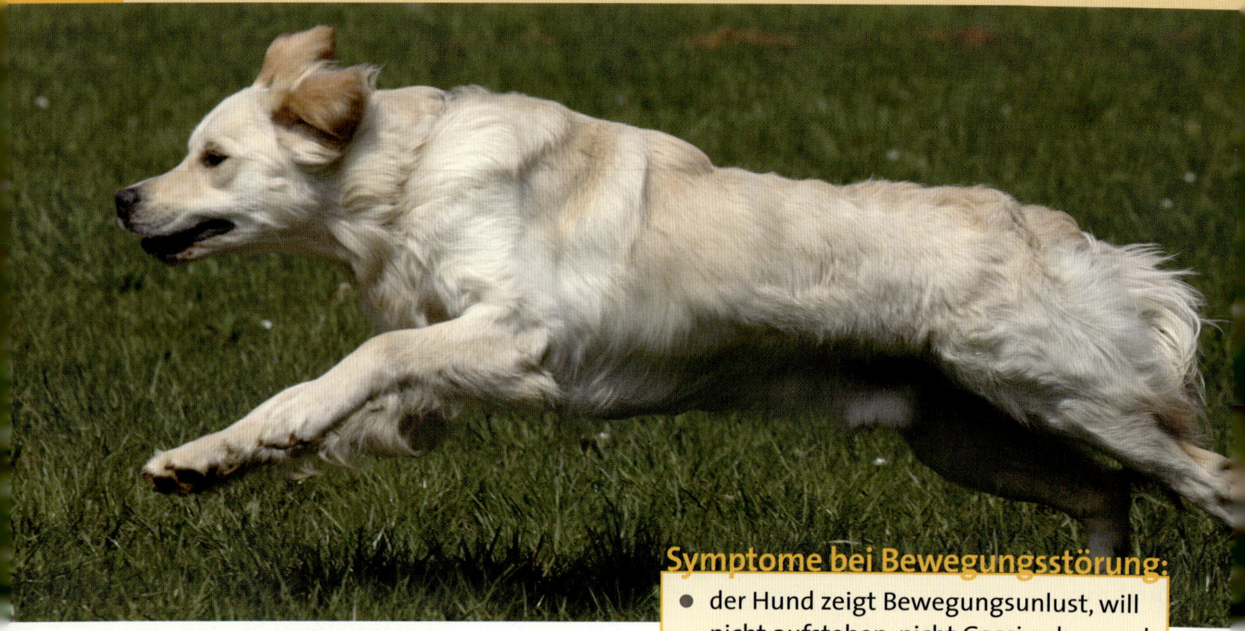

Symptome bei Bewegungsstörung:

- der Hund zeigt Bewegungsunlust, will nicht aufstehen, nicht Gassi gehen und nicht spielen
- er hat Schwierigkeiten, ins Auto zu springen, Treppen zu steigen
- der Bewegungsablauf hat sich verändert (lahmen, hinken, Bein nachziehen, gekrümmter Rücken)
- Anlaufschwierigkeiten beim Aufstehen
- Berührungsempfindlichkeit im Rückenbereich und an den Gliedmaßen
- Verhaltensänderung, z. B. Aggression, Hund zieht sich zurück, wimmert, jault auf.

Erkrankungen am Bewegungsapparat

Bewegungsstörungen

Trotz unterschiedlicher Rassen, unterschiedlicher Größen und unterschiedlichem Alter haben alle Hunde eines gemeinsam:
Die Freude am Laufen, mit Frauchen oder Herrchen Gassi gehen, herumtollen und sich nach Lust und Laune zu bewegen!
Die Zusammenwirkung von Bändern, Sehnen, Gelenken, Gewebe, Knochen, Blutkreislauf und Nervensystemen stehen eng miteinander in Verbindung, bei einer Fehlfunktion kommt es zu Bewegungsstörungen.
Funktionsstörungen von Bändern und Gelenken führen zu akuten Entzündungen, deren Verlauf chronisch werden kann.
Leider leiden schon Junghunde an Gelenkerkrankungen und an Fehlbildungen der Knochen, sei es erblich bedingt, durch eine falsche Ernährung im Welpenalter oder eine falsche, zu frühe Belastung der Gelenke.

Wenn eine Bewegungsstörung sehr schmerzhaft ist oder länger als drei Tage andauert, sollte ein Tierarzt konsultiert werden!

Auch Welpen, die aus genetischen Gründen für Gelenkerkrankungen prädestiniert sind, die plötzlich und unerwartet hinken oder sich untypisch bewegen, müssen **dringend** einem Tierarzt vorgestellt werden.

Erkennen von Gelenkproblemen

Gelenkentzündungen, Deformationen und Probleme mit den Gelenken sind sehr schmerzhaft. Da unsere Vierbeiner sich verbal nicht artikulieren können und den Schmerz leise und tapfer ertragen, sollten Sie die Bewegungsabläufe Ihres Hundes **genau** beobachten und bereits kleinsten Schmerzsymptomen Beachtung schenken.

Arthritis

Die Arthritis ist eine akute oder chronische Entzündung der Gelenke mit den typischen Entzündungssymptomen: Schwellung, Rötung, Wärme, Schmerz und gestörte Funktion. Das Gelenk ist warm, geschwollen und extrem schmerzhaft. Die Ursache kann traumatischer (z. B. Schlag, Sturz, Fall) oder bakterieller, infektiöser Art sein (z. B. Borreliose). Neben Lahmheiten und Bewegungseinschränkungen ist nicht selten auch das Allgemeinbefinden des Hundes gestört.

Arthrose

Eine chronische Gelenkentzündung führt zur Arthrose, einer durch Gelenkverschleiß entstandenen Gelenkerkrankung. Ursachen können ein bakterieller Infekt, eine anatomische Fehlstellung, Überbelastung, Wachstumsstörungen, eine traumatische Verletzung oder Verschleißerscheinungen bei älteren oder übergewichtigen Hunden sein. Die entzündete Gelenkkapsel schwillt an, verdickt sich und es kommt zu Zubildungen am Knochen, eine Lahmheit wird sichtbar. Arthrose ist irreversibel.

Futterzusatz:

Zur Gelenkstabilisierung, für den Knorpelaufbau und zur Kräftigung des Gewebes: Neuseeländisches Muschelextrakt mit ins Futter geben. Hat zudem eine entzündungshemmende Wirkung.

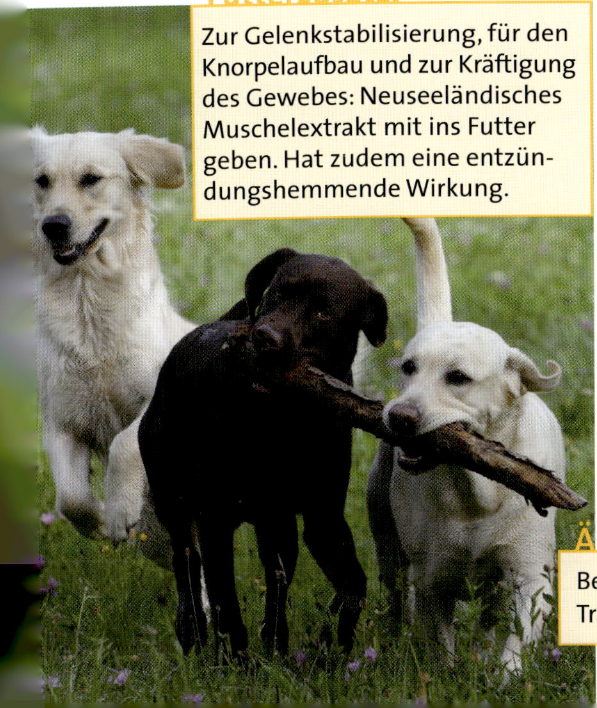

Homöopathika bei Arthritis		
Apis (siehe S. 23)	Gelenke heiß, gerötet, mit Ödembildung, schmerzhaft; Berührungsempfindlichkeit. **Verbesserung:** Kühlung.	D4
Bryonia (siehe S. 28)	Gelenke heiß, geschwollen, knotig; kleinste Bewegung provoziert Schmerz. **Verschlechterung:** Wärme.	D6
Caulophyllum	Entzündung vorwiegend an kleinen Gelenken. **Verschlechterung:** durch Kälte.	D4
Ledum	Gelenke heiß, geschwollen oft mit harten oder elastischen Knoten. **Verbesserung:** bei Kälte, kaltem Wetter. **Verschlechterung:** durch Ruhe.	D6
Rhododendron	entzündete, schmerzhafte Gelenkkapseln; Knochenhautschwellung; bei Wetterfühligkeit. **Verbesserung:** nach Einlaufen. **Verschlechterung:** kaltes, nasses Wetter, Sturm und Gewitter.	D4
Rhus toxicodendron. (siehe S. 43)	akute und chronische Entzündungen von Bändern und Gewebe. **Verbesserung:** nach Einlaufen.	D30
Vermiculite (Mineral)	→ lindert Entzündung; kräftigt Knochengewebe; lindert den Schmerz. **Einnahme:** 3-mal täglich 1 Tablette über mehrere Monate.	D6

Äußerliche Anwendung:

Bei allen Gelenkentzündungen äußerlich Traumeel-Salbe anwenden.

Folgende Homöopathische Mittel lindern die Arthrosebeschwerden und hemmen das Fortschreiten der Krankheit.

Homöopathika bei Arthrose		
Causticum (siehe S. 32)	Knochenwucherungen, oft mit Muskelschwäche. **Verschlechterung:** durch nasse Kälte.	D6
Conium	altersbedingte, voranschreitende Schwäche der Hinterläufe von Zittern bis hin zur Lähmung. **Verschlechterung:** nach Erwachen, Anstrengung. **Verbesserung:** Wärme, Bewegung.	D4
Dulcamara	Muskel- und Gelenkschmerzen; steife Ge-lenke und Lahmheit, die bei feuchter Kälte aufgrund von Durchnässung entstanden ist. **Verschlechterung:** feuchte Kälte, Durchnässung.	D6
Phosphorus (siehe S. 41)	Gelenkerkrankung; hauptsächlich betroffen sind Knorpel- und Gelenkkapsel. **Verschlechterung:** abends, nach Anstrengung.	D6
Vermiculite (Mineral)	→ reguliert den gestörten Kalkhaushalt und Knochenzubildungen; kräftigt das Knochengewebe; Remineralisierung findet langsam statt; lindert Schmerz. **Einnahme:** 3-mal täglich 1 Tablette über mehrere Monate.	D6

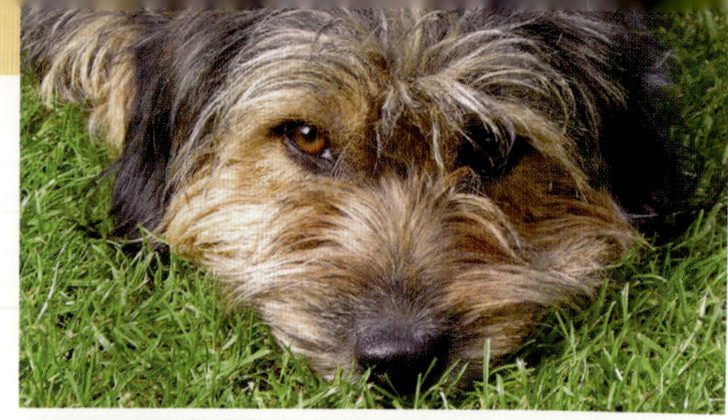

Bandscheibenvorfall (Discus Prolaps) – Dackellähme

Ein Bandscheibenschaden ist ein Sammelbegriff für Veränderungen in der Bandscheibe und ist generell an jedem Zwischenwirbel möglich. Durch den Elastizitätsverlust im Bindegewebe kann die Zwischenwirbelscheibe spröde werden und der weiche Kern der Bandscheibe nach außen dringen.
Bandscheibenvorfälle treten hauptsächlich im Bereich der Halswirbelsäule und am Übergang der Brust- und Lendenwirbelsäule auf. Da die Bandscheibe auf das Rückenmark drückt, sind starke Schmerzen, Lähmungserscheinungen der Vorder- und Hintergliedmaßen, Nervenausfallerscheinungen, Störungen im Harnabsatz bis hin zu einer vollständigen Lähmung zum Endstadium die Folge.

Konstitutionell bedingt ist der Dackel besonders anfällig (daher der Begriff Dackellähme), aber auch der Cocker Spaniel, der Pekingese, der Beagle, der Dobermann und der Deutsche Schäferhund.

Symptome bei Discus Prolaps:

- Schmerzäußerung bei bestimmten Bewegungen wie Treppensteigen, Springen auf Couch
- Hund bleibt auf seinem Platz liegen, will oder kann sich nicht bewegen
- starker Berührungsschmerz beim Streichen über den Rücken
- Hund stolpert mit der Vorderpfote (Bandscheibenvorfall im Halsbereich)
- teilweise/vollständige Hinterhandlähmung, hoppelnder Gang, »Fischrobbenhaltung«
- gekrümmter Rücken, gespannter Bauch
- Kotabsatzprobleme, Harninkontinenz

Homöopathika bei Bandscheibenvorfall		
Arnica + Hypericum	akuter Bandscheibenvorfall; Blutergüsse, Schwellungen; Schmerzhaftigkeit am Rücken. **Verschlechterung:** Im Liegen → Regenerierung des Nervengewebes, entzündungshemmend. **Einnahme:** alle 2 Stunden.	D6 D6
Apis (siehe S. 23)	akutes Entzündungstadium; ödematöse Schwellungen. **Verschlechterung:** Bewegung.	D4
Colocynthis	Muskelkrämpfe; kolikartige Schmerzen; Taubheitsgefühl; aufgekrümmter Rücken; harter Bauch. **Verbesserung:** Liegen auf schmerzhafter Seite, Wärme.	D4
Bryonia (siehe S. 28)	Gelenkentzündungen, heiß, geschwollen, knotig; Steifheit, Muskelverspannungen; Hund bleibt liegen; Schmerzen bei geringster Berührung oder Bewegung.	D12
Calcium carbonicum (siehe S. 29)	Bandscheibenschwäche im Rücken und Halswirbelbereich; Knochenverkrümmung; Gelenkentzündung; Muskelschwäche; Zittern; Senkrücken; Entwicklungsstörungen beim Hund. Typmittel.	D12
Calcium fluoratum	Jungtiere mit Bänderschwäche, Gelenkschmerzen, Knochenverdickungen, Eiterungen, Ekzemneigung. **Verbesserung:** fortgesetzte Bewegung. → wirkt tief auf Knochen, Bänder, Sehnen.	D12
Causticum (siehe S. 32)	Bandscheibenvorfall; Lähmungen der Hinterhand; Gelenke, geschwollen und steif; mit Blasenschwäche; Schmerzen bei Bewegung. **Verschlechterung:** trockene Kälte. Typmittel.	D12
Hypericum (siehe S. 37)	Bandscheibenvorfall mit Nervenschmerzen → schmerz-, entzündungslindernd, auch als Zusatzschmerzmittel.	D30
Lachnanthes tinctoria	starke Schmerzen im Hals- und Nackenbereich; Schiefhals; Verkalkungen, Abnutzungen der Bandscheiben; Steifheit. **Verschlechterung:** Bewegung, Kälte	D4
Nux vomica (siehe S. 40)	plötzlicher Bandscheibenvorfall; Koordinationsstörungen; bretthar-te Versteifung der Bauchmuskeln; stechende, ziehende Schmerzen; gekrümmter Rücken; Hinterhandlähmungen; Kreuzbeinlähmungen; auch bei Dackellähme. **Verschlechterung:** Bewegung, Wärme.	D6
Silicea (siehe S. 44)	Bandscheibenvorfall, Rücken- und Halsbereich; Bindegewebs-, Lymphgewebs-, Knochenmittel. Typmittel.	D30
Rhus toxicodendron (siehe S. 43)	Verletzung der Bänder, Sehnen, Muskeln, Gelenke; mit Schmerzen; Unsicherheit in der Hinterhand. **Verschlechterung:** beim Aufstehen, **Verbesserung:** nach fortgesetzter Bewegung.	D30
Vermiculite (Mineral)	→ reguliert den gestörten Kalkhaushalt und Knochenzubildungen; zur Kräftigung des Knochengewebes; Remineralisierung findet langsam statt; zur Schmerzlinderung. **Einnahme:** 3-mal täglich 1 Tablette über mehrere Monate einnehmen.	D6

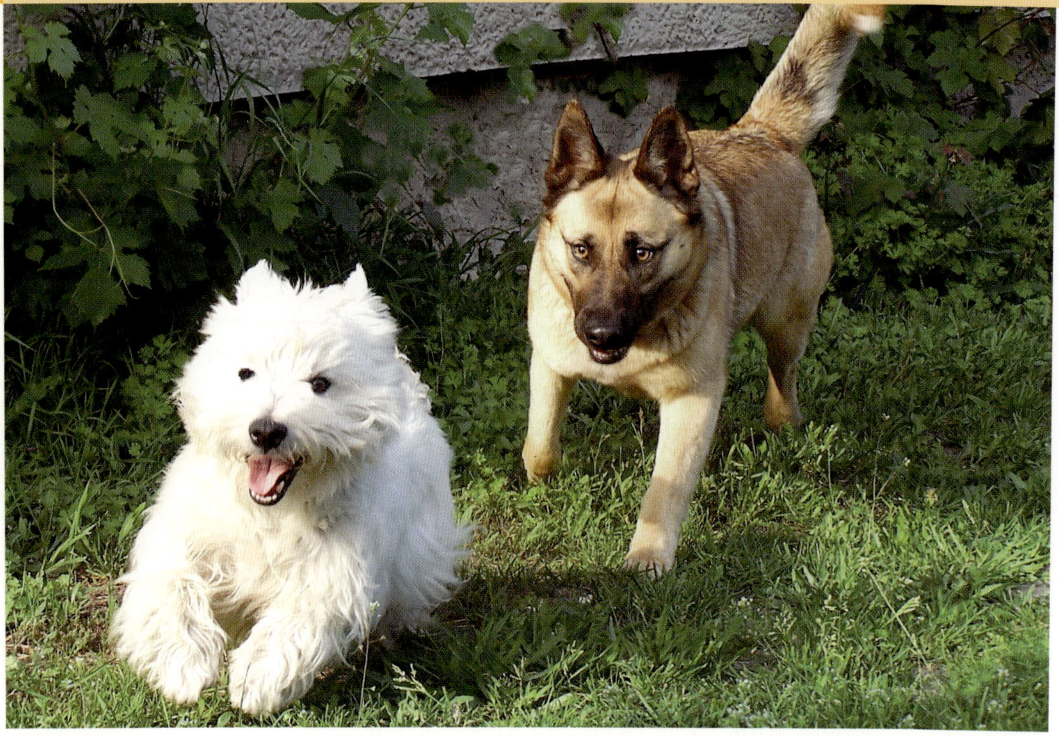

Die beiden gesunden Hunde haben Freude an Spiel und Bewegung. Hüftgelenksdysplasie kommt häufig bei großen Hunderassen vor, gelegentlich ist die Erkrankung auch bei kleineren Rassen zu beobachten.

Hüftgelenksdysplasie (HD)

Die Hüftgelenksdysplasie ist eine Fehlbildung eines oder beider Hüftgelenke, bei der die zu flache Hüftgelenkspfanne und der Oberschenkelkopf in ihrer Form nicht zueinander passen. Es entsteht eine Instabilität des Hüftgelenks mit der Folge einer Fehlentwicklung und degenerativen Veränderungen am Gelenkknorpel, mit Knochenwucherungen und Entzündungen.
Folge der Erkrankung sind Ausfallerscheinungen der Hintergliedmaßen, die äußerst schmerzhaft sind. Die Erkrankung kann bis hin zur vollkommenen Lahmheit des Hundes führen. Hüftgelenksdysplasie ist vererbbar, die Ausprägung wird aber auch durch Fehlbewegung, einen falsch behandelten Bruch, durch altersbedingte Verschleißerscheinungen und Fehlernährung gefördert.
Besonders erblich prädestiniert sind große und mittelgroße schnellwüchsige Rassen wie z. B. Golden Retriever, Boxer, Deutscher Schäferhund, Irish Setter oder Neufundländer.

Eine bestehende Hüftgelenksdysplasie kann durch die Homöopathie nicht geheilt werden, jedoch können mit Homöopathika die Gelenkschmerzen gelindert und das Fortschreiten der Erkrankung gehemmt werden. Mit zusätzlichen Therapiemaßnahmen wie Wasser-Bewegungstherapie, Laser-, Wärmebehandlung oder Akkupunktur und Ernährungsumstellung kann der Krankheitsverlauf gestoppt und dem Hund ein relativ beschwerdefreies Leben ermöglicht werden.

Bei besonders schweren und schmerzhaften Fällen ist ein operativer Eingriff notwendig!

Äußerliche Anwendung:

Im Anfangsstadium im 3-wöchigen Wechsel:
Täglich 1–2-mal Traumeel-Salbe danach Zeel-Salbe anwenden.
Die Salben wirken entzündungshemmend und schmerzlindernd.

Homöopathika bei Hüftgelenksdysplasie		
Bryonia (siehe S. 28)	akuter Entzündungsschub; heiße, geschwollene Gelenke; Schmerzen bei geringster Berührung oder Bewegung.	D12
Colocynthis	heftige krampfartige Hüftgelenksschmerzen; Steifheit im Hüftbereich; Hund krümmt sich vor Schmerz. **Verbesserung:** harter Druck, liegen auf der kranken Seite. → lindert Hüftgelenksschmerzen.	D12
Calcium carbonicum (siehe S. 29)	passt zum jungen Hund; mit Senkrücken; Hinterhandschwäche; Muskelschwäche; Hunde mit Wachstumsstörungen; **Verschlechterung:** anfängliche Bewegung. Typmittel.	D12
Calcium phosphoricum	junge, schnell wachsende Hunde; Gelenkschwäche; Rückenschwäche; Hund ist schnell erschöpft. **Verschlechterung:** durch Bewegung. → stärkt Gelenke und Wachstum.	D12
Causticum (siehe S. 32)	Lähmungserscheinungen; allgemeine Schwäche; Zittern; besonders beim älteren Hund. Typmittel.	D12
Gelsemium	Muskellähmungen, Hinterhandlähmungen; Zittern der Extremitäten; starke Nervenschmerzen; Hund ist am ganzen Körper extrem schmerzempfindlich; Apathie; Hund will alleine sein. **Verbesserung:** bei Harnabgang. → wirkt schmerzlindernd, besonders bei Nervenschmerzen.	D4
Harpagophytum	schwere Hüftgelenksdysplasie mit Knochenwucherungen; beißender, krampfender, ziehender Schmerz; besonders beim alten Hund mit gleichzeitiger Spondylose.	D6
Hekla lava + Symphytum	Knochenentzündungen, Knochenwucherungen, Knochenhaut und Kapselschäden. → wirken regulierend auf den Knochenapparat; verhindern Knochenwucherungen.	je D4
Rhus toxicodendron (siehe S. 43)	Steifheit in einem oder beiden Hüftgelenken; besonders beim Aufstehen. **Verbesserung:** nach Einlaufen.	D30
Vermiculite (Mineral)	→ reguliert den gestörten Kalkhaushalt und die Entstehung von Knochenzubildungen; zur Kräftigung des Knochengewebes; Remineralisierung findet langsam aber effektiv statt. **Einnahme:** 3-mal täglich 1 Tablette über mehrere Monate.	D6

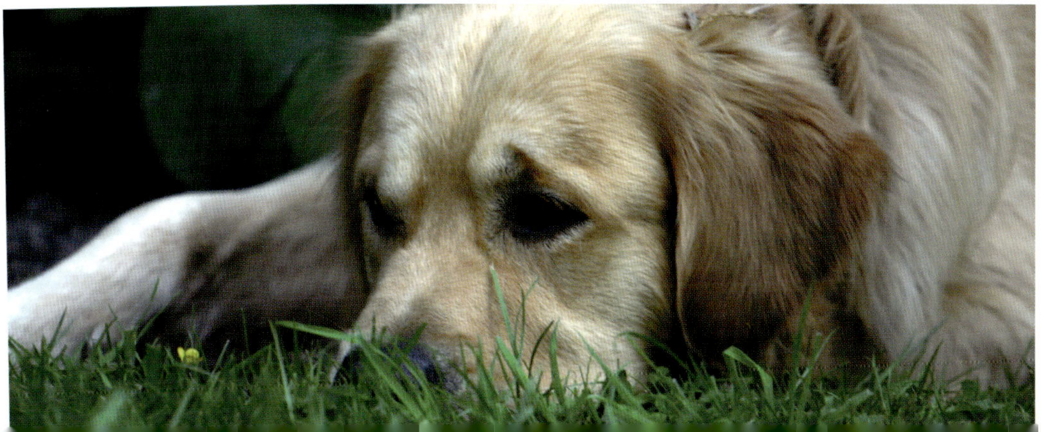

Spondylose

Die Spondylose ist eine sich langsam entwickelnde Wirbelsäulenerkrankung. Das elastische Gewebe, nämlich die Bänder und Zwischenwirbelscheiben, werden abgebaut und die Knorpel zwischen den Wirbelkörpern verknöchern. Diese Verknöcherungen wachsen von oben und von unten über die Bandscheiben immer weiter, es kommt zu einer knöchernen Überbrückung der Wirbelzwischenräume. Die Wirbelsäule versteift sich und wird starr.
Bei jeder Bewegung reiben die Wirbel aneinander, entzünden sich und verursachen beim Hund starke Schmerzen.

Bei dieser Erkrankung hat der Hund nicht ständig Schmerzen, sondern die Krankheit kommt schubweise und abrupt. An einem Tag kann der Hund schmerzfrei sein, am nächsten Tag kann sich der Hund vor Schmerz kaum bewegen.
Bei fortgeschrittener Spondylose im Lendenwirbelbereich tritt eine Hinterhand- oder auch eine Vorderhandschwäche auf, da die Leitfähigkeit des Nervensystems blockiert ist.

Die Ursachen können unterschiedlich sein, wie ein Trauma (Schlag, Stoß) der Wirbelsäule, eine starke Bewegungsbeanspruchung oder genetisch, rassespezifisch bedingt. Rassen wie Boxer, Dackel, Doggen, Molosser neigen vermehrt zu Spondylose.
Die Erkrankung tritt teilweise im jungen Lebensalter auf, meist sind aber ältere Hunde betroffen.

Wenn der Tierarzt eine Spondylose feststellt, so muss die bestmögliche Therapie für den Hund entwickelt werden. Um dem entzündlichen, schmerzhaften Prozess entgegenzuwirken und den Verlauf der Spondylose positiv zu beeinflussen, eignen sich Homöopathika besonders gut. Die Einnahme der Homöopathika sollte mit dem in der Homöopathie bewanderten Tierarzt abgesprochen werden.

Symptome bei Spondylose:

- Schmerzen kommen schubweise
- Bewegungsunlust aufgrund der Schmerzen
- bei bestimmten Bewegungen, plötzliche Schmerzhaftigkeit
- Schmerzäußerung bei Bewegungen wie Treppensteigen, beim Hinlegen, Hinsetzen, Aufstehen
- Hund humpelt gelegentlich
- gewölbter Rücken
- Zittern an Hinterbeinen
- Lahmheit, Steifheit
- Gefäßmuskeln werden schwächer, Hinterhand knickt ein
- Probleme beim Urinieren oder Stuhlabsatz
- eventuell Harninkontinenz
- Schmerzempfindlich beim Betasten am Rückrat, Zuckungen der Muskulatur
- Hund wird aufgrund der Schmerzen aggressiv oder depressiv

Zusätzliche Maßnahmen:

- Neuseeländisches Muschelextrakt mit ins Futter geben
- Regelmäßiges sanftes Einmassieren von Traumeel-Salbe und Zeel-Salbe im 3-wöchigen Wechsel
- Bewegungsabläufe des Hundes kontrollieren, Treppensteigen vermeiden, Springen, Tollen
- Ernährungsumstellung
- Gewichtskontrolle, Hund darf nicht zunehmen
- beim Spielen mit Artgenossen kein Besteigen zulassen
- gesundes Maß an Bewegung
- langsame Spaziergänge
- Schwimmen!
- Berührungen am Rücken vermeiden
- je nach Lokalisation Spezialhalsband oder Brustgeschirr

Homöopathika bei Spondylose		
Bryonia (siehe S. 28)	akuter Entzündungsschub, Gelenke heiß, geschwollen, knotig. → beeinflusst günstig die Gelenkkapseln; lindert Entzündung.	D12
Calcium carbonicum (siehe S. 29)	plötzlicher Spondylosesanfall; für kräftige Hunde (wie Boxer); krampfartige Bewegungen; Hinterhandschwäche. Typmittel.	D12
Causticum (siehe S. 32)	Spondylose, Lähmungserscheinungen; allgemeine Schwäche, Zittern; mit Blasenstörungen; Harninkontinenz. Typmittel.	D12
Fabiana imbricata (Pichi Pichi) + Rhus toxicodendron	Bandscheibenschäden, Bewegungseinschränkungen, Rückenwirbelschädigungen. → liefert Wirkstoffe, die Spondylosebeschwerden bekämpfen. Steifheit der Hüftgelenke; Schmerzen; besonders beim Aufstehen. **Verbesserung:** nach Einlaufen.	D2 D6
Harpagophytum	Spondylose mit Knochenwucherungen; reißender, krampfender, ziehender Schmerz; besonders beim alten Hund.	D6
Hekla lava + Symphytum	Knochenwucherungen; Knochenhaut und Kapselschäden der Hüft-, Ellbogen-, Knie-, Zehengelenke und der Wirbelsäule. → verhindert Knochenwucherungen.	D3 D2
Hypericum (siehe S. 37)	zusätzliches Schmerz- und Nervenmittel. → wirkt auf verletztes Nervensystem, lindert Schmerz.	D6
Rhus toxicodendron (siehe S. 43)	akute Entzündung; Steifheit der Hüftgelenke; Schmerzen, besonders beim Aufstehen. **Verbesserung:** nach Einlaufen.	D12
Vermiculite (Mineral)	→ reguliert den gestörten Kalkhaushalt und Knochenzubildungen; zur Kräftigung des Knochengewebes; Remineralisierung findet langsam statt; zur Schmerzlinderung. **Einnahme:** 3-mal täglich 1 Tablette über mehrere Monate einnehmen.	D6

Rheuma

Rheuma ist ein Sammelbegriff für Beschwerden am Stütz- und Bewegungsapparat, wie Gelenke, Gelenkkapseln, Muskulatur, Sehnen, Bindegewebe.
Entzündliche, rheumatische Erkrankungen wie auch Arthritis, Arthrose beschränken sich zudem nicht allein auf den Bewegungsapparat. Rheuma ist eine Erkrankung von Bindegewebsstrukturen und kann nicht nur Gelenke, sondern auch Organe befallen. Bei Bewegung entsteht ein fließender, reißender oder ziehender Schmerz, der zu funktionellen Einschränkungen führt.

Rheuma kann in jedem Hundealter auftreten, wobei ältere Hunde aufgrund von Gelenkverschleißerscheinungen für entzündlich-rheumatische Beschwerden prädestiniert sind.

Die Erkrankung entwickelt sich meistens langsam, der Hund hat Aufstehprobleme, er muss sich erst einlaufen, das Treppensteigen wird mühsamer, und insbesonders feucht-kaltes Wetter führt zu einer vermehrten, schmerzhaften Steifheit.

Rheumatische Erkrankungen, insbesondere chronischer Verschleiß lassen sich gut

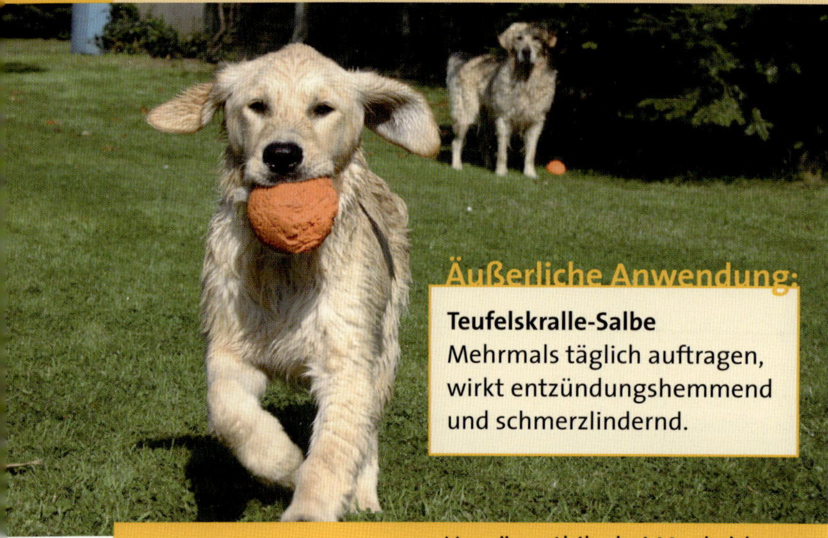

Äußerliche Anwendung:

Teufelskralle-Salbe
Mehrmals täglich auftragen, wirkt entzündungshemmend und schmerzlindernd.

homöopathisch behandeln. Der Körper erhöht seine Regulierungsfähigkeit, das geschädigte Gewebe wird regeneriert und ein Heilungsprozess findet statt.

Ein weiterer positiver Aspekt ist, dass der Hund seltener Rückfälle erleidet.

Homöopathika bei Muskelrheuma		
Arnica (siehe S. 24)	Anfangsstadium; Muskel- und Sehnenschmerzen; extreme Berührungsempfindlichkeit.	D4
Acidum formicicum	Gelenkrheuma; Gicht; Steifheit; hexenschussartige, plötzlich wandernde Schmerzen;Tier bewegt sich trotz Schmerzen. **Verschlechterung:** nasse Kälte, Bewegung. **Verbesserung:** durch Gegendruck, Ruhe.	D6
Bryonia (siehe S. 28)	Gelenk- und Muskelrheuma; Gelenke entzündet, geschwollen, schmerzhaft. **Verschlechterung:** Bewegung.	D6
Berberis (siehe S. 27)	chronische Muskel- und Gelenkschmerzen, insbesonders Rücken-, Lendenschmerzen; Zerschlagenheitsgefühl.**Verschlechterung:** Bewegung. → zur Harnsäureausschwemmung.	D4
Chelidonium	Rheumatismus, Muskel-, Gelenk-, Nervenschmerzen; oft rechtsseitig, rechte Schulter; große Müdigkeit, Zerschlagenheitsgefühl; Ursache: Leberstörung. **Verschlechterung:** Bewegung, Berührung, Wetterwechsel.	D6
Colchicum	Rheuma und Gicht; Gelenkschwellung und Entzündung; wandernder Bewegungsschmerz; lähmungsartige Schwäche; Hund ist sehr kälteempfindlich und zerschlagen. **Verbesserung:** Wärme.	D4
Dulcamara	Aufgrund Durchnässung, feuchte Räume, nasskalte Witterung; Erkältung; Steifheit der Gelenke, Muskel- und Gelenkschmerzen; Lahmen; Abgeschlagenheit. **Verbesserung:** Wärme, Bewegung, kräftiges Massieren und Reiben.	D6
Lachnanthes tinctoria	rheumatische Bechwerden im Nackenbereich; stechender Schmerz; Steifheit; meist Kopfschiefhaltung. **Verschlechterung:** Bewegung, Kälte, Geräusche.	D6
Lycopodium (siehe S. 38)	Gliederschmerzen, Gliederzucken, Gelenkverdickungen; Steifheit der Gelenke; knackende Geräusche, wenn Hund sich ausstreckt. **Verschlechterung:** Wärme, Ruhe, nachts. Typmittel.	D6
Rhododendron	Muskel- und Gelenkrheumatismus, schmerzhafte Gelenkentzündungen; Knochenhautschwellungen mit witterungsbedingter **Verschlechterung:** vor Gewitter, Sturm, Regen, Wetterwechsel, morgens, nachts.	D4

Sehnenscheidenentzündung (Tendovaginitis)

Die Sehnenscheidenentzündung ist eine Entzündung der Sehnenscheiden eines Gelenks.

Sie äußert sich in starken, stechenden oder ziehenden Gelenkschmerzen. Häufig betrifft die Erkrankung das Schultergelenk und wird meist durch eine körperliche Überbeanspruchung des Hundes ausgelöst.

Die Sehnenscheide wird bei häufigen Belastungen aufgeraut und entzündet sich, was chronische Formen annehmen kann. Aber auch Infektionen, ein Trauma, wie ein Schlag, Riss, Dehnung, Quetschung können eine Sehnenscheidenentzündung hervorrufen.

Das Gelenk ist geschwollen, entzündet, kann bei einer Nichtbehandlung eitern und ist bei Belastung oder Druck äußerst schmerzhaft.

Äußerliche Anwendung:

Bei Sehnenscheidenentzündung und Verstauchung wird ein **Traumeel-Salbenverband** empfohlen. Er wirkt entzündungshemmend und schmerzlindernd.

Homöopathika bei Tendovaginitis		
Arnica (siehe S. 24)	akute Entzündung; bei Überanstrengung oder Verletzung; Berührungs-, Schmerzempfindlichkeit.	D4
Apis (siehe S. 23)	akute Entzündung, Rötung, ödematöse Schwellung, **Verbesserung:** kalte Umschläge.	D6
Bryonia (siehe S. 28)	rote Schwellung, brennende Schmerzen; Bewegungsschmerz. **Verbesserung:** kalte Umschläge, Druck.	D4
Rhus toxicodendron	nach Überanstrengung. **Verbesserung:** nach fortgesetzter Bewegung.	D4
Ruta	akute Entzündung; nach Schlag, Stoß, Prellung, Überbelastung; erweiterte, schmerzende Venen. **Verbesserung:** Bewegung. **Verschlechterung:** Kälte, Nässe. Lässt sich sehr gut mit Rhus toxicodendron und Arnica kombinieren.	D3 D4 D4

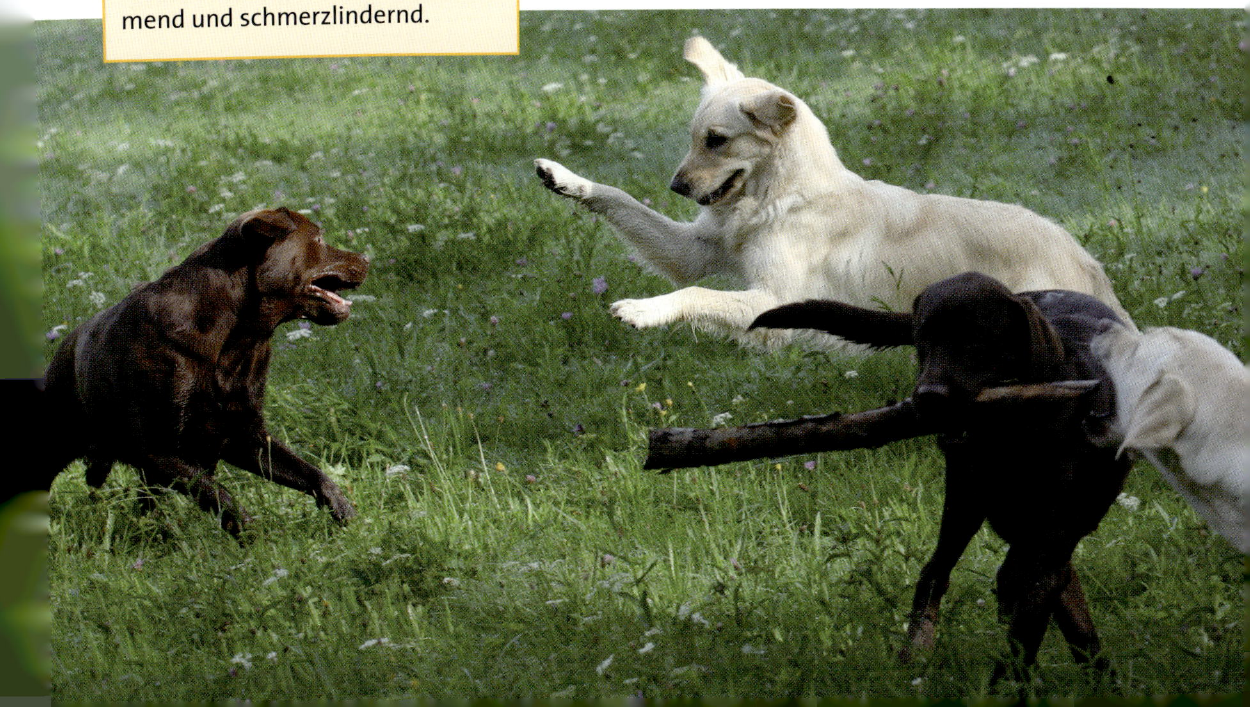

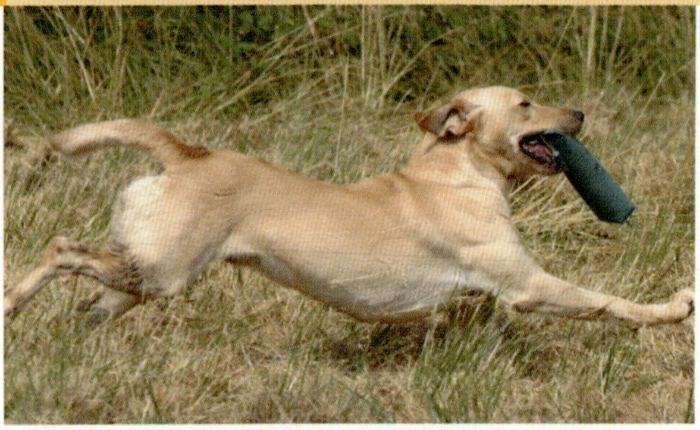

Verstauchung/Verrenkung (Distorsion)

Bei einer Verstauchung werden die Gelenkkapsel sowie umgebende Muskeln und Bänder stark überdehnt, oft mit Folge eines Blutergusses.

Ein Fehltritt, ein Sturz, eine ruckartige Bewegung, Überbelastung oder eine enorme Krafteinwirkung auf das Gelenk, wie bei einem Autounfall, können eine Verstauchung verursachen. Meistens handelt es sich um eine vorübergehende Überdehnung bzw. Zerrung, es kann auch zu Bänderrissen kommen.

Man kann eine Verstauchung an den Schmerzen bei Bewegung oder Berührung, der Schwellung und einer Blauverfärbung (die oft von einem Bluterguss herrührt) erkennen.

Der Hund jault häufig vor Schmerz auf, meistens lässt sich dann das betroffene Gelenk nicht mehr richtig bewegen und der Hund lahmt.

Maßnahmen:

- Ruhigstellen des Gelenkes, Stützverband
- **sofortige Kältebehandlung für 24 Stunden** zur Schmerzlinderung, Umschläge mit Eisbeuteln wirken entzündungshemmend
- **danach Wärmebehandlung** warme Umschläge mit Hamameliswasser oder warme Kompressen (z. B. Kamille, Arnica, Ringelblume)
- Rotlicht
- mehrmals täglich sanft mit Traumeel-Salbe eincremen
- Schonung des Gelenkes
- nach anfänglicher Besserung, langsam mit der Belastung des Gelenkes beginnen

Homöopathika bei Verstauchung		
Arnica (siehe S. 24)	Sofortmaßnahme; Schwellung mit Bildung von Bluterguss. ➜ zur Wundheilung.	D6
Bellis perennis	Verstauchung; **sehr schmerzhafte, harte Blutergüsse**, die nicht heilen wollen; Muskelschmerzen; Hund fühlt sich wie »zerschlagen«; möchte sich bewegen, aber Bewegung verschlimmert; Mittel lässt sich gut mit Arnica kombinieren. ➜ regeneriert das Gewebe.	D2
Bryonia (siehe S. 28)	akute Verstauchung; meist mit Schwellung; sehr schmerzhaft; Hund bleibt bewegungslos liegen; ist berührungsempfindlich; extremer Durst.	D6
Rhus toxicodendron (siehe S. 43)	Hund kann sich wieder bewegen; Muskel fühlt sich noch steif an. **Verbesserung:** nach anfänglicher Bewegung. ➜ wirkt tief auf Bänder.	D30
Ruta	akute Verstauchung durch Trauma (Schlag, Stoß), Überanstrengung; mit Vedickung der Knochenhaut. **Verbesserung:** Bewegung. **Verschlechterung:** Kälte, Nässe.	D4
Hypericum (siehe S. 37)	Zusatzmittel bei Nervenschmerzen. ➜ wirkt schmerzlindert, regeneriert Nervengewebe.	D6
Silicea (siehe S. 44)	Zur Nachbehandlung: ➜ stärkt und festigt Bindegewebe.	D30

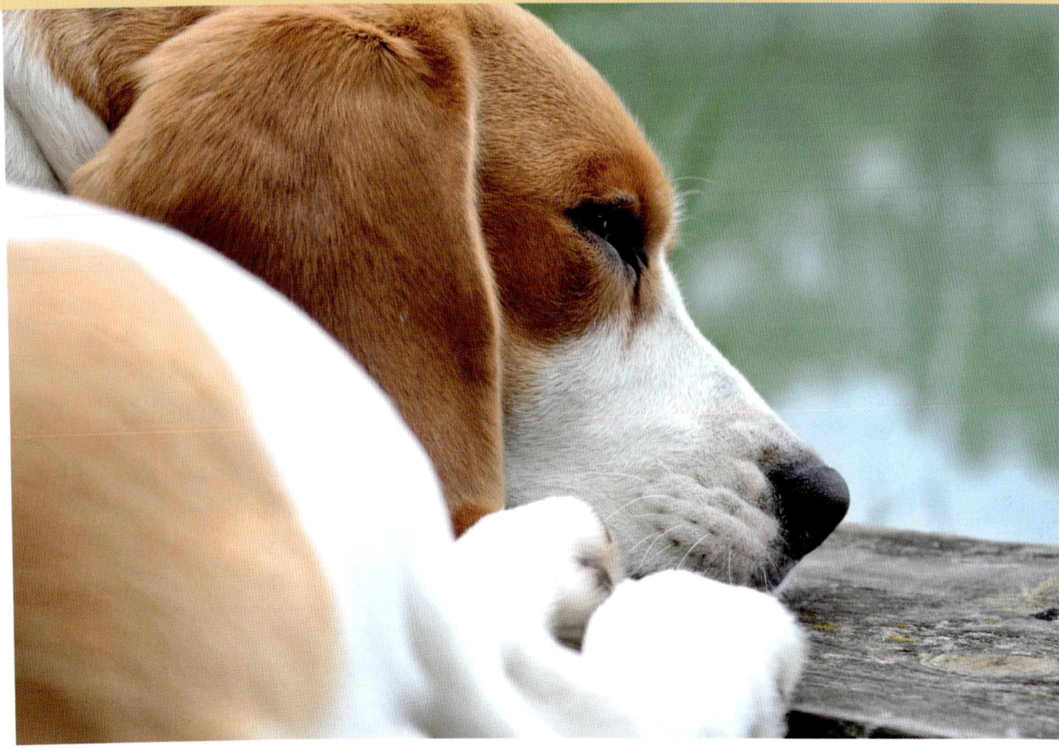

Muskelkater tritt beim Hund auf, wenn er keine regelmäßige, ausreichende Bewegung hat und plötzlich eine Höchstleistung erbringt. Indem er z. B. seinem Jagdtrieb freien Lauf lässt und unermüdlich einen Hasen verfolgt.

Muskelkater

Nach einer körperlichen Überanstrengung einzelner Muskeln kann es zum typischen Bild eines Muskelkaters kommen. Der verzögerte Muskelschmerz beginnt einige Stunden nach der Belastung. Die Muskeln werden steif, hart, kraftlos und sind druckempfindlich. Der Zustand kann bis zu 4 Tagen anhalten.

Homöopathika bei Muskelkater		
Rhus toxicodendron (siehe S. 43)	Muskelkater durch Überanstrengung. → wirkt tief auf Muskeln, Sehnen, Bänder und Gewebe.	D12

Knochenbruch (Fraktur)

Ein Knochenbruch entsteht meist durch starke äußere Gewalt, die Krafteinwirkung ist größer als die Knochenelastizität. Bei einem Bruch sind auch das umgebende Gewebe, wie Muskulatur und Fettgewebe, und auch benachbarte Nerven- und Blutgefäße geschädigt.
Ein Knochenbruch muss von einem Tierarzt behandelt werden.
Damit der Knochen wieder funktionsgerecht zusammenwächst, kann man den Heilungsprozess gut mit Homöopathika beeinflussen.

Homöopathika bei Knochenbruch		
Arnica (siehe S. 24)	Sofortmaßnahme; frischer Bruch mit Prellung, Quetschung, Zerrung, Blutung.	D4
Symphytum + Hekla lava	nach Behandlung: → fördern Heilungsprozess, Knochenrückbildung, Kallusbildung (neu gebildetes Knochengewebe). **Einnahme:** beide Mittel 2-mal täglich über mehrere Wochen.	D3 D4

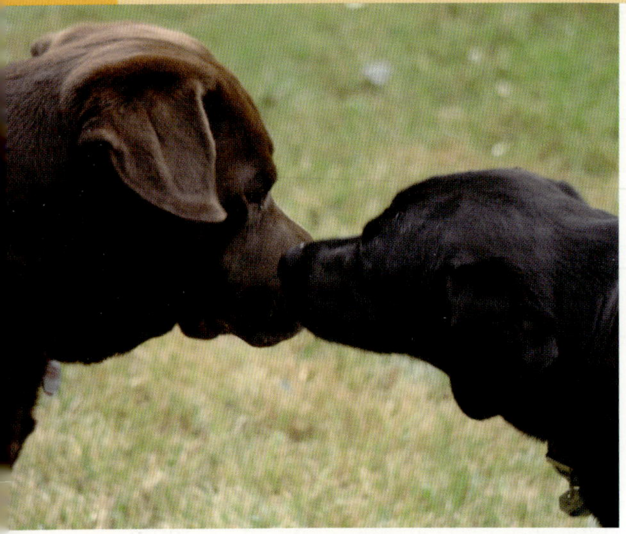

Hauterkrankungen

Die Haut ist das größte Sinnesorgan des Körpers und dient dazu, den Organismus vor mechanischen, chemischen und physikalischen Schädigungen von außen zu schützen.

Die Haut nimmt Schmerz, Druck und Temperatur wahr, schützt vor Kälte und ist auch wichtig für die Hundekommunikation. Wenn sich Hunde gegenseitig belecken und annähern, so bekunden sie dadurch ihre Sympathie. Stellen sie jedoch die Haare, so signalisieren sie dem Artgenossen u. a. Angst, Aggression oder Unsicherheit.

Beim Hund nimmt die Häufigkeit von Hauterkrankungen wie Ekzeme, Abszesse, Pusteln, Haarausfall, Haarbruch, Räude immer mehr zu, wobei hier besonders das vermehrte Auftreten von Allergien zu erwähnen ist.

Da die Haut als Spiegelbild der Seele gilt, können Kummer, Einsamkeit, Trennungen oder Stress Hautbeschwerden auslösen.

Die Haut ist außerdem ein wichtiges Entgiftungsorgan, und die Stoffwechselgifte werden über die Haut ausgeschieden. Seelische Konflikte und somatische Erkrankungen können sich über die Haut ein Ventil suchen.

Unterdrückte Hautausschläge

Der Hund hat zum Beispiel ein Ekzem. Werden medikamentös nur die Symptome der Hauterkrankung behandelt und nicht nach der Ursache geforscht, so wird dieses Ventil geschlossen und der Körper sucht sich ein neues. Die Folgen eines unterdrückten Hautausschlages sind eine Verlagerung der Erkrankung nach innen, auf eine tiefere, zentralere Ebene. Es entstehen chronische Krankheiten wie z. B. eine Bronchitis, Blasenentzündung, Asthma, Bindehautentzündung ... oder das Ekzem kehrt immer wieder zurück.
Zudem hat der Hund meist einen Hautjuckreiz. Durch ständiges Lecken oder Kratzen führt dies verstärkt zu einer weiteren Folgeschädigung der Haut.

Eine Heilung aus homöopathischer Sicht bedeutet, psychische und körperliche Beziehungen zu berücksichtigen. Die Hauterkrankungen nicht zu unterdrücken, sondern möglichst ganzheitlich und ausleitend zu behandeln.
Eine homöopathische Behandlung ist bei Hauterkrankungen besonders schwierig und komplex, da viele auslösende Faktoren eine Rolle spielen. Bei der Diagnose und Ursachenfindung muss äußerst sorgfältig, systematisch und sensibel vorgegangen werden.

Haarausfall (Alopezie) und Fellerkrankungen

Die Gesundheit eines Hundes spiegelt sich im Fell wieder. Das Fell ist beim gesunden Hund glänzend und fest.

Haarwechsel

Der Haarwechsel findet im Normalfall im Frühjahr und Herbst statt. Das Fell passt sich dementsprechend den Gegebenheiten von Winterkälte und Sommerwärme an. Während des Haarwechsels dauert es ca. 4 bis 6 Wochen, bis das neue Haar nachwächst und das gesamte Haarkleid wieder aufgebaut ist.

Ursachen für Hauterkrankungen:

- Fehlernährung/Futterunverträglichkeiten wie Mineralstoffmangel, Lebensmittelallergie, chemische Zusätze, Konservierungs- und Farbstoffe
- stark geschwächtes Immunsystem
- ungenügende Fellpflege
- Seelischer Kummer, Stress, Einsamkeit, Vernachlässigung
- Rassedisposition, Veranlagung einiger Rassen für bestimmte Erkrankungen
- Allergie, wie Gräser-, Floh-, Milbenallergie
- Äußerer Parasitenbefall (Ektoparasiten) Flöhe, Läuse, Zecken, Haarlinge, Milben
- innere Parasiten, Würmer
- Infektionen, Viren, Pilze, Bakterien, wie Staphylokokken oder Streptokokken
- Pilzerkrankungen, besonders am Kopf
- Verletzungen
- Umweltgifte/Vergiftungen
- Flohhalsbänder, Spot-On-Präparate
- Hormonstörungen, Schilddrüsenunterfunktion, Cushing Syndrom, Tumore an Hoden und Eierstöcken
- Überlastung der Leber und Niere, Stoffwechselgifte werden über Haut entgiftet
- Erkrankungen des Darmes, der Leber, der Nieren, was sich über die Haut äußert

Aufgrund von Haltungsbedingungen, wie Wohnungshaltung, kann es zu einem ganzjährigen Haarwechsel kommen. Hormonell bedingt kann es vorkommen, dass es vor der Läufigkeit zu verstärktem Haarausfall bei der Hündin kommt, wie auch am Ende einer Trächtigkeit.

Haarausfall

Bei einem kranken Hund verändert sich das Haarkleid. Das Fell ist oft matt, glanzlos, fettig, spröde und brüchig oder es kommt zu Störungen beim Fellwechsel wie Haarausfall (Alopezie). Die Haare gehen büschelweise aus und es entstehen kahle, leicht entzündliche Flächen. Treten Fellveränderungen auf, so sollte umgehend der Tierarzt oder Tierheilpraktiker aufgesucht werden.
Die Erkrankung ist eine Über- bzw. Fehlreaktion des Immunsystems und weist immer auf eine Störung im Organismus hin. Wenn der Therapeut nach speziellen Untersuchungen eine Diagnose gestellt und soweit wie möglich die Ursache ermittelt hat, muss ein individueller Therapieplan erstellt und meist auch die Ernährung umgestellt werden.

Die beiden Wolfspitzwelpen haben ein prächtiges Fell und fühlen sich sichtlich wohl in ihrer Haut.

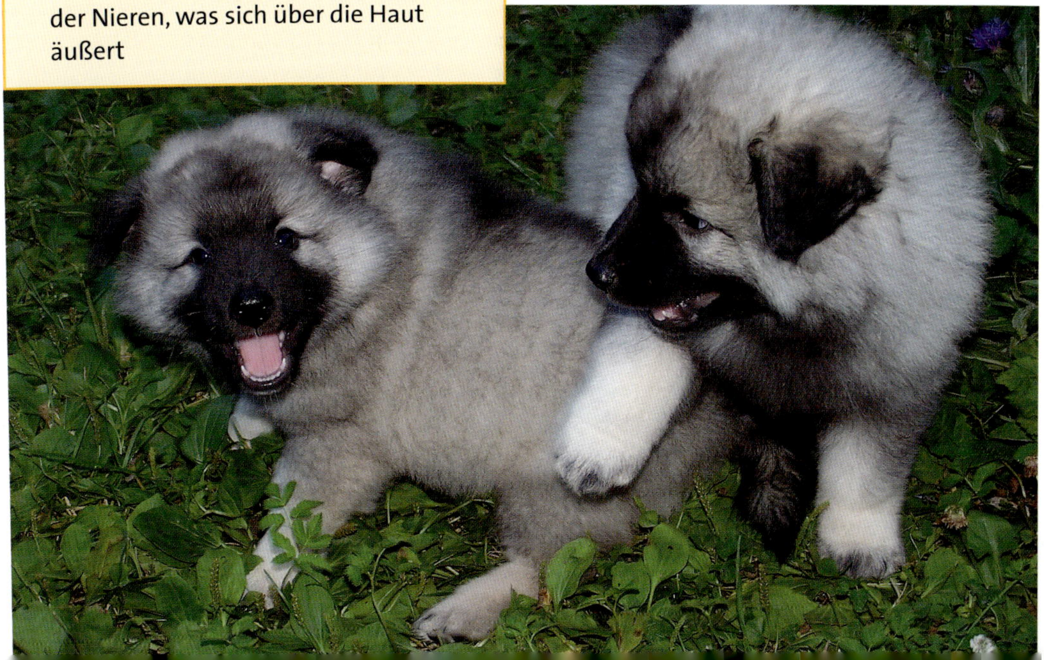

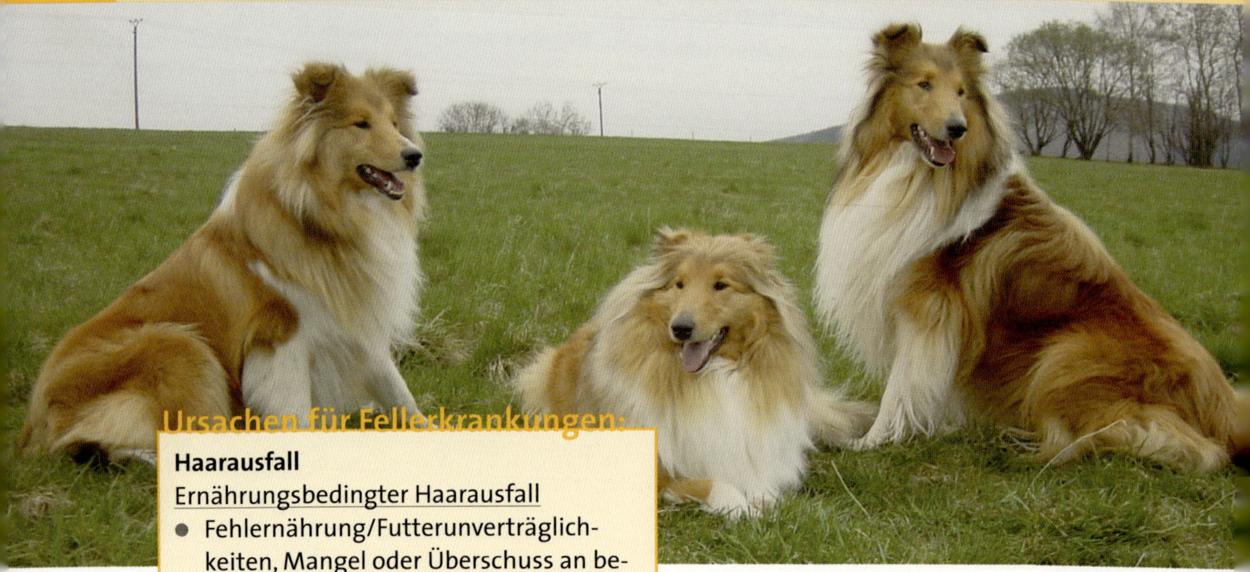

Ursachen für Fellerkrankungen:

Haarausfall

Ernährungsbedingter Haarausfall
- Fehlernährung/Futterunverträglichkeiten, Mangel oder Überschuss an bestimmten Nährstoffen wie Zink, Eisen, Vitamin A, B
  Mangel an essenziellen Fettsäuren
- Nur Fleischfütterung, Haarkleid wird trocken, matt stumpf und brüchig

Organisch bedingter Haarausfall
- Erkrankungen innerer Organe, Magen-Darm, Leber, Nieren

Toxisch bedingter Haarausfall
- extremer Haarverlust durch Vergiftungen, wie Thallium
- Kortisonbehandlung

Entzündlich bedingter Haarausfall
- Bakterien, Staphylokokken
- Hefepilze, Pilze
- Milben
- Leishmaniose (Sandfliegen übertragen Erkrankung)
- Neurose infolge Juckreiz, Hund leckt und kratzt häufig
- Ekzeme
- Allergie, auch Haarwachstum betroffen

Hormonell bedingter Haarausfall
- Schilddrüsenunterfunktion, (Jodmangel),
- Cushing-Erkrankung
- Tumore an den Eierstöcken, Zysten
- Hodentumore
- Östrogenmangel führt zu Haarausfall im Genitalbereich, Flanken, Bauch, brüchige Haare, dürftiger Haarwuchs

Empfehlungen für Fell und Haut:

- Artgerechte Ernährung
- Die empfindliche Hundehaut besteht im Gegensatz zum Menschen aus nur einer Gewebeschicht und trocknet daher schneller aus. Deshalb sollte der Hund so selten wie möglich und nur mit hautschonenden Hundeschampoos gebadet werden.
- regelmäßiges Bürsten und Auskämmen beugt verfilztem Fell vor
- regelmäßige, tägliche Untersuchung und fachgerechte Entfernung von Zecken, Kletten und Ungeziefer
- regelmäßige Hautkontrolle nach Verletzungen und Ausschlägen
- wenn Krallen nicht durch Bewegung auf natürliche Weise abgenutzt werden, sollten Krallen mit spezieller Krallenschere gekürzt werden. Um Nervenschmerzen und Blutungen zu vermeiden, sollte nicht zu viel Krallenhorn entfernt werden.
- täglich 1 Teelöffel Hefeflocken mit ins Futter geben. Vitamin B-Komplex fördert das Fellwachstum und stärkt das Immunsystem.
- Zinksulfat (in Tablettenform) mit ins Futter geben.

Homöopathika bei Fellerkrankungen begleitend zur Therapie		
Sepia	schlecht riechende schuppige Haut; sehr trockene Unterhaut; meist (im Alter) dunkle Pigmentflecken auf Bauchhaut und Nasenspiegel; bei weiblichen, älteren Tieren mit gestörtem Hormonhaushalt; Juckreiz. → stellt hormonelles Gleichgewicht her.	D6
Silicea (siehe S. 44)	bei Haarausfall, wenn Unterwolle besonders betroffen ist; trockenes, schuppiges oder klebrig-struppiges Fell. → fördert Wachstums- und Heilungsprozess.	D30
Graphites (siehe S. 35)	Haarausfall und Haarbruch, mit trockenem, hornigem, schuppigem Fell; mit Hormonstörungen; haarlose Hautstellen sind sehr hart; eher dicke, fröstelnde, träge, immer hungrige Hunde. Typmittel. → wirkt regulierend auf Stoffwechsel und Hormonsystem.	D8
Sulfur (siehe S. 45)	chronischer Haarausfall; extrem trockenes, schuppiges Fell; Hautjucken; Haut und Fell »hundelt«. **Verschlechterung:** Wärme. **Verbesserung:** Kälte. Typmittel. **Einnahme:** alle 2 Wochen 1 Gabe.	D30
Natrium muriaticum	langsamer Haarausfall; besonders im Kreuzbereich; verliert beim Streicheln Haare; trockene Haut, glanzloses Fell; oft bei Mangelernährung, Dosenfutter; Abmagerung trotz besten Appetits; kalte Pfoten. → reguliert den Stoffwechsel, wirkt auf Leber, Bauchspeicheldrüse, Schilddrüse.	D6
Lycopodium (siehe S. 38)	übermäßiger Haarausfall und Haarbruch; trockenes, stumpfes Fell; eher träge und überempfindliche Hunde; Juckreiz; bei Leber- und Nierenfunktionsstörungen; häufige Ursache: Dosenfutter mit Konservierungsstoffen. → wirkt leber- und nierenspezifisch.	D30
Homöopahtika bei verzögertem Fellwechsel		
Sulfur (siehe S. 45)	Unterwolle löst sich verzögert; Fell und Unterwolle sind stumpf, verfilzt. → unterstützt den Fellwechsel. Typmittel.	D12

Homöopathisch kann man begleitend nach Absprache mit dem Tierarzt oder Tierheilpraktiker symptombezogen das Fellwachstum und den Heilungsprozess fördern.

Hautentzündung (Dermatitis)

Hierbei handelt es sich um eine Hautinfektion, die durch Bakterien, wie Staphylokokken verursacht wurde. Oft ist die primäre Ursache eine unterdrückte, innere Grunderkrankung, die sich durch eine Hautentzündung mit Bakterienbefall sekundär äußert.
Betroffen sind die oberflächliche Hautschicht und das Unterhautgewebe, wo die Bakterien in die Tiefe vordringen. Die Symptome der Infektion sind Juckreiz, Rötung, Schuppen, Krustenbildung und auch Hautverfärbungen. Besonders betroffen sind wenig behaarte Hautbezirke, wie im Schenkelinnenbereich. Diese Stellen riechen sehr unangenehm.

Ekzem

Das Ekzem ist ein Sammelbegriff für entzündliche, meist juckende Hauterkrankungen. Im Anfangsstadium kann es zu flächenhaften Rötungen, Schwellungen, Pappel-, Bläschen- und Knötchenbildung mit Schuppen und Hautnässen kommen. Im chronischen Stadium können Verkrustungen, Verhornungen, Verdickung, Schuppung der Haut auftreten. Wird ein Ekzem nicht schnell behandelt, so kann es zur Eiterbildung kommen.

Ein nässendes Ekzem weist oft auf eine Nierenerkrankung, wie Nierenentzündung oder Blasenentzündung, hin. Die Ursache bei einem trockenen, schuppigen Ekzem kann eine Lebererkrankung sein. Wenn das Ekzem juckt und trocken ist und der Hund zudem stark haart, so deuten diese Symptome oft auf eine hormonelle Störung hin.

Hot Spot – Leckgranulom

Eine akut nässende Hautentzündung, auch »Hot Spot«, entsteht innerhalb weniger Stunden durch eine Selbstverletzung. Der Hund leckt, kratzt oder beißt häufig an einer bestimmten juckenden Hautstelle, was einen noch stärkeren Juckreiz zur Folge hat. Der Hautbezirk ist heiß, gerötet und entzündet. Wenn Bakterien hinzukommen, beginnt das Leckgranulom zu eitern, verdickt und verkrustet sich. Die Wunde kann durch den permanenten Reiz, daran zu lecken und zu kratzen, nicht heilen. Das Leckgranulom ist sehr schmerzhaft, kann bis zu handflächengroß werden und Fieber auslösen.
Die Ursache für das Ekzem können ein Zecken- oder Flohbiss, eine Allergie oder eine kleine Verletzung sein. Dadurch kommt es zu einem Juckreiz. Auch psychische Faktoren wie Langeweile, Stress oder ein zwanghaftes Lecken aufgrund einer Verhaltenserkrankung können auslösende Faktoren für ein Leckgranulom sein.

Abszess

Wenn durch einen bakteriellen Infekt Eitererreger in die Haut eindringen, so entsteht eine schmerzhafte Hautentzündung mit eitergefüllten Knötchen oder Knoten. Das bezeichnet man als Abszess. Zu Beginn entsteht auf der Haut eine streichholzkopfgroße Rötung, die sich warm anfühlt, anschwillt und zu jucken beginnt. In der Mitte der Rötung bildet sich eine Eiterpustel. Meistens wird der Organismus selbst mit der Infektion fertig. Der Abszess kapselt sich ab, platzt von selbst auf und heilt ab. Bei größeren Abszessen kann sich der Eiter tief im Gewebe ausbreiten. Geht ein Abszess nicht auf, so können die Bakterien über die Blutbahn die Organe befallen und eine Blutvergiftung verursachen.

Furunkel

Ist ein Haarbalg eitrig infiziert, so bezeichnet man dies als Furunkel. Furunkel entstehen an behaarten Körperstellen, es bilden sich Pappeln und Pusteln und es kommt zu Haarausfall.

Wenn ein Abszess, bzw. die umkapselte Eiteransammlung nicht aufbricht, so kann man den Eiterungsprozess mit Homöopathika beschleunigen und die Hautheilung fördern. Bei sehr hartnäckigen Abszessen, die sich trotz Homöopathika nicht von selbst öffnen, sollte der Tierarzt oder Tierheilpraktiker aufgesucht werden. Dies gilt auch bei Ekzemen, da nach der Ursache geforscht werden muss.
Unterstützend und begleitend zur Therapie kann man Homöopathika anwenden.

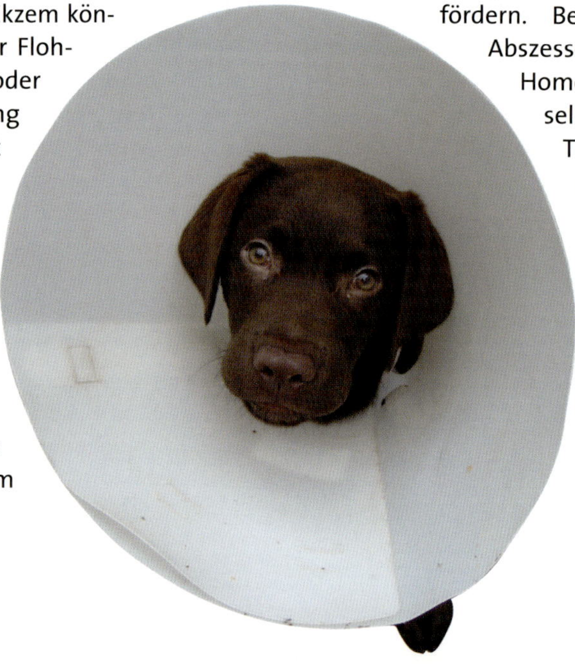

Homöopathika bei Hautentzündungen – Ekzemen – Hot Spots		
Acidum nitricum	Ekzem wund, nässend; Haut rissig, verhornt; Sekret wässrig und dunkelbraun; schlechte Wundheilung; meist Lefzenekzem. **Verschlechterung:** abends und nachts, Kälte.	D12
Arsenicum album (siehe S. 25)	chronisches Ekzem; Haut trocken, rissig, schuppig, kleieartig, blutig, nicht nässend; Fell stumpf, fettig; verstärkter Juckreiz bei Nacht; oft wundmachender Ohrausfluss. **Verbesserung:** trockene Wärme.	D30
Calcium carbonicum (siehe S. 29)	Ekzem meist nässend-schuppig; krustige Ausschläge; juckend; besonders an Innenschenkel- und Unterbauch; schlecht heilend; Unterfunktion der Organe; beim jungen Hund.	D6
Causticum (siehe S. 32)	chronisches, trockenes Ekzem; Haut gerötet; Sekret gelblich-pastenartig; besonders an Ohren und After; Knorpelwulstbildung. **Verschlechterung:** kaltes, trockenes Wetter.	D30
Carbo animalis	chronische Hautentzündung; Talgüberproduktion; Haut feucht-fettig oder Elefantenhaut; Sekrete stinkend; schlecht heilend; Juckreiz; schmerzend; Hauttumore, Hautknoten. **Verschlechterung:** Kälte. → hat eine gute Wirkung auf Magen, Bauchspeicheldrüse, Schleimhäute, Lymphsystem.	D30
Croton tiglium	Hautentzündung gerötet, nässend, brennend, extrem juckend; Bläschenausschläge an Geschlechtsöffnungen; Hodensackekzem; Haut ist sehr berührungsempfindlich; Wechsel von Durchfall und Hautausschlägen. **Verschlechterung:** bei Berührung, nachts.	D6
Graphites (siehe S. 35)	Ekzem trocken, hornig, rissig, schuppend; Fell stumpf, Haarausfall; honigartige, zähe Sekrete; bevorzugt an Ohren, Gehörgang, zwischen Zehen, Ellbogen, Kniegelenken, Analfissuren; Gelenkbeugen besonders rau; Haut neigt bei geringster Verletzung dazu, zu eitern; oft verursacht durch Stoffwechsel-, Hormonstörung.	D4
Lycopodium (siehe S. 38)	Ekzem trocken, fleckig, juckend, mit Eiter; Haarausfall, oft an Lefzen; Tier sieht älter aus, als es ist; Hund ist nach wenigen Bissen satt, mag oft kein Fleisch, deutet auf eine Leberstörung hin.	D12
Hepar sulfuris (siehe S. 36)	akute Hautentzündung mit Eiterbildung; Pusteln, Akne, Furunkel an Nasenrücken, Unterkiefer, Lefzenekzem; Leckekzem, Hot Spot; Haut ist sehr berührungsempfindlich.	D6
Kreosotum	chronische Hautentzündung; heftiger Juckreiz; Elefantenhaut; Pusteln, Ekzeme, Geschwüre; wasserhelle oder trüb-eitrige Bläschen mit Neigung zu Geschwürbildung; Sekrete übelriechend, wundmachend; blutende Hautabschürfungen. **Verschlechterung:** Kälte.	D6
Mercurius solubilis	Ekzem großflächig, nässend-stinkend, krustig; tiefe Wunde; Haut hart, dick; Pappel-, Pustelbildung; Bläschen gelblich, eitrig, später mit Krustenbildung; heftig juckend bei Wärme und Kälte; übler Mundgeruch; starker Speichelfluss; starke nächtliche Unruhe.	D12

Homöopathika bei Hautentzündungen – Ekzemen – Hot Spots		
Natrium muriaticum	Ekzem trocken-nässend, eitrig, juckend; oft an Gelenkbeugen, Beininnenflächen; Fell glanzlos, schmutzig; Haut fettig, schuppig; Krallen spröde; Risse an After und Nase; starker Haarausfall; schmerz- und berührungsempfindlich; Hund friert leicht; Abmagerung trotz Appetit. Auslöser: Fehlernährung, Dosenfutter, Stoffwechselstörung. **Verschlechterung:** Bewegung.	D12
Psorinum	unterdrückte Hautausschläge; chronisches Ekzem, nässend, stark juckend, schlecht heilend; Haut krustig, trocken, mit Pappeln-, Pustelbildung; stinkende Absonderungen; Hund fröstelt leicht. **Verschlechterung:** Kälte, Wetterwechsel. → Reaktionsmittel.	D30
Rhus toxicodendron (siehe S. 43)	akute Hautentzündung, Rötung, Schwellung; Quaddel- oder Bläschenbildung; Ekzeme schuppig mit Eiter, besonders Kopf, Bauch, Pfoten; oft ausgelöst durch Kontaktekzem, Allergie; sehr starker Juckreiz; Steifheit der Gelenke. **Verschlechterung:** Ruhe, nasse Kälte.	D30
Silicea (siehe S. 44)	chronische, wiederkehrende Hauteiterungen; Abszesse, Fisteln, Ekzeme besonders am Ohrenrand, Zwischenzehen.	D30
Sulfur (siehe S. 45)	akutes Ekzem; Haut heiß, gerötet, trocken, schuppig; besonders an Augen, Ohren, Schleimhäuten, Genitialien; nachts verstärkter extremer Juckreiz; Hund kratzt sich blutig; Ausscheidungen riechen nach faulen Eiern, Tier »hundelt«; wirkt schmutzig, meidet Wasser. chronisches Ekzem, Entgiftung nach Cortisontherapie	D6 D30
Thuja (siehe S. 46)	chronische Hautentzündung; fettige, schmutzige Haut; riecht süßlich-modrig; nässende-eitrige Flechten, Bläschenbildung; Fell trocken, stumpf.	D30

Immunsystem

Ein gut funktionierendes Immunsystem wehrt die Bakterien ab. Bei einem Hund mit einer geschwächten Immunabwehr können sich die Bakterien problemlos ansiedeln und vermehren. Bei manchen Hunden kehren die Hautinfektionen ständig wieder und werden chronisch. Bei chronischen Entzündungen ist eine effektive Behandlung nur möglich, wenn die Ursache erkannt wird. Homöopathisch kann man nach der Diagnose neben Therapiemaßnahmen wie einer Futterumstellung oder Flohbehandlung eine Heilung der Haut regulativ fördern. Im Akutfall kann man homöopathisch je nach Krankheitsstadium die Entzündungssymptome lindern oder ganz beheben.

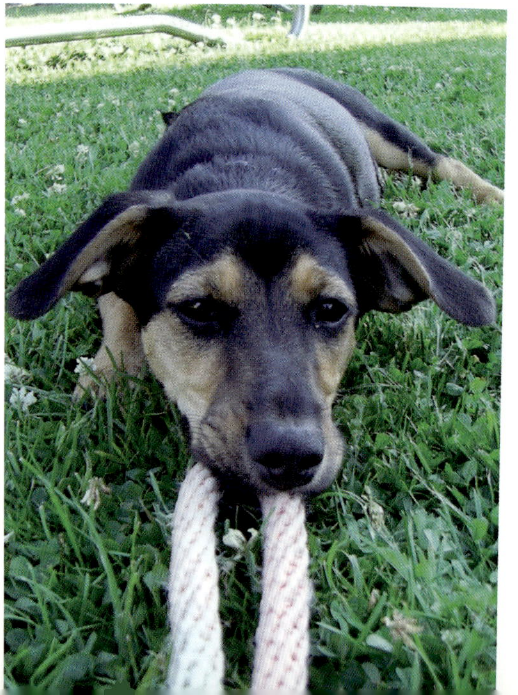

Homöopathika bei Abszess – Furunkel		
Hepar sulfuris (siehe S. 36)	**Haupteiterungsmittel**; Hund hat eine ausgeprägte »Eiterneigung«, jede Schramme eitert; Eiter stinkt nach altem Käse; Sekret gelb und dick. **Verschlechterung:** Kälte, Zugluft, Berührung, Druck. **Verbesserung:** Wärme, warme Umschläge bei drohender Abszessbildung (beginnende Eiterung): → fördert Rückgang der Eiterung, Eintrocknung des Entzündungsprozesses. **Einnahme:** alle 12 Stunden 1 Gabe bei Abszessbildung: → fördert Reifung und Eiterbildung, damit Abszess aufgeht. **Einnahme:** 3-mal täglich 1 Gabe. zur endgültigen Ausheilung: wenn Abszess aufgegangen ist. **Einnahme:** 1-mal täglich über 5 Tage einnehmen	D30 D4 D30
Myristica sebifera	»Homöopathisches Messer«, wenn Eiter nicht aufbricht, bei entzündlichen-eitrigen Prozessen mit Abszessbildung. → fördert die schnelle Öffnung des Eiterherdes.	D6
Silicea (siehe S. 44)	chronische Eiterungen; chronische Abszessen und Fisteln in Haut, Drüsen, Zähnen, Mandeln, Knochen; jede Verletzung eitert; Haut heilt schlecht; Eiter dünn, stinkend, ätzend; Hund fröstelt; Überempfindlichkeit gegen Kälte, Berührung und Schmerz.	D30

Zusätzliche Homöopathika zum Ausleiten der Schlacken- und Giftstoffe		
Berberis (siehe S. 27)	»Entwässerungsmittel« → wirkt stimulierend und regulierend auf Leber und Niere; auch nach Antibiotika oder Cortisonbehandlung; Futterunverträglichkeit; regt die Ausleitung von Schlacken- und Giftstoffen an; Drainagemittel.	D6
Okoubaka	»Entgiftungsmittel« → leitet Giftstoffe aus dem Körper aus.	D12
Flor de piedra	bei trockenem chronischem Ekzem mit Juckreiz; wenn Ursache Lebererkrankung ist; Appetitmangel; Stuhl gelb-breiig; Urin dunkelgelb.	D12
Solidago	chronisch nässende Ekzeme; wenn Ursache eine Nieren- oder Harnerkrankung ist; mit Harnabsatzproblemen. → stimuliert die Leber- und Nierentätigkeit; wirkt entwässernd.	D6

Äußerliche Anwendung:

bei nässendem Ekzem:
Calendula-Tinktur: Entzündete Stelle sanft betupfen.

Umschläge mit **Echinacea-Lösung:** 20% Lösung lindert den Juckreiz und wirkt entzündungshemmend.

Johanniskrautöl lindert den Schmerz- und Juckreiz.

bei trockenem Ekzem: Stelle mit **Propolis-Salbe** sanft eincremen.

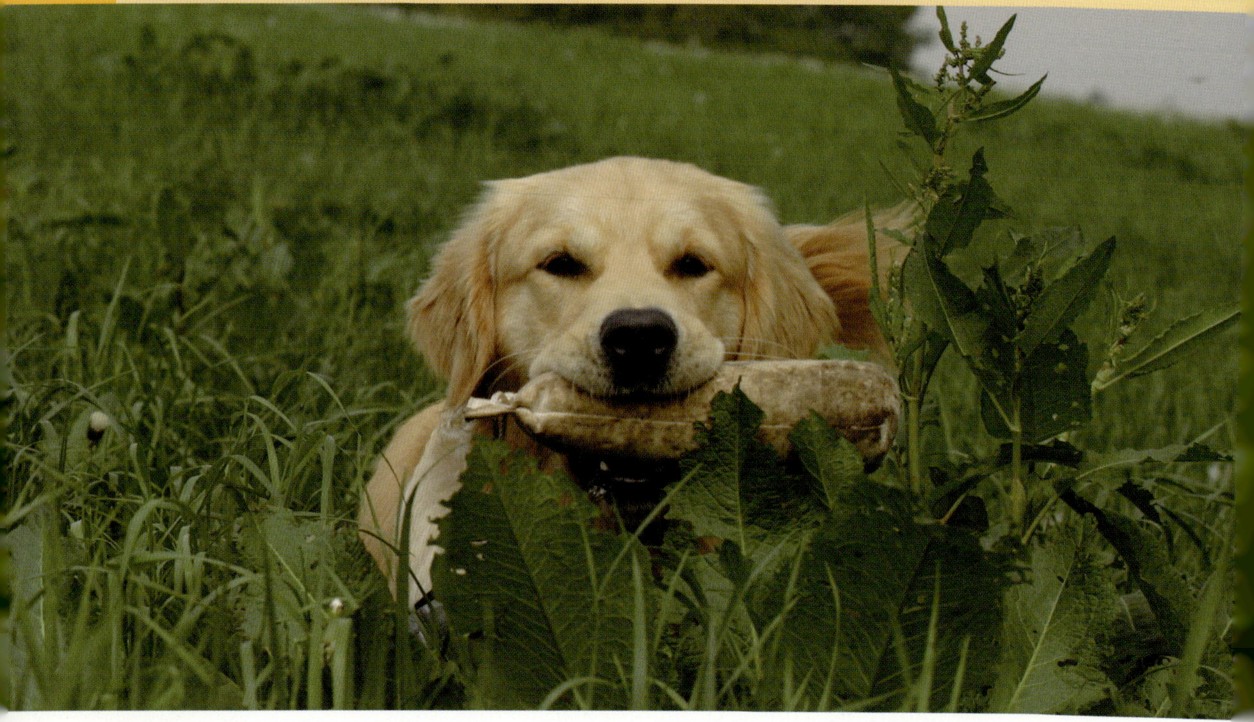

Beim Rennen über hohes, feuchtes Gras entstehen oft minimale Hautverletzungen. Grasmilben nisten sich dann gerne in den kleinen Wunden ein und verursachen allergische Hautreaktionen mit Juckreiz.

Allergien

In den letzten Jahren werden Allergien bei Hunden immer häufiger beobachtet. Sie treten zunehmend bereits im Alter von 1 bis 3 Jahren zum ersten Mal auf. Mögliche Ursachen dafür sind die ständige steigende Belastung durch Fremdstoffe, Umweltgifte, Zivilisationsschäden, aber auch Futterunverträglichkeiten, ausgelöst durch chemische Zusätze, Konservierungs- und Farbstoffe.

Unter einer Allergie versteht man eine Überempfindlichkeit des Immunsystems gegen körperfremde Substanzen. Hunde können Allergene mit der Atemluft, durch das Futter oder über die Haut aufnehmen. Beim ersten Kontakt mit den Substanzen kommt es zur Antikörperbildung.
Bei wiederholtem Kontakt mit den Erregern kommt es zu übermäßigen allergischen Reaktionen, wie Bindehaut- und Ohrentzündungen, Fließschnupfen, Atemnot, Asthma, Schock, Kreislaufversagen, Durchfall und häufig zu Nesselsucht und Hautausschlägen. Bei allen Allergien besteht die Gefahr, dass die anfänglichen Beschwerden und der Verlauf mit dem extremen Juckreiz stärker und heftiger werden. Oft sind auch immer wiederkehrende Ohrenentzündungen ein Zeichen einer allergischen Erkrankung. Bei einer chronischen Allergie werden auch innere Organe in Mitleidenschaft gezogen, vor allen Dingen der Magen-Darm-Trakt, die Leber und die Nieren.

Der Hund reagiert bei einer allergischen Hauterkrankung auf körperfremde Substanzen mit Symptomen wie extremem Juckreiz mit Quaddelbildung, Schwellungen, Rötungen besonders an Kopf und Pfoten. Aufgrund von Kratzen und Lecken des Hundes kommt es zu Folgehautinfektionen.

Die häufigste Allergie beim Hund wird durch den Floh verueacht und ist für die Entwicklung weiterer Folgeallergien, wie Pollen-, Hausstaub- oder Futterallergie verantwortlich.

Auch die »Grasmilbenallergie« nimmt immer mehr zu. Sie tritt besonders bei kurzhaarigen Rassen auf. Hunde springen gerne in hohem Gras und besonders bei Kontakt mit feuchtem Gras entstehen kleinste, nicht erkennbare Hautverletzungen. Die Grasmilben mögen ebenso gerne feuchtes Gras, vermehren sich und und nisten sich in den kleinen Wunden ein. Sie verursachen einen heftigen Juckreiz und lösen entsprechende Reaktionen aus wie Rötung, Schuppenbildung, Bläschen, rote Pappeln bis hin zum Haarausfall.

Da es sich als schwierig erweist, den Allergieauslöser zu finden, sollte unbedingt ein Allergietest oder ein Bio-Resonanz-Test beim Tierarzt oder Tierheilpraktiker gemacht werden. Eine Behandlung allergischer Hunde erfordert viel Geduld und Disziplin.

Eine naturheilkundliche Therapie mit Homöopathika ist gerade bei Hautallergien eine wichtige Bereicherung und Ergänzung. Eine Hauptursache bei Allergien ist eine Ansammlung von Giftstoffen im Körper. Stoffwechselentgleisungen können durch eine Darmsanierung homöopatisch ausgeleitet und zusätzlich mit einer speziellen Futterdiät behoben werden. Der Körper wird entgiftet und die Schlackenstoffe des gesamten Organismus ausgeleitet. Die zusätzlichen Therapiemaßnahmen sind von Hund zu Hund unterschiedlich und es bedarf eines individuellen Theapieplanes.

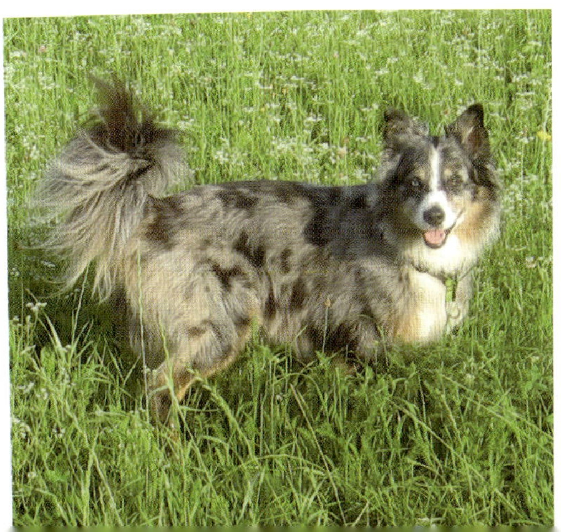

Mögliche Ursachen für Allergien:

- Flohbisse, Flohallergie
- Futterallergie
  Futterunverträglichkeit,
  chemische Zusätze,
  Konservierungsstoffe,
  Farbstoffe im Futter
  »versteckte Allergene«,
  wie Eiweißallergie, Milchprodukte,
  Rind, Eier, Soja, Mais
- Kontaktallergie
- Chemische Substanzen, in Teppichen, Waschmitteln, Farben
- Pflanzenschutzmittel
- Flohbänder, Antifloh-, Milben-, Zeckenmittel
- Milben, Grasmilben, Hausstaubmilben
- Schimmelpilze, Pollen von Gräsern und Bäumen, Heu, Stroh,
- Insektenstiche
- Medikamente, Vielfachimpfungen
- Kadaver, Kot von anderen Tieren
- Autoimmunerkrankung (allergische Reaktion auf körpereigene Substanzen)
- Erbliche Veranlagung, Disposition

Zusätzliche Maßnahmen:

- regelmäßiges Reinigen, möglichst mit Neutralseife, von Hundedecken und Staubsaugen vom Liegeplatz (verhindert Ausbreiten der Hausstaubmilbe)
- Baden in unsauberen Gewässern vermeiden
- Abwaschen mit kühlem Wasser reduziert den Juckreiz
- Cardiospermum-Salbe (Halicar), lindert Juckreiz, beruhigt die irritierte Haut

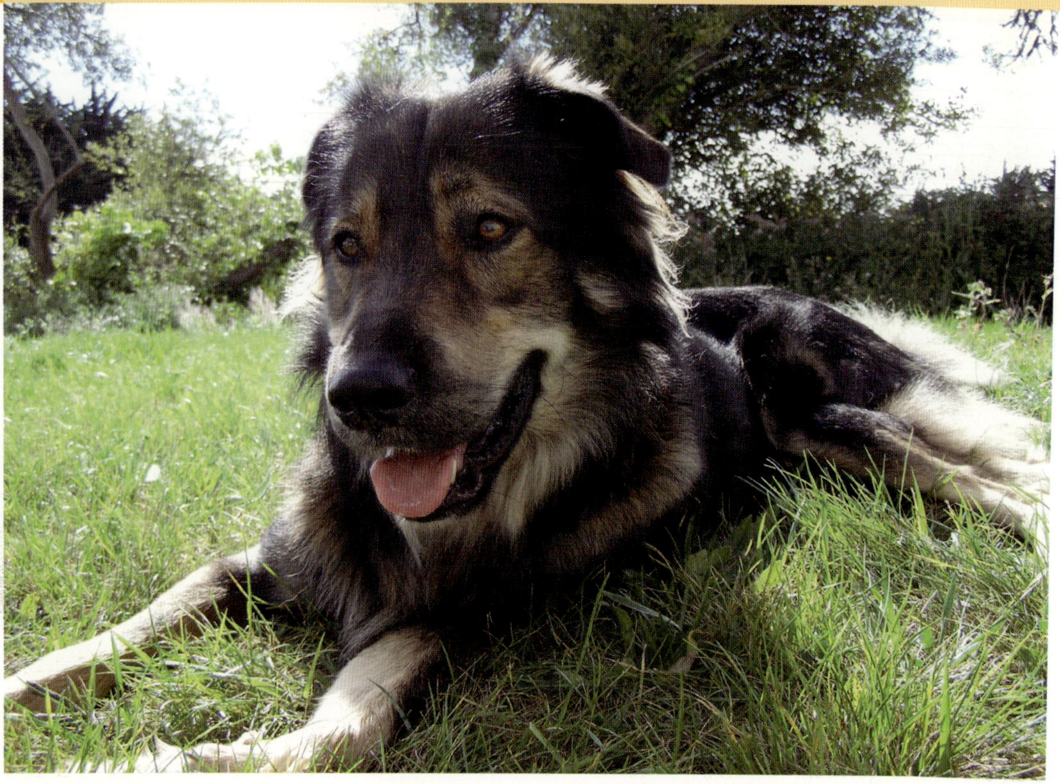

Homöopathika bei Hautallergien		
Apis (siehe S. 23)	Akutfall; Insekten-, Bienen-, Wespenstich, Gräser, Grasmilben; starker Juckreiz, Bläschenbildung, Quaddelbildung, Quincke-Ödem (akute, wiederkehrende Schwellung an Lippe, Augenlid, Zunge, Rachen, mit Atemnot!). **Verbesserung:** Kühlung.	D4
Acidum formicicum	Allergisches, gerötetes Hautekzem; Asthma; schwacher Hund. → Umstimmungsmittel, wirkt tief auf den Zellstoffwechsel.	D12
Cardiospermum	»Homöopathisches Cortison«; stark juckendes Hautekzem; Nesselsucht; Asthma; Quincke-Ödem; Schock. → wirkungsumkehr von Histamin (Stoff der Allergien verursacht); leitet aus; beruhigt die irritierte Haut.	D4
Lachesis (siehe S. 39)	akute Nesselsucht; plötzliche Quaddelbildung; extremer Juckreiz; beginnt linksseitig, tritt abends auf und bleibt über Nacht; Besserung bzw. Verschwinden des Ausschlags nach Morgenspaziergang, an frischer Luft.	D12
Rhus toxicodendron (siehe S. 43)	Kontaktallergie auf Floh-, Halsband, Maulkorb, Gräser, Pollen, Milben; akute Hautrötung, am Kopf, Pfoten, Unterbauch, Innenschenkel, mit Pustel- und Pappelbildung; schlecht heilend; Juckreiz. **Verschlechterung:** nasse Kälte.	D12
Urtica urens	Nesselsucht, brennesselartige, gerötete Pappeln; warme Haut; Hund kratzt und beißt sich permanent; Beschwerden kehren oft jährlich zur selben Zeit wieder.	D6

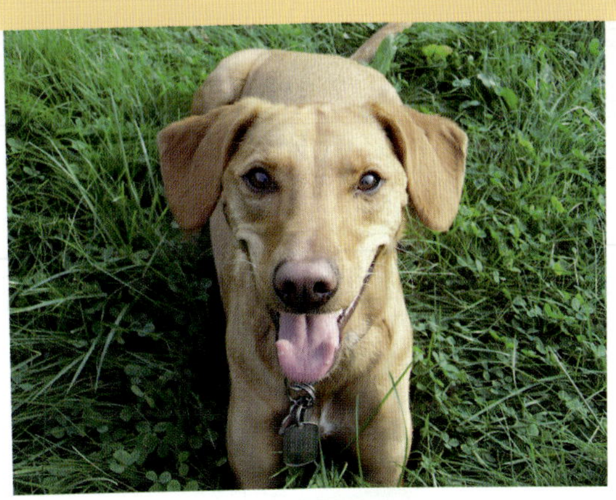

Parasiten

Ein gesunder Hund mit einem intakten Immunsystem ist kaum anfällig für Parasiten. Zwischen Parasitenbefall und Immunsystem besteht immer eine Wechselwirkung. Parasiten können sich leichter bei einer schwachen Immunabwehr einnisten, wiederum wird das Immunsystem des Hundes durch einen Parasitenbefall geschwächt. Folglich können sich die schädigenden Parasiten ungehemmt vermehren und Folgeerkrankungen verursachen. Ältere, geschwächte Hunde, Welpen, Junghunde und Hunde mit angeborener Abwehrschwäche sind besonders prädestiniert für einen Parasitenbefall.

Immunsystem stärken:

- **Echinacea-Urtinktur** (Stada ohne Alkohol) 6–8 Tropfen 3-mal täglich über 3 Wochen einnehmen
- **Propolis-Tinktur** innerlich und äußerlich
  Innerlich:
  Propolis-Tinktur 2 ml mit 100 ml Wasser verdünnen
  2-mal je 2 ml täglich Propolis-Verdünnung über 4–6 Wochen einnehmen
  Äußerlich:
  Bei äußerlichem Befall von Pilzen oder Parasiten, Hund mehrmals täglich mit Propolis-Verdünnung einreiben oder einsprühen.
- Zur Sanierung des Hautmilieus 1-mal pro Woche erbsengroßes Stück Bäckerhefe oder täglich Hefeflocken mit ins Futter mischen.

Flöhe

Der Katzenfloh ist die häufigste Flohart, die den Hund befällt. Der Floh ist sehr resistent und kann bis zu zwei Monaten ohne Nahrung überleben. Er legt seine Eier auf dem Hund und in der gesamten Umgebung ab. Er vermehrt sich schneller und stetiger bei Wärme, wodurch sich auch seine Beißaktivität steigert, und befällt auch den Menschen. Der Floh ist ein Blutsauger, der Hautentzündungen hervorruft, Krankheiten verursacht und den Hundebandwurm überträgt.

Der Flohstich führt zu starkem Juckreiz. Bevorzugt sind Stellen an Kopf, Ohren und Gliedmaßen, zudem kann der Flohspeichel zu allergischen Reaktionen führen.
Die Erstreaktion der Haut nach einem Flohbiss ist eine juckende Quaddel oder Pappel. Bedingt durch permanenten, extremen Juck- und Kratzreiz folgt eine bakterielle Entzündung mit Rötung, Pusteln und Haarverlust. Die bevorzugten Stellen sind der Rücken und der Innenschenkelbereich. Oft können innerhalb von wenigen Stunden hochgradig nässende Ekzeme, sogenannte Hot Spots, entstehen. Bei einer chronischen Flohallergie führt dies zu einer Verdickung und Schwarzfärbung der Haut, zur sogenannten Elefantenhaut und zu verstärkter Schuppenbildung. Bei sehr starkem Flohbefall kann es zu Eisenmangel im Blut kommen, was das Immunsystem des Hundes schwächt und zu einem schlechten Allgemeinbefinden wie Müdigkeit, Mattigkeit, Apathie und Appetitlosigkeit führt.
Gerade Welpen sind bei massivem Flohbefall besonders gefährdet, sie leiden unter Blutarmut, sind extrem geschwächt und bei einer Nichtbehandlung nicht überlebensfähig.

Erkennen von Flohbefall

Ein Floh ist mit bloßem Auge kaum sichtbar. Scheitelt man die Haare, so sind auf der Haut kleine schwarze Punkte, der Flohkot, erkennbar.

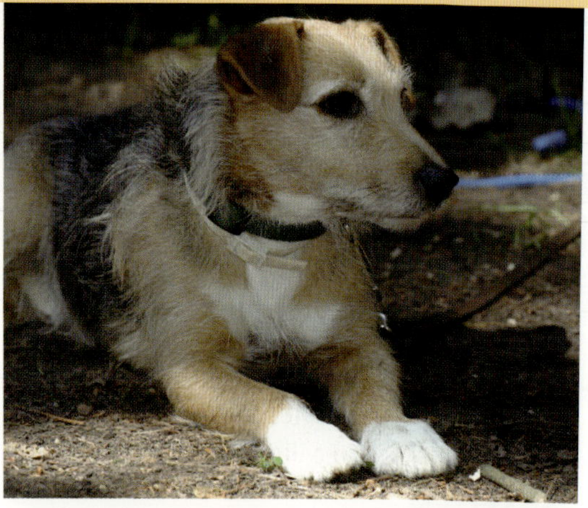

Ein Flohbefall ist beim Hund mit bloßem Auge kaum sichtbar. Die lästigen Blutsauger verursachen Hauterkrankungen und übertragen den Hundebandwurm.

Flöhe lassen sich mittels eines engzinkligen Flohkamms auskämmen. Legt man diesen auf ein feuchtes Tuch, so verfärbt sich der Kot rötlich (verdautes Blut).

Da sich die Flohlarven bevorzugt vom Flohkot ernähren, ist es wichtig, dass der Entwicklungszyklus des Flohes unterbrochen wird. Die Brutplätze der Flöhe müssen restlos vernichtet werden. Es ist ratsam, den Hund beim Tierarzt auf Flohbefall untersuchen und gegebenenfalls behandeln zu lassen.

Erstmaßnahmen:

- Da Flöhe kein Öl mögen, Hund mit Niemöl-Spray regelmäßig besprühen
- Gründliches Absaugen (etwas Flohpulver in den Staubsaugerbeutel geben) von Fußböden, Schlafstätten des Hundes, Polstermöbeln (Staubsaugerbeutel luftdicht verschließen und entfernen)
- Unterlagen und Plüschtiere des Hundes reinigen oder entfernen
- Untersuchen und regelmäßiges Absaugen des Hundes mit Handstaubsauger
- Hund beim Tierarzt auf Befall untersuchen und gegebenenfalls behandeln lassen

Zur Linderung des Juckreizes

- Äußerlich: Hund mit Hypericumöl oder Ledumlotion einreiben. Sie wirken kühlend und schmerzlindernd.

Hinweis:

Viele Flohschutzbänder und Sprays enthalten das Nervengift **Pyrethrumextrakt**, auch als **Chrysanthemenspray** bekannt. Diese gefährliche, giftige Substanz kann beim Hund allergische Reaktionen, Vergiftungssymptome bis hin zu Lähmungserscheinungen hervorrufen.

Homöopathika bei Flohbissen		
Ledum	heftigster Juckreiz; Pustelbildung. → lindert den Juckreiz und beruhigt die infizierte, gereizte Haut.	D6

Milben

Demodex-Milbe, Haarbalgmilbe

Die Demodex-Milbe, auch »rote Räude« genannt, lebt in den Haarfollikeln des Hundes und vermehrt sich erst, wenn der Hund ein geschwächtes Immunsystem hat.
Besonders betroffen sind Junghunde und Welpen mit einer Immunschwächung, die sich durch Säugen bei der Mutter anstecken können. Zu Beginn sind im Kopfbereich Ohren, Nasenrücken, Oberlippe, Wangen und Augenregion befallen. Die stark entzündete Haut ist gerötet und geschuppt mit Pustelbildung. Das Haar fällt stellenweise aus, besonders auffällig um die Augenpartien. Der Hund sieht aus, als ob er Brillenträger wäre. Es bilden sich häufig durch einen zusätzlichen bakteriellen Infekt eitrige Pusteln, jedoch ist bei dieser Milbenart kaum ein Juckreiz vorhanden.
Im fortgeschrittenen Stadium sind auch die Vorderbeine, der Rumpf und die Pfoten miteinbezogen. Der Haarausfall kann sich über den ganzen Körper erstrecken oder es

treten kahle Stellen vereinzelt auf. Die geschuppte Haut neigt zu Hautverdickungen und zu nässenden Hautveränderungen. Es kommt auch zu inneren Organschäden, wobei dann besonders die Leber betroffen ist.

Der Tierarzt oder Tierheilpraktiker kann unter dem Mikroskop den Milbenbefall nachweisen. Neben der vom Fachmann verordneten Milbenbehandlung ist es ratsam, das Immunsystem (siehe S. 137) des Hundes homöopathisch zu behandeln und zu stärken.

Homöopathika bei Demodex-Milben		
Echinacea Urtinktur + Sulfur (siehe S. 45)	→ zur Stärkung des Immunsystems. Hautrötung, Schuppenbildung und Haarausfall. → lindert den Juckreiz; stärkt Hautterrain; leitet Gifte aus.	Ø D6
Psorinum	akuter Milbenbefall; Milbenallergie; starker Juckreiz; Haut ist eher trocken.	C12
Cardiospermum	bei Herbstgrasmilben; Ekzeme mit extrem starkem Juckreiz.	D12

Herbstgrasmilben

Die Larven der Herbstgrasmilbe sitzen im Spätsommer oder Herbst auf Gräsern und befallen dünnbehaarte Hautstellen des Hundes, wie Kopf, Bauch und Zehenzwischenräume. Sie beißen sich an der Haut fest und sind als orange Punkte erkennbar. Bei starkem Befall zeigt die rötlich gefäbte Haut ein räudeähnliches Krankheitsbild. Die Parasiten geben in der Wunde über den Speichel Stoffe ab und rufen einen extrem starken Juckreiz hervor. Durch ständiges Kratzen, Lecken oder Beißen werden zusätzlich bakterielle Hautinfektionen hervorgerufen. Deshalb ist eine prophylaktische, regelmäßige Pfotenkontrolle nach Herbstgrasmilben ratsam.

Die Sarcoptes-Milbe

Diese Parasiten werden direkt über den Kontakt eines befallenen Tieres oder indirekt über die Umgebung übertragen. Sie sind hoch ansteckend und auf den Menschen übertragbar. Die Milben leben auf der Hautoberfläche, graben in der Hautschicht einen Tunnel und legen ihre Eier ab. Nach ca. 3 Wochen entwickeln sich die Larven zu Milben, die äußerst resistent sind. Diese Krätz- und Räudemilben bevorzugen zu Beginn empfindliche Hautstellen, wie Ohrmuscheln, Nasenrücken oder Augenbogen. In einem späteren Stadium folgen die Gliedmaßen, der Bauch, der Kopf und zuletzt der Rückenbereich.

Der Juckreiz ist stark und quälend. Aufgrund des unaufhörlichen Nagens und Kratzens folgen bakterielle Entzündungen und es entstehen eitrige Ekzeme. An den betroffenen Stellen kommt es zu einer blutigen Krustenbildung mit Haarlosigkeit. Im fortgeschrittenen Stadium ist die Haut verdickt und schwarzverfärbt, auch als »Elefantenhaut« bekannt. Der Hund magert stark ab. Auch aufgrund des Juckreizes können Wesensveränderungen auftreten, wie z. B. Aggressivität.

Ein Hauptmerkmal bei der Sarcoptesräude ist, dass der Juckreiz besonders nachts und in warmer Umgebung verstärkter auftritt. Da die Erkrankung sehr ansteckend ist, sollte bei geringstem Verdacht sofort ein Tierarzt aufgesucht werden.

Es bedarf wochenlanger Behandlungen, konsequenter Maßnahmen und Waschbehandlungen, bis die Milben am Tier und in der gesamten Umgebung restlos eliminiert sind.

Zecken

Zecken gehören zur Familie der Spinnen und ernähren sich von Blut. Die winzigen Zecken können nach einer Blutmahlzeit das 200-fache an Gewicht zunehmen und sind extrem überlebensfähig. Die Zeckensaison ist normalerweise von März bis Oktober, wobei Abweichungen wetterbedingt möglich sind. Während der Spaziergänge im Grünen befallen diese Parasiten den Hund und beißen sich fest, um Blut zu saugen, was an der Bissstelle zu Rötung, Juckreiz und Schwellung führt. Bei vielen Zeckenbissen kann das zu schweren Hautentzündungen führen.

Weitaus gefährlicher ist die Übertragung von folgeschweren Infektionserkrankungen, wie der Borreliose oder der Babesiose, auch »Hundemalaria« genannt, durch infizierte Zecken. Bei dieser gefährlichen Infektionskrankheit zerstören Parasiten die roten Blutkörperchen, was Blutarmut, hohes Fieber und Gelbsucht zur Folge hat. Unbehandelt verläuft die Erkrankung tödlich. Bei Borreliose gelangen die Borreliosebakterien in die Blutbahn des Hundes, die beim Hund starke Gelenkentzündungen und unter anderem wechselseitiges Hinken auslösen.

Zeckenschutz

Mittlerweile sind viele chemische Zeckenmittel zum Einträufeln im Nackenbereich oder als Spray auf dem Markt, die schwere Hautverätzungen, Hauterkrankungen, Hot Spots, Vergiftungen, Stoffwechsel- und Nervenstörungen verursachen können. Deshalb sollten nur Mittel verwendet werden, die möglichlichst ungiftig für den Hund sind.

Der beste Zeckenschutz ist, den Hund nach jedem Spaziergang gründlich nach Zecken abzusuchen. Je früher eine Zecke erkannt wird, umso besser. Zecken sollten mit einer speziellen Zeckenzange möglichst schnell entfernt werden. Wichtig ist, dass die Zecke nicht herausgedreht wird, die Zecke sollte am Kopf gefasst und gerade herausgezogen werden.

Symptome bei Borreliose:

- **Zu Beginn**
- ringförmige Hautrötung um die Bissstelle (ist fellbedingt beim Hund selten sichtbar)
- **Allgemeinbefinden verschlechtert sich, Hund ermüdet leicht, Erschöpfungszustände,** Fieber, Appetitverlust,
- geschwollene Gelenke
- **Muskel-, Gelenkschmerzen**
- **wechselnde Lahmheiten**
- Lymphknotenschwellung
- **Wochen bis Monate nach der Infektion** wenn sich die Bakterien in der Blutbahn ausbreiten
- Befall der Organe
- Muskel-, Gelenk-, Bänderentzündungen
- Sensibilitätsstörungen wie Taubheitsgefühl
- sehr schmerzhafte Nervenentzündungen besonders nachts bis hin zu Lähmungserscheinungen
- **Monate bis Jahre nach Infektion**
- chronische, sehr schmerzhafte Gelenk- und Muskelentzündungen, mit Hautveränderungen
- Erkrankung verläuft schubweise

Bei Verdacht auf Borreliose sollte umgehend der behandelnde Tierarzt aufgesucht werden.

Homöopathika nach Zeckenbiss		
Silicea (siehe S. 44)	wenn Zeckenkopf stecken bleibt. → Fremdkörper wird nach 3–7 Tagen aus der Haut befördert.	D30
Ledum	nach Zeckenbiss. → wirkt desinfizierend.	D4

Äußerliche Behandlung:

Bissstelle mit verdünnter Echinacea-Urtinktur betupfen. Sie lindert den Juckreiz, und fördert den Heilungsprozess.

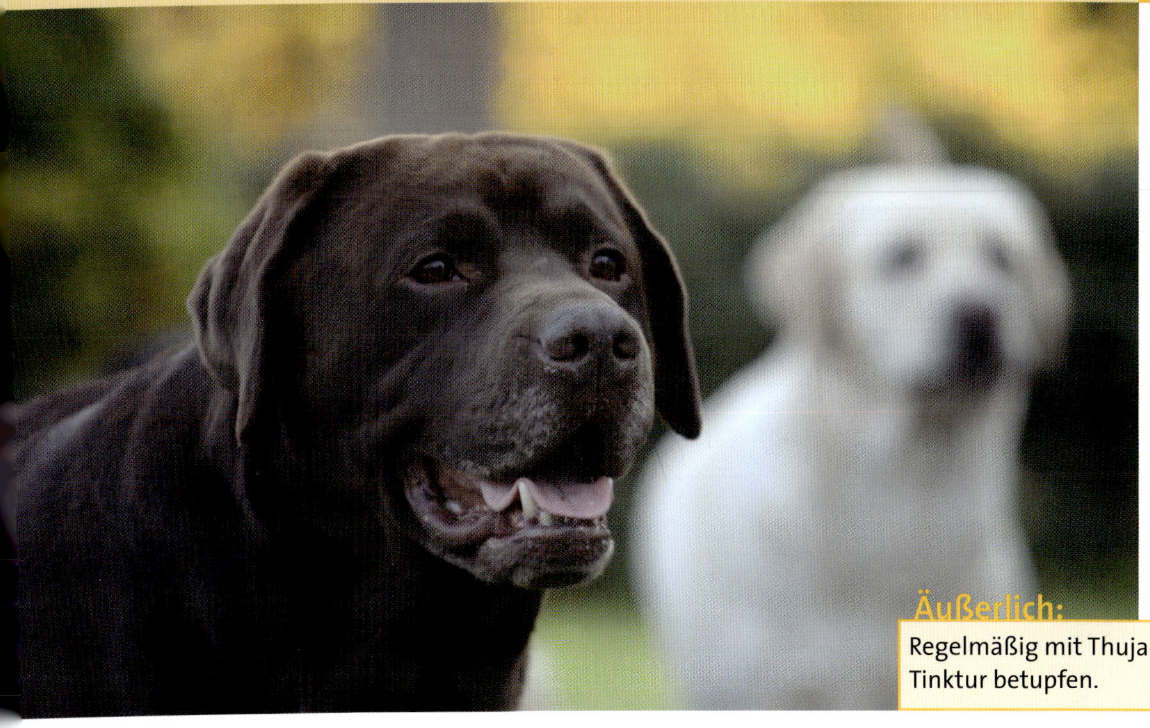

Äußerlich:
Regelmäßig mit Thuja-Tinktur betupfen.

Warzen

Warzen sind gutartige Wucherungen der Haut und Schleimhaut und weisen immer auf eine Stoffwechselstörung hin. Warzen sind ein sichtbares Zeichen einer Abwehrreaktion des Körpers gegen einen Virusinfekt. Sowie Folgeschäden von Infektionserkrankungen oder einer Immunschwäche. Der Auslöser ist der Papillovirus, der sich insbesonders nach Impfungen ungehemmt verbreiten kann. Das Immunsystem reagiert auf den Impfstoff, ist abgelenkt und geschwächt. Die Viren können sich ungehindert in der Haut einnisten und vermehren. Beim Hund können sie überall am Körper auftreten, bevorzugt im Gesicht und an den Körperöffnungen im Genitalbereich. Zudem neigen Haut und Schleimhäute zu chronischen Entzündungen.
Hier bieten Homöopathika eine gute Alternative. Vordergründig wird das Immunsystem gestärkt und der gestörte Stoffwechsel normalisiert. In zweiter Linie wird die bestehende Warzenbildung rückläufig. Die Warzen schrumpfen oder fallen ab. Dank der tiefen Wirkung der Homöopathika kommt es langfristig zu keinen weiteren Warzenneubildungen mehr.

Homöopathika bei Warzen		
Thuja (siehe S. 46)	Warzen, groß, blumenkohlartig, rau, krustig oder glatt, gespalten, eher dunkel; leicht blutend; Ränder schmierig; juckend.	D30
Causticum (siehe S. 32)	viele kleine Warzen, fleischig, hart, glatt, hornig, meist entzündet, gestielt, flach; leicht blutend; oft bei älteren Tieren.	D30
Dulcamara	Warzen groß, fleischig, glatt, flach; bluten nicht; Sekret schmierig-eitrig.	D30
Acidum nitrium	Warzen, groß, entzündet, weich, feucht, juckend; leicht blutend, schmerzhaft; besonders an Augenlidern und Nase, zwischen den Zehen, in der Maulhöhle.	D30

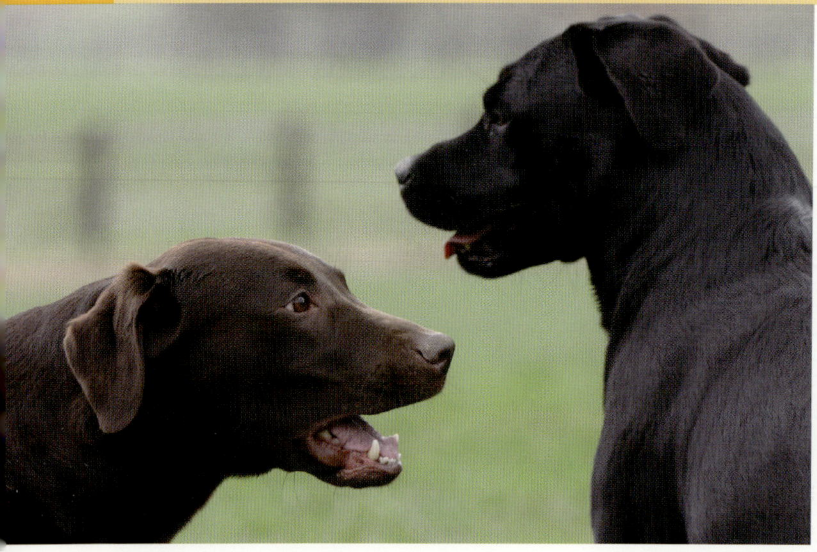

Verhaltensprobleme

Zeigt der Hund ein schwieriges Verhalten, wie Überängstlichkeit, Aggression gegenüber Mensch und Tier, Angstbeißen, zwanghaftes Beutejagen, destruktives Verhalten, übermäßiges Bellen, Selbstverstümmelung, wie Beißen in den Schwanz ..., so muss von einem Therapeuten zuerst abgeklärt werden, ob es sich um **eine Verhaltensstörung**, um eine eventuelle **organische Erkrankung** oder um **ein unerwünschtes** oder **angeborenes Verhalten** handelt.

Oft liegt das Problem im Zusammenspiel zwischen einer Fehlkommunikation von Halter und Hund, wobei es sich in den meisten Fällen um (unbewusste) Erziehungsfehler des Halters handelt.

Falsche Anforderungen an das Tier, keine artgerechte Haltung, unzureichende Kenntnisse über das natürliche Verhalten des Hundes kommen als Auslöser für Verhaltensprobleme in Betracht. Eine hundegerechte Verhaltenstherapie, wie gezieltes Hundetraining, Hundeschule, Hundeerziehung und einer Verhaltenskorrektur des Besitzers sind notwendig, um das Fehlverhalten des Hundes zu korrigieren. Wichtig dabei ist eine gute Mitarbeit des Hundehalters.

Handelt es sich um eine **Verhaltensstörung** auf einer tieferen Ebene, wie Phobien, Angstzustände, Aggressionsbereitschaft, Störungen im Sozialverhalten, Zwangsstörungen, Verstümmeln von Gegenständen, mangelndes Selbstbewusstsein, Depression oder Hyperaktivität, so sollte der Hund von einem Tierheilpraktiker therapiert werden. Oft haben auch traumatische Erlebnisse aus der Vergangenheit eine Verhaltensstörung verursacht, wie schlechte Haltungsbedingungen beim Vorbesitzer, Kettenhaltung oder Prügel. Diese traumatischen Erlebnisse haben beim Hund tiefste Ängste und Furcht ausgelöst, die sich manifestiert haben.

Eine individuelle Verhaltenstherapie ist notwendig. Mit Homöopathika kann eine Therapie unterstützt werden und symptombezogen das passende Konstitutionsmittel gefunden werden. Begleitend zur Therapie eignet sich zusätzlich auch eine spezielle auf den Hundetypus zusammengestellte Bachblütenmischung. Bei Hunden wirken Bachblüten primär auf der seelischen Ebene. Sie können langfristig Verhaltenstörungen und Ängste korrigieren und die Psyche positiv beeinflussen.

Die beschriebenen homöopathischen Heilmittel können bei einer Verhaltensstörung Gemütssymptome verbessern und regulieren, wenn die Symptomatik passt.

Zusätzlich für Notfälle:

In emotional belastenden Situationen wie Stress, Schock oder bei psychischer Belastung sollten **Bachblüten-Rescue-Tropfen** (ohne Alkohol) stets griffbereit sein. Auch Rescuepastillen wirken beruhigend auf das Tier.

Unterstützende Homöopathika bei Verhaltensproblemen		
	Ängste	
Aconitum (siehe S. 22)	Angst nach plötzlichem, heftigem Schreck; Hund ist unruhig, schreckhaft, leicht erregbar; überempfindlich.	D30
Belladonna (siehe S. 26)	Hund ist äußerst geräusch- und lichtempfindlich (wie Silvesterlärm, Blitze); große Unruhe; Hund rennt panikartig davon. **Einnahme:** 3 Tage vor Ereignis, je 2-mal täglich eine Gabe.	D30
Borax	Ängstlichkeit, Überempfindlichkeit der Sinne, insbesondere geräuschempfindlich bei lauten, knallenden Geräuschen, wie bei Silvesterfeuerwerk; Hund duckt sich, die Glieder zittern. **Einnahme:** 2 Wochen vor Jahreswechsel je 3-mal 1 Gabe	D3
Argentum nitricum	Platzangst; Furcht vor allem Neuen, Erwartungsspannung; Hund ist sehr aufgeregt, panikartiges Umherlaufen, Zittern, taumelnder Gang, nervöse Ruhelosigkeit; Hund kann nicht alleine bleiben.	D30
Gelsemium	Angst vor Geräuschen, Schüssen, Gewitter, Silvesterknallern; Hund zittert. **Einnahme:** 2–3 Gaben im stündlichen Abstand, nach Bedarf.	D30
Phosphorus (siehe S. 41)	Angst vor Alleinsein! Tobt sich am Mobiliar aus; erträgt keine Enge, enge Räume; temperamentvoller Hund; bellt gerne; aus Angst vor Geräuschen wie Gewitter, das Tier versteckt sich.	D30
Pulsatilla (siehe S. 42)	Unterwürfiger sensibler Hund; extreme Angst vor dem Alleinsein; der Hund heult und winselt; ist unsauber; oft auch zerstörungswütig.	D30
	Aggression	
Nux vomica (siehe S. 40)	cholerischer, nervöser Hund; überempfindlich gegenüber Licht und Geräuschen; Angstbeißer; Konflikthund; nervöse Verdauungsbeschwerden; bei Alleinsein: bellen, Zerstörungswut, unwillkürlicher Harnabgang.	D30
	Eifersucht	
Lachesis (siehe S. 39)	Unverträglichkeit; aus Eifersucht Aggression gegenüber Hunden; Linksseitigkeit bei körperlichen Beschwerden.	D30
Hyoscyamus	Eifersucht, Übererregbarkeit; Angstbeißer; oft mit verkrampfter Muskulatur mit Zuckungen; in Angstsituationen unwillkürlicher Kot- und Harnabgang; ausgelöst durch Emotionen, psychische Ereignisse, Traumen, wie Verlust von Bezugsperson, Umgebung.	D30
	Fahrkrankheit/Reisekrankheit (siehe Seite 78)	
	Heimweh/Kummer	
Ignatia	Trennung, z. B. Hundepension, Klinikaufenthalt; Hund ist traurig, lustlos, apathisch, winselt, leidet unter Verlust des Besitzers; Appetitlosigkeit; Gewichtsverlust; isoliert sich bei Trost. **Einnahme:** 3 Tage vor Trennung je 2-mal täglich eine Gabe bis Besserung eintritt, danach 1-mal täglich eine Gabe.	D30

Epilepsie

Beim Hund gehört Epilepsie zu den häufigsten Erkrankungen des zentralen Nervensystems. Zwischen Erregung und Hemmung der Gehirnnervenzellen kommt es zu einer gestörten Balance, was zu Funktionsstörungen im Gehirn führt und epileptische Anfälle zur Folge hat.
Ein epileptischer Anfall tritt meist plötzlich mit Krämpfen, Zuckungen einzelner Muskelgruppen, Zittern, Speicheln, Erbrechen und Bewusstlosigkeit auf und kann durch verschiedene Faktoren ausgelöst werden. Die Anfälle können tonisch-klonisch verlaufen, was sich zu Beginn durch eine Anspannung (tonisch) der gesamten Skelettmuskulatur äußert und beim stehenden Hund ein Fallen auf die Seite verursacht. Es folgt die klonische Phase mit heftigen Muskelzuckungen und Symptomen wie Speicheln, Kieferschlagen und unwillkürlichem Harn- und/oder Kotabsatz. Sie kann je nach Schweregrad 1–5 Minuten andauern. Während eines Anfalls sollte das Halsband wegen Strangulationsgefahr abgenommen werden. Nach einem Anfall ist das Tier mehr oder weniger stark benommen und braucht eine Erholungszeit.

Die Ursachen können anlagebedingt sein, wie ein genetischer Defekt und schon bei jungen Hunden zum Ausbruch der Krankheit führen. Epileptische Anfälle können auch durch Gefäßerkrankungen im Gehirn oder Schädel-Hirntraumen verursacht werden. Auslöser einer erworbenen Epilepsie können zudem Stoffwechselvergiftungen, Hormonumstellungen oder Infektionserkrankungen (wie z. B. durch einen Zeckenbiss sein).

Ein wichtiger Gesichtspunkt ist die erworbene Epilepsie, ausgelöst durch seelische Traumafolgen. Wenn ein Hund ein schlimmes Erlebnis hatte, so kann er sich bei bestimmten Déjà-vu-Momenten so heftig erregen, dass ein epileptischer Anfall die Folge ist.

Die Ursache der Erkrankung muss vom Tierarzt oder Tierheilpraktiker geklärt werden. Ursachenforschung und Untersuchungen sind oft schwierig und langwierig, da die Anfälle nicht unmittelbar in der Praxis stattfinden.
Epilepsie lässt sich in vielen Fällen mit Homöopathika erfolgreich behandeln, jedoch ist von einer Selbstmedikation abzuraten.

Diese diffizile, komplexe Erkrankung sollte von einem erfahrenen Homöopathen, der konstitutionell und symptomatisch arbeitet, therapiert werden. Das für den Hund passende Konstitutionsmittel muss bewusst potenziert und eingesetzt werden, um Folgeanfälle zu reduzieren oder das Tier gänzlich davon zu befreien. Die verschriebene Notfallarznei sollte immer griffbereit sein.
Folgende homöopathische Erstmittel können im akuten Notfall hilfreich sein:

Notfallhomöopathika bei Epilepsie		
Belladonna (siehe S. 26)	tonisch-klonischer Anfall; Anspannung der Muskulatur; Fall zur Seite; starke Muskelzuckungen; Speicheln; Harn- und Kotabsatz; weite Pupillen und starrer Blick auch noch nach dem Anfall. **Einnahme nach Anfall:** 3-mal 1 Gabe alle 15 Minuten; zur Regenerierung, um Folgeanfall zu vermeiden.	D6
Cuprum metallicum	plötzlicher, heftiger Anfall; Hund schreit auf; Zucken beginnt an den Beinen und breitet sich über den ganzen Körper aus; Schaum vor Maul; Verdrehen der Augäpfel; danach extrem kalte Beine; Schwäche. **Einnahme nach Anfall:** 3-mal 1 Gabe alle 15 Minuten.	D6

Kapitel 4

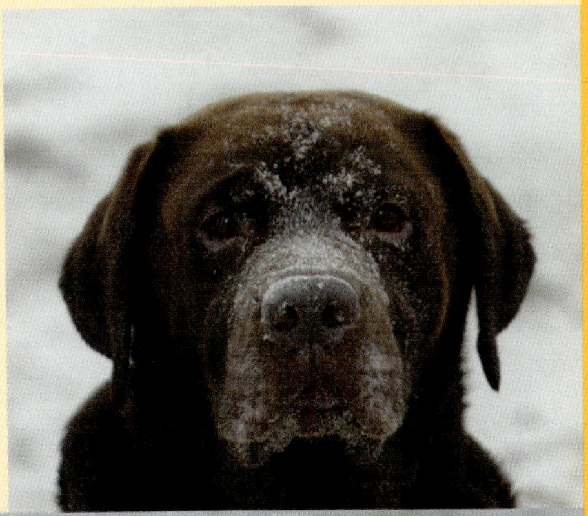

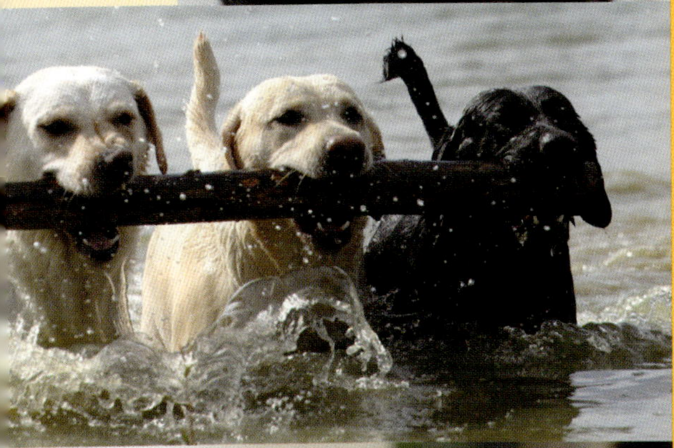

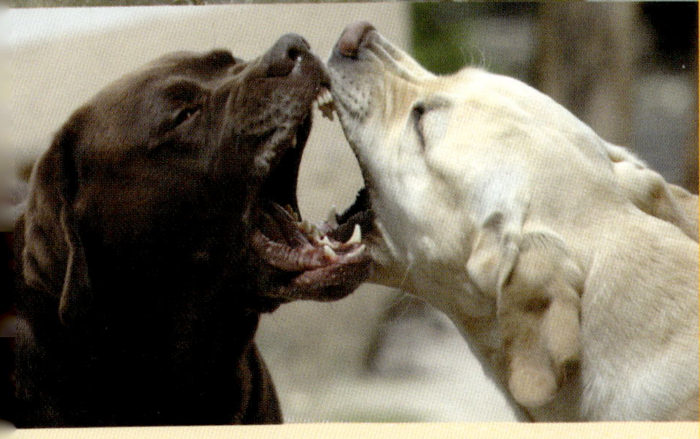

NOTFALLAPOTHEKE VON A – Z

Im folgenden Kapitel werden primär homöopathische Mittel angegeben, die für die Erstversorgung wichtig sind.
Die Einnahme erfolgt im subakuten Fall alle 15–30 Minuten je nach Intensität der Erkrankung. Sobald Besserung eintritt, werden die Einnahmeabstände verlängert.

Sie dienen im Notfall zur Überbrückung, bis der Hund in ärztlicher Behandlung ist.

Zudem werden Homöopathika für Akutfälle aufgelistet, die den Heilungsprozess beschleunigen. Informationen zur Eingabe entnehmen Sie bitte der Tabelle von Seite 15.

In die Notfallapotheke gehören:

- **Apis D6**
- **Arnica D6**
- **Carbo vegetabilis D6**
- **Cantharis D6**
- **Hepar sulfuris D6**
- **Nux vomica D6**
- **Hypericum D6**
- **Silicea D6**

Rescue-Bachblüten-Notfalltropfen (ohne Alkohol) oder Notfallpastillen
bei Schreck, Schock, Verletzungen, Angst. Haben auf die Psyche einen enormen Einfluss, wirkt beruhigend.

Traumeel-Salbe
bei allen Entzündungen, wie Verstauchungen, Prellungen, Blutergüssen.

Wichtig:
Die genannten Mittel sollten immer präsent sein, um im Notfall so schnell wie möglich verabreicht werden zu können.

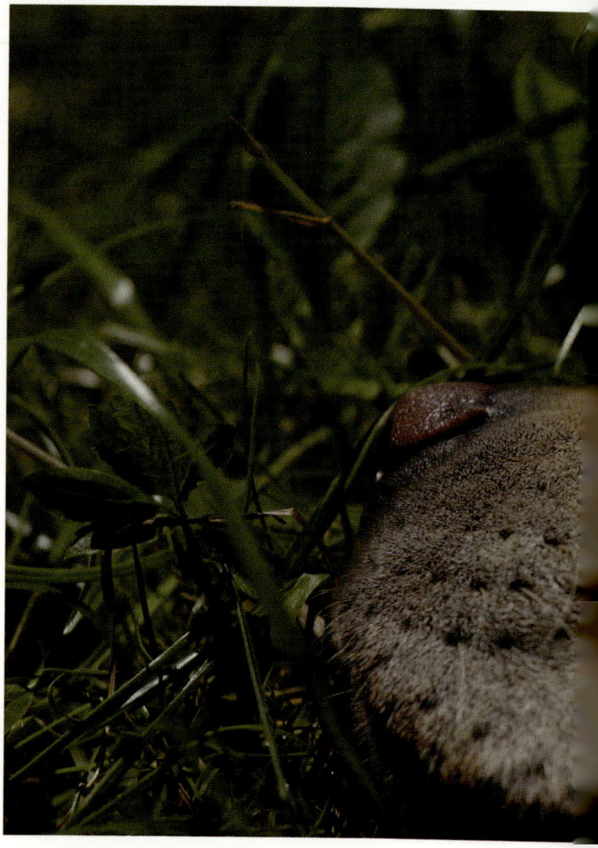

Abwehr:
zur Stärkung des Immunsystems:
Echinacea Urtinktur (ohne Alkohol, Stada)
Propolis Urtinktur (Hanosan)

Allergie
mit Quaddelbildung: Apis D6
mit Nesselausschlag: Urticaria urens D3

Allergischer Juckreiz
Cardiosperum D3

Abszess
Hepar sulfuris D4
Myristica sebifera D6
(siehe S. 133)

Augenverletzung
Erstmittel, Rötung, Sandgefühl:
Aconitum D6

Augenprellung (Schlag ins Auge)
Symphytum D4

Ausleiten von Antibiotika/Cortison
Nux vomica D6
Sulfur D6
Einnahme: 3-mal tägl. 1 Gabe über 3 Wochen.

Atemnot
Carbo vegetabilis D6

Bänderriss
Rhus toxicodendron D6
+ Hypericum D6

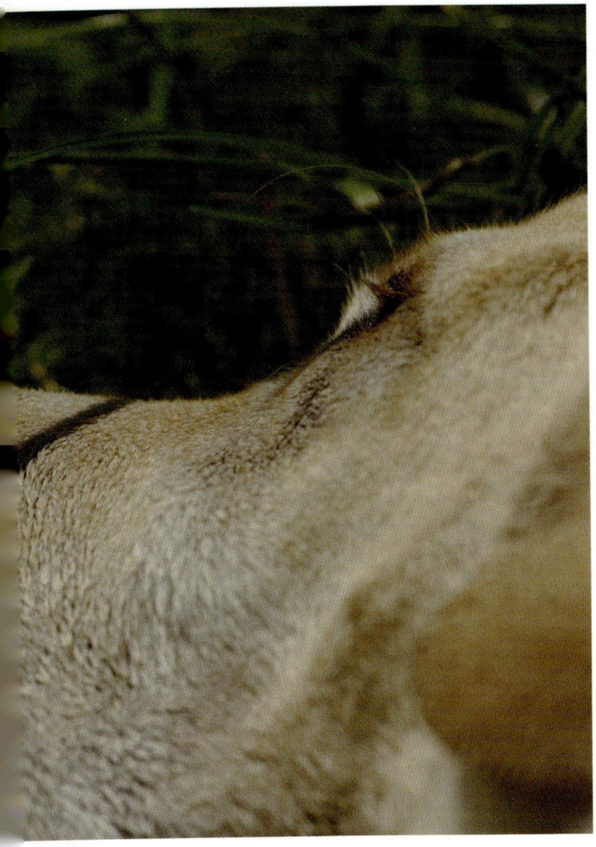

Bewusstlosigkeit
Arnica D6
Rescue-Notfalltropfen
Notfallpunkte massieren (siehe S. 148)

Bienenstich
Apis D6

Blutungen allgemein
Zur Blutstillung: Arnica D30
Hellrote Blutungen
dünnflüssig: Millefolium D6
Venöse Blutung
langsam, gerinnt nicht: Hamamelis D6

Blaues Auge
mit Schwellung: Arnica D6
durch Schlag: Ledum D6

Bluterguss
verhindert Schwellungen: Arnica D30

Blutvergiftung
um Wunde blauvioletter Rand: Lachesis D12
Blut gerinnt nicht mehr: Lachesis D8

Brechdurchfall
Veratrum album D4

Durchfall (permanent)
zur Kreislaufstabilisierung:
Carbo vegetabilis D6

Entwurmung
gegen Nebenwirkungen:
Abrotanum D1
Nux vomica D4
Einnahme: 3-mal täglich je 1 Tag vor
und 3 Tage nach Entwurmung

Erbrechen
wenn der Hund nur noch erbricht,
mit Bauchschmerzen: Ipecacuanha D4
bei Verstopfungsneigung: Nux vomica D6

Erbrechen auslösen
um Gift aus Magen zu befördern:
Nux vomica 1 ml Urtinkur +
2 ml Essig + 3 ml Zitronensäure

Fieber
akut, plötzlich, heftig
heiße, trockene Haut:
Aconitum D6
heiße, schweißige Haut, hochroter Kopf:
Belladonna D6
(auch nach Sonnenstich, Sonnenbrand)

Fremdkörper
bei Verletzung, befördert Fremdkörper
an die Körperoberfläche: Silicea D6
Einnahme: 3-mal täglich 1 Gabe über 6 Tage.

Gehirnerschütterung
Arnica D6 und Hypericum D6
Einnahme: im Wechsel alle 10 Minuten

Hautabschürfungen
Hypericum D6

Hitzschlag
Erstmittel: Aconitum D6
Hitzestau: Belladonna D6
und kalte Umschläge, kaltes Wasser,
Hund in Schatten legen.

Impfreaktionen
erwachsene Hunde: Thuja D6
bei Junghunden: Silicea D6

Insektenstiche:
Bienenstich, Wespenstich: Apis D6,
Bienenstich, Zecken, Tierbisse: Ledum D6

Kreislaufschwäche
Kreislauf überprüfen (siehe S. 48)
Puls überprüfen (siehe S. 49)
Pfoten und Schwanz auffallend kühl:
Carbo vegetabilis D6
eiskalter Körper,
durch geringste Bewegung Erbrechen:
Veratrum Album D6,
zusätzlich Rescue-Notfalltropfen

Kollaps
Angst mit Zittern, Schwäche: Aconitum D6
Benommenheit: Gelsemium D30
Augen nach oben verdreht: Opium D30

Knochenbruch:
Sofortmaßnahme:
um Schock zu vermeiden: Arnica D6
beruhigt, schmerzlindernd
nach ärztlicher Behandlung:
begünstigt das Zusammenwachsen
von Knochen und die Knochenbildung:
Symphytum D3 + Hekla lava D4

Notfallpunkte:

Bei Schock- und Kreislaufproblemen, auch bei Bewusstlosigkeit.
Wichtigster Notfallpunkt: Ohrspitze
Massieren Sie die obere Ohrspitze mit kräftigem Druck, bis der Hund wieder bei Bewusstsein ist.

Notfallpunkt
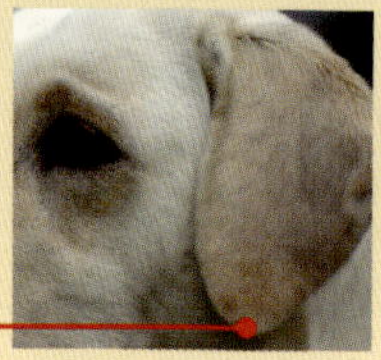

Erste Hilfe zur Kräftigung des Herzens und des Kreislaufs.
Wichtiger Notfallpunkt:
kleiner Zehenballen der Vorderpfoten
besonders linke Pfote (Herz sitzt links)
Massieren Sie die äußere Zehe mit festem Druck, im Wechsel alle 5 Minuten, bis der Hund wieder zu sich kommt.

Notfallpunkt
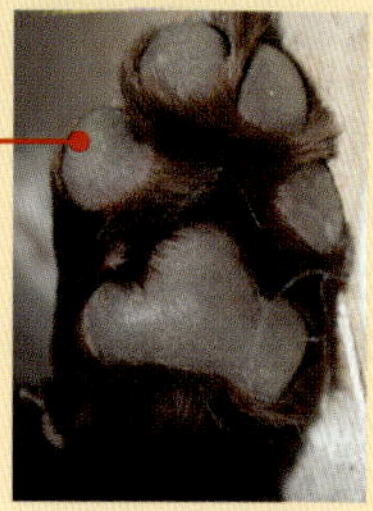

Muskelverletzungen
Quetschungen, Blutergüsse: Arnica D6

Narben
die schlecht verheilen, wulstige Narben:
Staphisagria D6
schlechte Narbenbildung: Bellis perennis D6

Narkose
nach Narkose, zum Entgiften
Einnahme: über 3 Wochen Sulfur D6

Nasenbluten
nach Anstrengung, Verletzung: Arnica D6

Nervenverletzungen
bei allen Schmerzen, wo Nerven beteiligt sind, zur Schmerzlinderung: Hypericum D6

Operation
Vor der Operation
am Morgen vor Operation: Arnica D30
gegen starke Blutung und Schmerzen

Gegen Folgen von Narkose
wie Übelkeit, Erbrechen: Nux vomica D30

Nach Operation
gegen Nervenschmerz: Hypericum D30
für Wundheilung: Arnica D30

Bei großer Schnittwunde: Staphisagria D4
Kein Urin nach Operation: Causticum D30
Verstopfung nach Operation:
Opium D30 (fördert die Darmtätigkeit)

Anhaltende Schwäche nach Operation, bei Blutarmut, Erschöpfung, Hund friert, große Schwäche: China D6

Prellung
Arnica D6
Traumeel-Salbe

Quetschungen
Muskelquetschung: Arnica D6
Knochenhautquetschung: Symphytum D4
Sehnenquetschung: Calendula D4

Schock
Schocksymptome:
schwacher Puls, Untertemperatur, verlängerte Kapillarzeit (siehe S. 49), blasse Schleimhäute, Hund hechelt, kühle Haut und Extremitäten, beschleunigter Herzschlag.

Reguliert den Flüssigkeitshaushalt, wirkt auf Psyche und körperlich: Arnica D6
Kreislauf stabilisieren: Carbo vegetabilis D6
durch plötzlichen Schreck: Aconitum D6
stärkt den Herzmuskel: Veratrum album D6

Zusätzliche Maßnahme:
Notfallpunkte massieren

Sonnenstich/Sonnenbrand
auch mit Brandblasen: Cantharis D6

Sehnenriss
Sofortige Erstversorgung:
Symphytum D4 + Ruta D3

Zusätzliche Maßnahme:
Hund flach ausgestrecken und auf der rechten Körperseite lagern.
Nach Operation:
Rhus toxicodendron D6

Vergiftungen
Erbrechen und Durchfall,
Sofortige Erstversorgung:
wirkt als Drainagemittel, leitet Giftstoffe aus: Okoubaka D4
durch verdorbenes Fleisch, Fisch, Flohpulver, Farben und Lacke:
Nux vomika D6
mit Blähungen: Carbo vegetabilis D6
anhaltende Übelkeit: Ipecacuanha D6

Bei Verdacht auf eine Vergiftung, muss **sofort** der Tierarzt aufgesucht werden, um Lebensrettende Maßnahmen einzuleiten, wie bei Rattengift. Der Tierarzt muss **sofort** Vitamin K spritzen!

Verletzungen der Wirbelsäule
Hypericum D30

Verstauchung, Quetschwunden (siehe S. 124)
als Sofortmaßnahme: Arnica D6

Verbrennungen/Verbrühungen
Erster Grad: dunkelrote Haut mit Brennschmerz.
Zweiter Grad: mit Blasenbildung und Brenn- und Juckschmerz.
Bei Verbrennungen ersten und zweiten Grades, lindert sofort den Schmerz, fördert die Hautheilung: Cantharis D6
bei Ödembildung: Apis D6
gegen Nervenschmerzen: Hypericum D6

Zusätzliche Maßnahmen:
Wunde mit kaltem Wasser kühlen, Johanniskrautöl, Rescue-Tropfen

Wunde gedeckt
wie Prellung, Quetschung , Verstauchung Verrenkung, Sofortmaßnahme: Arnica D6
Verletzung von nervenreichem Gewebe: Hypericum D6

Zusätzliche Erstmaßnahmen:
Wunde kühlen, mit Eiswürfel, Tuch zwischen Wunde und Eisbeutel (ca. 20 Minuten) mit Traumeel-Salbe sanft eincremen.

Wunden offen
Wunde säubern z. B. mit verdünnter Wundsteinessenz, Rivanol, Calendula-Tinktur. Wunde offen und ausbluten lassen.

Bei großen Wunden mit starken Blutungen Druckverband, Blutung muss bis zur Praxis-Notaufnahme gemindert werden.

Ein Fremdkörper in der Wunde sollte vom Tierarzt entfernt werden.

Erstversorgung:
stoppt Blutung, zur Schockbekämpfung: Arnica D6

Gefahr, daß Krankheitskeime eindringen: Hepar sulfuris D6

Schnittwunden
Biss- und Schnittwunden müssen innerhalb von 12 Stunden genäht werden!

Schnittwunde mit glatten Rändern: Staphisagria D6
Bisswunden: Calendula D3

Stichverletzungen
wie Nägel, Insektenstiche, Zeckenstich, Katzenbisse, auch bei Tetanusgefahr, Blutvergiftung, Blaufärbung: Ledum D4
mit rascher Verschlechterung des Allgemeinbefindens: Lachesis D6

Riss-/Schürfwunde
entzündungshemmend, granulationsfördernd, blutstillend:
Calendula D2 + Bellis perennis D3

Eitrige Wunden,
abgekapselter Keimeintrag: Hepar sulfuris D4

Wundheilung
Wunde juckt permanent: Anagallis D6

Wundnarbenheilung
Staphisagria D6
schlecht heilende Wunden mit Bildung von »wildem Fleisch«: Calendula D3

Zahnprobleme
Sofortmaßnahme gegen Schmerzen: Hypericum D6

Zahnextraktion
lindert Schmerzen, vermindert die Blutung: Arnica D6
Einnahme: 1 Tag vor und danach für 3 Tage, 3-mal täglich 1 Gabe

Calendula D4 zur Wundheilung
Einnahme: danach für 3 Tage,
3-mal täglich 1 Gabe.

Arzneimittelverzeichnis

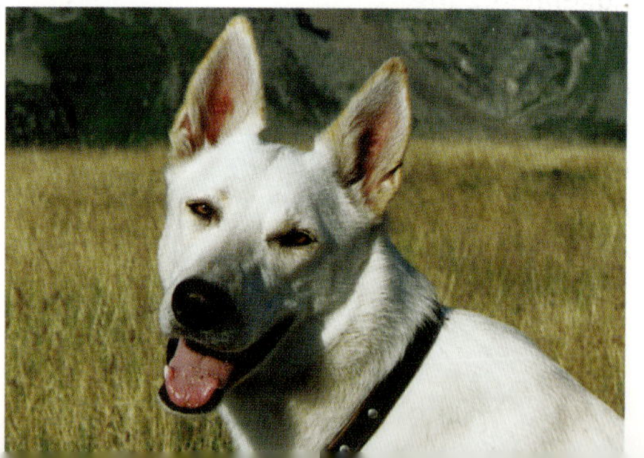

Stichwortverzeichnis

Literaturnachweis

Consilium Cedip	**Veterinaricum: Naturheilwissen am Tier**	Lehmanns Sonderausgabe	2005
Sylvia Dauborn	**Lehrbuch für Tierheilpraktiker**	Sonntag Verlag	2004
Gerhard Köhler	**Lehrbuch der Homöopathie Band 2**	Hippokrates Verlag	2004
J. Millemann	**Materia medica der homöopathischen Veterinärmedizin**	Sonntag Verlag	2002
Petra Stein	**Homöopathische Therapie des Hundes**	Natura Med Verlag	2004
A.H. Westerhuis	**Homöopathie für Hunde**	Knaur Verlag	2000
H.G. Wolff	**Unsere Hunde gesund durch Homöopathie**	Sonntag Verlag	1987
M. Wiesenauer Michael Elies	**Praxis der Homöopathie**	Hippokrates Verlag	2002

DANKE

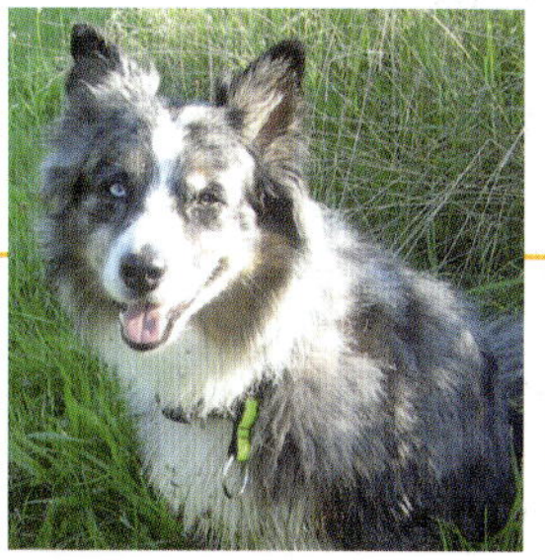

- Besonderen Dank an den Tierarzt Björn Krawehl, Diedorf, für seine fachkompetente Hilfe und Unterstützung. Die informativen Tipps und konstruktiven Beiträge bereichern diesen Ratgeber.
- an Frau Ingrid Lehmann für die tatkräftige Hilfe und Unterstützung.
- an Frau Ivonne Eckel-Fiedler für die Erlaubnis zur Veröffentlichung der stimmungsvollen, professionellen und schönen Hundefotos.
- an die Firma Gudjons, Homöopathisches Labor für handgearbeitete Potenzen, Augsburg, für die Erlaubnis zur Veröffentlichung der Bildmotive vieler Heilpflanzen und Mineralien, die im zweiten Kapitel abgebildet sind.
- an den Verlag, insbesonders an die Lektorin Frau Claudia König, für das in mich gesetzte Vertrauen, was mir ein freies, produktives Arbeiten ohne Auflagen ermöglichte.
- an meinen Australian-Shephard Sidney, der mein Leben bereichert und mich inspiriert hat, mich der Tierhomöopathie zu widmen.

Vielen Dank für die Erlaubnis zur Veröffentlichung der Bildmotive an:
Klaus Hornig, Dr. Marcus Lueg, Reiner Steier und Dr. Wagner.